分娩镇痛
LABOR ANALGESIA

主　编　李恩有　赫　颖

副主编　郭　雷　曹　珊

编　者　(以姓氏笔画为序)

邢阿宁 (哈尔滨医科大学附属肿瘤医院麻醉科)

邢喜春 (哈尔滨医科大学附属第二医院麻醉科)

李恩有 (哈尔滨医科大学附属第一医院麻醉科)

张　瑜 (哈尔滨医科大学附属第一医院麻醉科)

高　洁 (哈尔滨医科大学附属第一医院妇科)

高大鹏 (哈尔滨医科大学附属第四医院麻醉科)

郭　悦 (哈尔滨医科大学附属第一医院分娩室)

郭　雷 (哈尔滨医科大学附属第一医院麻醉科)

曹　珊 (哈尔滨医科大学附属第一医院产科)

盛　夏 (哈尔滨医科大学附属第一医院群力院区群力分娩室)

崔　林 (哈尔滨医科大学附属第一医院麻醉科)

赫　颖 (哈尔滨医科大学附属第一医院麻醉科)

人民卫生出版社

图书在版编目（CIP）数据

分娩镇痛 / 李恩有，赫颖主编.—北京：人民卫生出版社，2020

ISBN 978-7-117-30070-4

Ⅰ.①分… Ⅱ.①李… ②赫… Ⅲ.①分娩-疼痛-治疗 Ⅳ.①R714.305

中国版本图书馆CIP数据核字（2020）第094650号

| 人卫智网 | www.ipmph.com | 医学教育、学术、考试、健康，购书智慧智能综合服务平台 |
| 人卫官网 | www.pmph.com | 人卫官方资讯发布平台 |

分 娩 镇 痛

主　　编：李恩有　赫　颖
出版发行：人民卫生出版社（中继线 010-59780011）
地　　址：北京市朝阳区潘家园南里 19 号
邮　　编：100021
E - mail：pmph @ pmph.com
购书热线：010-59787592　010-59787584　010-65264830
印　　刷：人卫印务（北京）有限公司
经　　销：新华书店
开　　本：787 × 1092　1/16　　印张：11
字　　数：268 千字
版　　次：2020 年 7 月第 1 版　2020 年 7 月第 1 版第 1 次印刷
标准书号：ISBN 978-7-117-30070-4
定　　价：45.00 元
打击盗版举报电话：010-59787491　E-mail：WQ @ pmph.com
质量问题联系电话：010-59787234　E-mail：zhiliang @ pmph.com

随着人们生活水平的日益提高，国家对舒适化医疗工作越来越重视，人们对医疗的要求已经不仅仅是治好病这样简单，越来越多的就医者希望在诊疗的过程中能够无痛苦、无恐惧，这些就医者中也包括广大的妊娠妇女。

1992年，美国妇产学院分娩镇痛委员会报道中提出：分娩导致许多妇女剧烈疼痛，而这种痛苦往往被视为正常过程而被忽略，产妇剧烈阵痛的经历未引起人们对分娩疼痛的重视。自然分娩时剧烈的疼痛不仅给产妇带来严重的精神创伤，同时也引起一系列的生理伤害，包括代谢性酸中毒、激素水平失调、儿茶酚胺分泌增加、血压升高、心率增快、胎盘血流减少等，所以无论从哪个方面来说都应该积极地消除或减轻分娩时的疼痛。随着医学模式的不断转变，已经打破了"分娩必痛"的传统观念，越来越多的产妇主动向医师提出分娩镇痛的要求。选择安全有效的镇痛方式，不仅将消除产妇的心理障碍，积极配合医务人员，而且使产妇能经历安全、健康和愉快的分娩历程。因此，分娩镇痛是时代的需求，是医学发展的需要，也是人性化护理的最好体现。

自2018年11月15日，国家卫生健康委员会发布《关于开展分娩镇痛试点工作的通知》，在全国范围遴选一定数量的医院开展分娩镇痛诊疗试点工作以来，这项造福产妇的技术已经越来越多地被应用于临床。但是对于大部分医院，特别是综合性医院来说，这还是一项比较新的临床技术，尤其是产程中如何管理、麻醉医师应该如何与助产士和产科医师更好地配合，这些都是需要好好学习和探讨的。在这种情形下就迫切需要一本既能介绍与分娩镇痛有关的基础知识，又能对临床实践有实际指导价值的专业著作来满足广大麻醉医师、产科医师、助产士以及医学生的学习需求。

本书较为详细地介绍了与分娩镇痛有关的一些临床知识，包括分娩镇痛的定义，分娩镇痛的历史，分娩镇痛过程中使用药物的药理，分娩镇痛的方法，并重点介绍了最常用的几种分娩镇痛方法的具体实施步骤。除此之外还介绍了与分娩镇痛有关的一些基础知识，例如妊娠的生理，分娩方式，在分娩过程中的母体与胎儿的监护等问题。最后还介绍了助产士在分娩镇痛中的作用及与麻醉医师如何配合。本书比较充分地介绍了分娩镇痛的基础知识与临床操作技术，是一本将理论与实践相结合的书，所以本书一定能为广大奋斗在临床一线的医师提供更多的理论支持及技术指导。

　　限于编者的学识浅陋,经验和水平有限,书中有不足之处,敬请广大同道和读者批评指正。

哈尔滨医科大学附属第一医院　李恩有　赫颖

2020 年 5 月

目 录

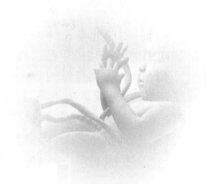

第一章

妊娠生理

妊娠是由精子和卵细胞结合形成受精卵,进而发育成为胚胎至胎儿分娩的过程。妊娠是一个极为复杂,涉及身体各系统做出适应且协调变化的生理过程,在此过程中,母体及胎儿附属物都起到了至关重要的作用,为胎儿正常生长发育及顺利娩出打下坚实基础。

第一节　受精卵的形成、胚胎及胎儿的发育特征

精液在进入阴道后经历精子获能、顶体反应,与次级卵母细胞结合,再经历透明带反应后形成受精卵,完成受精过程。受精后 6~7d 内形成囊胚,植入子宫内膜,即为着床。

以 4 周(一个妊娠月)为一孕龄单位,描述胚胎及胎儿发育的特征:

4 周末:可以辨认出胚盘与体蒂。

8 周末:胚胎初具人形,头大,占整个胎体近一半。能分辨出眼、耳、鼻、口、手指及足趾,各器官正在分化发育,心脏已形成。

12 周末:胎儿身长约 9cm,顶臀长 6~7cm,外生殖器已可初步辨别出性别。胎儿四肢可活动。

16 周末:胎儿身长约 16cm,顶臀长 12cm,体重约 110g。头皮已长出毛发,胎儿已开始出现呼吸运动。皮肤菲薄呈深红色,无皮下脂肪。部分妊娠妇女已能自觉胎动。

20 周末:胎儿身长约 25cm,顶臀长 16cm,体重约 320g。皮肤暗红,出现胎脂,全身覆盖毳毛,并可见少许头发。开始出现吞咽、排尿功能。自此孕周开始胎儿体重呈线性增长,胎儿运动明显增加,10%~30% 时间胎动活跃。

24 周末:胎儿身长约 30cm,顶臀长 21cm,体重约 630g。各脏器均已发育,皮下脂肪开始沉积,因量不多皮肤呈皱缩状,出现眉毛和睫毛。细小支气管和肺泡开始发育,出生后可有呼吸,但生存力极差。

28 周末:胎儿身长约 35cm,顶臀长 25cm,体重约 1 000g。皮下脂肪不多,皮肤粉红,表面覆盖胎脂。瞳孔膜消失,眼睛半张开。四肢活动好,有呼吸运动。出生后可存活,但易患特发性呼吸窘迫综合征。

32 周末:胎儿身长约 40cm,顶臀长 28cm,体重约 1 700g。皮肤深红,仍呈皱缩状。生存力尚可,出生后注意护理能存活。

36 周末:胎儿身长约 45cm,顶臀长 32cm,体重约 2 500g。皮下脂肪较多,身体圆润,面部皱褶消失。指(趾)甲已达指(趾)端。出生后能啼哭及吸吮,生活力良好,基本能存活。

40 周末:胎儿身长约 50cm,顶臀长 36cm,体重约 3 400g。胎儿发育成熟,皮肤粉红色,皮下脂肪多,外观体形丰满,足底皮肤有纹理。男性睾丸已降至阴囊内,女性大小阴唇发育良好。出生后哭声响亮,吸吮能力强,能很好存活。

第二节　胎儿附属物的形成

胎儿的附属物包括胎盘、胎膜、脐带及羊水,它们共同维持胎儿在宫内的存活及生长发育。胎盘由胎儿部分的羊膜和叶状绒毛膜以及母体部分的底蜕膜构成,具有物质交换、防御、合成以及免疫功能。胎膜由外层的平滑肌绒毛和内层的羊膜组成,它通过转运溶质和水,参与维持羊水平衡,更重要的是维持羊膜腔的完整性,从而起到保护胎儿的作用。脐带连接于胎儿与胎盘之间,是母体与胎儿气体交换、营养物质供应和代谢产物排出的重要通道,其内含两条脐动脉及一条脐静脉。羊水是充满在羊膜腔内的液体,可保护胎儿及母体。

第三节　妊娠期母体的变化

妇女妊娠后,伴随着卵子受精、受精卵的发育、胎盘形成及胎儿的发育,母体将发生一系列显著的生理变化,其中最主要的是生殖器官的局部变化及为适应妊娠的需要母体各器官系统相应的功能及代射改变。这一系列改变主要源于新增加的器官—胎盘所产生的激素参与和神经内分泌的影响。随着分娩后胎盘排出,胎盘所分泌的激素在体内急骤减少并消失,妊娠所引起的种种改变,亦于产后 2~6 周逐渐恢复。

一、生殖器官的变化

(一)子宫　妊娠期间子宫大小、容积及重量增长迅速。至妊娠足月子宫大小可增至 35cm×25cm×22cm 左右,重量可增至 1 100g,容量可增至 5 000ml 左右,是非孕期的 500~1 000 倍。

1. 子宫大小　子宫的增大,主要是由于肌细胞的肥大、延长,但也有少量肌细胞数目的增加、结缔组织增生以及血管的增多和增粗等。子宫肌细胞的细胞质内富含具有收缩功能的肌动蛋白和肌球蛋白,为临产后的子宫收缩提供物质基础。子宫的增大在孕早期是由于受激素的刺激所致(主要是雌激素),妊娠 12 周后子宫的增大主要因宫腔压力增加所致。子宫形态由非孕期的扁平梨形增长变大并至足月时的长椭圆形,妊娠妇女站立时增长的子宫纵轴与骨盆入口纵轴延长线一致。腹壁支持着增大的子宫,如腹壁过度松弛则形成悬垂腹,仰卧时,子宫向后抵于脊柱,可能因压迫腹主动脉及下腔静脉而引起相应症状,出现仰卧位低血压综合征。

自妊娠 12~14 周起,子宫可出现不规则的无痛性收缩,特点为稀发、不规律和不对称,随着孕周的增加,这种收缩的频率和幅度也相应增加,宫缩时宫腔内压力一般为 5~25mmHg,持续时间不足 30s,不伴子宫颈的扩张,为生理性无痛宫缩。

2. 子宫血流量　妊娠期子宫为适应胎儿—胎盘循环需要,血管扩张增粗,子宫血流量由 50ml/min 增加至 450~650ml/min。宫缩时行走于肌纤维间的子宫螺旋血管被紧压,血流量明显减少,故过强的宫缩可致胎儿宫内缺氧。当然,有效的宫缩也是胎儿娩出后胎盘剥离面迅速止血的机制。

3. 子宫内膜 受精卵着床后,子宫内膜在雌激素及孕激素的作用下发生生理变化成为蜕膜。由底蜕膜、包蜕膜和真蜕膜三部分组成。

4. 子宫峡部 位于子宫颈管与宫体之间最狭窄的组织结构,非孕时长 1.0cm,妊娠后变软,逐渐伸展拉长变薄至 7~10cm,成为产道的一部分,即子宫下段。

5. 子宫颈 在妊娠早期激素的作用下,子宫颈充血、水肿,子宫颈管内腺体增生、肥大,使宫颈逐渐变软,呈紫蓝色。不同时期宫颈内的结缔组织重新分布,使其关闭至足月,至分娩时宫颈扩张及产后迅速复旧。妊娠期宫颈黏液增多形成黏液栓可保护宫腔免受外界感染侵袭。

(二)卵巢 妊娠期卵巢停止排卵,妊娠 6~7 周前为维持妊娠,卵巢分泌大量雌激素及孕激素,至 10 周后胎盘开始取代黄体分泌功能。

(三)阴道 妊娠期受机体内分泌因素的影响,阴道黏膜变软,充血水肿呈蓝色,阴道肌层肥厚,周围的结缔组织变疏松,伸展性增加,有利于分娩时胎儿通过。阴道脱落细胞及分泌物增多、上皮细胞内糖原积聚,乳酸增多,使阴道腔内 pH 降低,有利于防止细菌感染。

(四)外阴 妊娠期间外阴充血,皮肤增厚,大、小阴唇色素沉着,大阴唇内血管增多,结缔组织变软,伸展性增大,有利于胎儿娩出。

(五)输卵管 妊娠期输卵管增长,解剖位置可明显改变。

(六)乳房 妊娠期由于受雌激素和孕激素的刺激,以及垂体生乳素、人胎盘生乳素、胰岛素、皮质醇的参与,乳腺管和乳腺泡发育,使乳房增大,乳头增大变黑、乳晕着色,乳晕外围皮质腺肥大形成的结节状突起,称蒙氏结节。孕晚期挤压乳房,可有少量稀薄的黄色液体溢出称为初乳。产后随着胎盘娩出,雌、孕激素水平下降,新生儿吮吸乳头,开始分泌乳汁。

(七)骨盆及子宫支持组织 子宫的支持组织包括圆韧带、主韧带、骶韧带,它们在妊娠期增长、变粗、肥大、功能增强,其走行方向及解剖位置随子宫体的增长有明显改变。

二、内分泌系统的变化

妊娠后由于妊娠妇女体内胎盘的逐渐形成及内分泌功能的逐渐完善,垂体的内分泌功能不再居主要地位,大部分已由胎盘所取代。妊娠期垂体的体积和重量均增加,腺垂体分泌的垂体泌乳素(PRL)、促甲状腺素(TSH)、促肾上腺皮质激素(ACTH)和黑色细胞刺激素(MSH)增多。泌乳素自妊娠 7 周开始增多,至妊娠足月分娩前达高峰。生长激素(GH)的分泌无改变,促性腺激素的分泌减少,故妊娠期卵巢中的卵泡不再发育成熟,也无排卵。

三、心血管系统的变化

(一)心脏 妊娠妇女心脏呈轻微扩大。随着子宫不断增长使膈肌升高,推挤心脏向上、向左并向前方移位,并沿纵轴逆时针方向轻度扭转,致使心浊音界面积扩大、心尖搏动位置向左移位 1~2cm。心脏的扩大、移位,可使大血管轻度扭转,加之妊娠所引起的血管壁结构的改变、血黏稠度下降及血容量增加等变化,可引起心音变异,出现功能性杂音。

心排出量随着外周血管阻力下降,心率增加及血容量增加逐渐增多,至妊娠 32~34 周达高峰直至分娩。左侧卧位时心排出量较未孕时增加 30%,心排出量的改变为子宫、胎盘、乳房提供充足的血液供应,为妊娠期循环系统最重要的改变。

妊娠中期前血压偏低,24~26 周后血压轻度升高,以舒张压上升为主。且血压易受妊娠妇女体位影响,可形成仰卧位低血压综合征,侧卧位可解除子宫压迫,改善血液回流。

(二)血液　妊娠期血容量自 6~8 周开始增加,32~34 周达高峰,增加 40%~45%,平均增加约 1 450ml,维持此水平直至分娩。其中血浆容量增加约 1 000ml,红细胞容量增加约 450ml,血浆容量的增加超过红细胞量的增加,因此出现生理性血液稀释现象。血液稀释可减轻心脏用以推动血液转运的能量而缓和由于心排出量增加所造成的心脏负担;血浆容量相对增加可引起肾血流的相应增加,有利于体内代谢产物的排出;妊娠期间基础代谢率及热量产生提高 50%,血容量增加有利于过多热量的散发;血浆容量增加可防止妊娠期由于静脉回流受阻所产生的不良反应;加强产妇在分娩期失血过多时的代偿功能;可使缓冲氢离子的缓冲系统得到额外增加,加强妊娠妇女对酸中毒的代偿功能。

孕期血浆容量的增长幅度与妊娠妇女体态大小无关,但与胎儿体重有密切关系。此外,经产妇的增加较初产妇多,双胎妊娠较单胎妊娠多。妊娠期间子宫、盆腔器官、乳房、皮肤等血量明显增多。母体血管床增加,此时母体血容量的增加恰可适应增大的子宫及其高度增生的血管系统的需要,故使血管床面积与管内含血量之比仍保持恒定。

妊娠期白细胞倾向于增高,一般在 $(5~12) \times 10^9/L$,持续至产后 1~2 周恢复正常。妊娠期血液处于高凝状态,凝血因子 Ⅱ、Ⅴ、Ⅶ、Ⅷ、Ⅸ、Ⅹ 增加,PT 及 APTT 轻度缩短,纤维蛋白原比非孕期增加约 50%,以上生理变化使产后胎盘剥离面迅速止血形成血栓,为防止围生期出血做好准备。

四、呼吸系统的变化

妊娠期间肋膈角增宽,肋骨向外展,横膈被妊娠子宫上推,胸腔长径稍缩,但总体积未见缩小,肺活量不受影响。孕晚期,随子宫增大、腹压增加致使膈肌活动的幅度减少,但此时胸廓活动相应增加,以胸式呼吸为主,以保持气体交换量。妊娠妇女呼吸次数不变而潮气量增加,故每分钟通气会增加,动脉血的氧分压比非孕时略有增加,以适应妊娠妇女耗氧量的增加,以及保障胎儿、胎盘需氧的供应。

五、消化系统的变化

妊娠时,唾液腺活动性增强,唾液分泌增多,唾液内酸度增加,故部分妊娠妇女可有流涎,神经敏感者此种现象显著。由于孕期激素的影响,唾液的 pH 改变可使口腔内牙龈充血、水肿、增生,致使部分妊娠妇女出现牙龈出血,牙齿松动及龋齿。由于受大量性激素的影响,胃肠道平滑肌的张力减退,蠕动减少、减弱,胃排空推迟及肠运输时间延长,孕中、晚期时胃部受压及贲门括约肌松弛,胃内酸性内容物可逆流至食管。因此临床可有上腹饱胀感,胃部灼热及"烧心"感。肠蠕动减少,使粪便在结肠中稽留时间长,因而粪便干结而有便秘,加之子宫对直肠的压迫,性激素对血管壁平滑肌的扩张作用,常可发生痔疮。妊娠期胆道平滑肌松弛,胆囊的排空时间延长,胆囊功能下降,常呈低张性扩张,胆汁黏稠,但其化学成分并无改变,一般认为妊娠有促使胆石形成的倾向。

六、泌尿系统的变化

妊娠期肾脏略有增大,肾功能改变较多,主要是肾血浆流量及肾小球滤过率增加。妊娠期在孕激素的作用下,输尿管增粗、变长、屈曲,平滑肌张力降低,蠕动迟缓,往往形成输尿管扩张,尿液淤滞,如增大的子宫在骨盆入口处对输尿管的压迫使尿液积聚增多,可致肾盂积水,因妊娠期子宫右旋,故右侧肾盂积水常更明显,这些改变绝大多数在产后 4~6 周内恢复正常。

早孕期间,由于受盆腔内增大子宫的压迫,膀胱容量减少,排尿次数增多,孕中、晚期膀胱尿道压力增加可致尿频及尿失禁。妊娠期间,由于体内激素水平的改变,致使水及钠的潴留较为明显。孕晚期时股静脉压升高,妊娠妇女久站久坐时,出现凹陷性水肿,经卧床休息后消退。血压正常而仅有下肢凹陷性水肿者为生理现象,如上肢及面部有水肿,则为病理现象。

七、骨骼系统的变化

妊娠期间,受妊娠妇女体内激素的影响,全身骨骼、韧带、特别是骨盆及子宫支持组织变软,骨关节略松弛,活动性增加。骶髂关节及耻骨联合变得疏松,有轻度伸展性,骶尾关节也有少许活动度,以利分娩。骨盆关节过度松弛可引起耻骨联合部位疼痛,严重时可发生耻骨联合分离,妊娠妇女出现局部剧烈疼痛、活动受限。由于子宫逐渐增大向前,胸部必须向后,颈部向前,肩部下垂,脊柱前凸才能使身体的重心保持平衡。可引起一定肌群的过度负荷,尤其是背伸肌,在妊娠晚期妊娠妇女往往感到腰背部酸痛,又由于颈部前屈,肩胛部下垂,尺神经及正中神经可受牵扯引上肢疼痛、麻木及乏力。

八、神经系统的变化

妊娠期间,大脑皮质与皮质下中枢的相互作用发生改变。孕早期,由于发生皮质的抑制与皮质下中枢的抑制解除,因而产生自主神经系统紧张度的改变。临床常见的恶心、呕吐、食欲改变、留涎等早孕症状及头晕、血压降低或静脉曲张、便秘等现象均与此有关。孕末期,大脑皮质兴奋性降低,脊髓反射兴奋性增高,可促进分娩开始。嗅觉可较平时更加灵敏,但听觉与记忆力可比妊娠前减低,腱反射略增强,故而发生肌肉痉挛,由于皮质下中枢平衡失调,尚可见嗜睡及情绪不稳定。

九、皮肤的变化

妊娠期间垂体促黑素分泌增加,雌激素与孕激素又有加强垂体促黑素功能及直接促进皮肤黑色素细胞活性的作用,故使多数妊娠妇女在妊娠晚期皮肤色素加深,主要发生于乳晕、外阴、会阴、肛门、腋窝及腹中线等处,并常见于面颊部形成对称的蝶状棕色色素沉着区,称为黄色妊娠斑。随着妊娠进展,肾上腺皮质激素增多,妊娠妇女的腹部、臀部、大腿及乳房皮肤可出现紫色的萎缩性皮纹,称为妊娠纹,产后退变成灰色而留有永久痕迹。

十、其他变化

(一)体重　妊娠期母体体重增加,至足月妊娠时,可较孕前增加 25%,增加的重量可达

12.5kg,这些重量主要来自于子宫及其内容物、乳房、增加的血容量、组织间液、少量的母体脂肪及蛋白的贮存。

(二)新陈代谢   妊娠母体基础代谢率增高,孕晚期可增加 15%~20%,氧的基本消耗量增加 20%~30%。

(三)矿物质代谢   妊娠期母体对铁的需要量增加,主要用于妊娠妇女红细胞的增加,胎儿生长发育及分娩期和哺乳期的消耗。妊娠期由于胎儿生长发育的需要,母体需要大量钙质,缺钙严重时,胎儿所需的钙需由母体骨骼来摄取,引起母体骨质疏松及骨软化症。

(四)血糖   妊娠妇女糖耐量减低,其原因是孕期体内激素水平的改变,肾排糖阈降低,肝脏储存糖原的能力降低,胰岛素分泌增多,但胎盘产生的胰岛素酶、激素等拮抗胰岛素导致其相对分泌不足,这些生理特点可致妊娠期糖尿病的发生。

(五)氮平衡   妊娠期处于正氮平衡状态,尤其是孕中、晚期更为显著,充足的蛋白质储备除了供给胎儿生长发育需要及子宫、乳房的增大外,还需为分娩时的消耗作准备,若蛋白质不足,易出现水肿。

第二章 ● ● ●

影响分娩的因素与正常分娩机制

第一节　影响分娩的因素

　　影响分娩的因素主要包括胎儿、产道、产力和精神因素。产力即分娩的动力,正常分娩主要依靠产力将胎儿排出体外,同时还需要软产道的相应扩张及足够大的产道供胎儿通过。

　　产力受胎儿的大小、位置及其与产道的关系影响,也和精神、心理因素有关,这些因素之间的相互协调和适应决定了产妇是否能够顺利分娩。近年来精神因素在分娩过程中的作用越来越引起重视,如果产妇能保持良好的心理及精神状态,对顺利完成分娩过程十分有利。

一、产力

　　将胎儿及其妊娠的附属物从子宫内逼出的力量称为产力,就是我们经常谈到的子宫收缩的力量(宫缩力),子宫口开全后腹壁肌及膈肌收缩力(腹压的力量)和肛提肌的收缩力,这三种力量共同形成了产力。子宫肌的收缩力是整个产程中的主导力量,腹肌、膈肌和肛提肌则在第二产程中起辅助作用。

　　子宫收缩是临产后的主要产力,贯穿于分娩全过程,通过子宫收缩使子宫下段和子宫颈进行性扩张,胎儿下降,最后将胎儿及其附属物自产道娩出。临产后的宫缩能使宫颈管短缩消失、宫口扩张、先露下降和胎盘娩出,正常的子宫收缩具有自主的对称性、极性、节律性和缩复作用四个特性。子宫肌肉的收缩是不随意的,有自己的节律的阵发性收缩。每次收缩可分为减弱期、加强期和极期,收缩后期有一个间歇期,子宫肌肉松弛,然后再次收缩,直至分娩完成。

　　(一)子宫收缩的对称性与极性　起自两侧宫角,以微波形式均匀协调地向宫底中线集中,左右对称,再以每秒约 2cm 的速度向子宫下段扩散,约在 15s 内扩展至整个子宫。子宫收缩力的强弱沿极性的方向逐渐下降,以子宫底部肌肉的收缩最为强劲和持久,约为子宫下段的 2 倍。

　　(二)宫缩的节律性　是临产的重要标志。在整个产程中,子宫收缩的频率逐渐增多,强度随之增强,子宫内压力也随之逐渐加大。正常宫缩是宫体肌不随意、有规律的阵发性收缩并伴有疼痛。子宫收缩时,子宫肌壁和胎盘受压,子宫肌和胎盘血流量减少。在间歇期,子宫肌和胎盘血流恢复,胎盘绒毛间隙的血流重新充盈。在分娩过程中,这种节律性的子宫收缩变化,对胎儿适应分娩是十分重要的。临产开始时,宫缩持续约 30s,间歇期 5~6min,随产程进展宫缩持续时间渐长,间歇期渐短。阵发性收缩如此反复出现,直至分娩全过程结束。

(三)缩复作用　宫体部平滑肌为收缩段,子宫体部的肌肉在收缩时肌纤维缩短、变宽,但在舒张时肌纤维不能恢复原状而固定于较短的状态,经过反复的收缩子宫体部的肌纤维越来越短,即所谓缩复作用。缩复作用能使宫腔内容积逐渐缩小,迫使胎先露部下降及宫颈管逐渐短缩直至消失,而子宫下段逐渐被拉长、扩张,子宫颈也随之被拉向外上方,宫颈变短、展平,宫颈口逐渐扩张。

当产妇的子宫口开全,胎先露部已降至阴道,每当宫缩时,前羊水囊或胎先露部压迫骨盆底组织及直肠,此时产妇会因直肠受压反射性地引起排便动作,产妇需要主动屏气用力,致使腹肌和膈肌收缩,腹壁肌及膈肌收缩使腹内压增高,促使胎儿娩出。当胎儿的头部降至骨盆出口时,肛提肌收缩力协助胎先露部在盆腔进行内旋转。胎头枕部露于耻骨弓下时,子宫收缩向下的产力及肛提肌收缩产生的联合阻力致使胎头先露出,协助胎头仰伸及娩出,当胎盘降至阴道时,能协助胎盘娩出。过早加腹压易使产妇疲劳和造成宫颈水肿,致使产程延长,腹压在第三产程可促使已剥离的胎盘娩出。

保持产妇的产力可以通过在孕期加强营养,这是保护产力的重要环节,孕期应多食用维生素丰富、含蛋白质多的食物,如水果、瘦肉、蔬菜、鸡、鱼等。在邻近分娩期,要进食一些热量较多的食物,如巧克力等。

另外产妇需要对分娩有一个正确的认识,不要恐惧、忧虑。在每次宫缩时产妇要做深呼吸,增加氧气的摄入量,减少子宫的疲劳,减轻宫缩造成的腹痛。在临产时保持精神愉快,不要紧张,因精神过度紧张,会扰乱中枢神经系统的正常功能活动,以致大脑皮质过度疲劳,因而影响正常的子宫收缩,这是产力不足和子宫收缩异常的重要原因之一。在第二产程中,当宫缩时,深呼吸,然后自然屏气使劲,就像解大便一样长时间向肛门方向用力,宫缩间歇时,产妇全身放松。只有注意保护产力,才能顺利完成分娩过程。

二、产道

产道是胎儿娩出的通道,分为骨产道和软产道两部分。

(一)骨产道　指真骨盆,由骶骨、两侧髋骨、耻骨、坐骨及其相互连接的韧带组成。骨盆入口平面的前方为耻骨联合上缘,两侧为髂耻缘,后方为骶骨,耻骨联合上缘中点至骶岬前缘正中间的距离,平均值约为 11cm,是胎先露部进入骨盆入口的重要径线,其长短与分娩的关系密切。中骨盆横径也称坐骨棘间径,两坐骨棘间的距离,平均值为 10cm,是胎先露部通过中骨盆的重要径线,其长短与分娩关系密切。出口横径也称坐骨结节间径,两坐骨结节间的距离,平均值为 9cm,是胎先露部通过骨盆出口的径线,其长短与分娩的关系密切。骨盆倾斜度一般为 60°,若角度过大,常影响胎头衔接。骨产道在分娩过程中变化较少,各骨骼联合部的水分在妊娠晚期增加,在分娩过程中,在产力和重力的同时作用下,导致各骨骼也有轻度的移位,使骨盆容积增加。骨产道是一个弯曲的管道,当胎儿通过骨产道时需做各种动作以适应产道变化,从而顺利娩出。

(二)软产道　是由子宫下段、宫颈、阴道及骨盆底软组织构成的管道,包括子宫下段、宫颈、阴道及外阴。子宫下段由非孕时长约 1cm 的子宫峡部形成,临产后由于子宫肌纤维的缩复作用,子宫上段的肌壁越来越厚,子宫下段的肌壁被牵拉越来越薄,子宫颈被展平,与子宫腔融合成一圆桶状,形成产道的一部分。由于子宫上下段的肌壁厚薄不同,在两者间的子宫内面有一环状隆起,称为生理缩复环。

临产前子宫颈长约2cm,临产后宫颈内口向上向外扩张,宫颈管形成漏斗形,随后宫颈管逐渐变短直至消失,成为子宫下段的一部分。临产前初产妇的宫颈外口仅容一指尖,经产妇则能容纳一指。临产后宫口扩张主要是子宫收缩及缩复向上牵拉的结果。随着产程进展,子宫口逐渐开大,宫口开全(10cm)时,妊娠足月的胎头方能通过。破膜后胎先露部下降直接压迫骨盆底,阴道黏膜皱襞展平使腔道加宽。肛提肌使5cm厚的会阴体变成2~4mm薄的组织,临产后会阴体虽能承受一定压力,但分娩时若保护不当,也容易造成裂伤,由于先露部下降使之扩张成为产道的一部分,供胎儿娩出。初产妇阴道较紧,扩张较慢,而经产妇的阴道较松,扩张较快。

软产道本身的病变可引起难产,生殖道其他部分及其周围病变也可影响软产道使分娩发生困难,但以前者较常见。软产道异常所致的难产远比骨产道异常所致的难产少见,因而易被忽略,造成漏诊,故应于妊娠早期常规行阴道检查,以了解生殖道及盆腔有无异常。

三、胎儿

胎儿能否顺利通过产道,除产力和产道因素外,还取决于胎儿大小、胎位及有无畸形,这些也是影响分娩的重要因素。

(一)胎儿大小　在分娩过程中,胎儿大小是决定分娩难易的重要因素之一。胎头是胎儿最大、可塑性最小、通过产道最困难的部分,胎儿较大致胎头径线亦大,胎儿过熟时颅骨变硬,即使骨盆径线大小正常,但因儿头过大或颅骨较硬不易变形,亦可引起相对性头盆不称而造成难产。过于肥胖的巨大儿不仅因胎头较大易发生头盆不称,而且可能由于软组织和皮下脂肪多,双肩径也较大而发生肩难产。胎头是胎体最大的部位,也是胎儿通过产道最困难的部分。

(二)胎位　产道是一个弯曲的管道,当胎体的纵轴与骨盆轴一致时容易通过,胎儿头的周径最大,肩次之,臀最小。头位时,胎头先通过产道,需查清矢状缝及前后囟,以确定胎位,两顶骨之间的颅缝为矢状缝,是确定胎位的重要标志。如胎头可以顺利通过产道,则肩和臀的娩出一般无大障碍。顶骨与额骨之间的颅缝为冠状缝,两额骨之间的颅缝为额缝,枕骨与顶骨之间的颅缝为人字缝。位于胎头前方由矢状缝在冠状缝及额缝汇合而成呈菱形的囟门为大囟门或称前囟门;位于胎头后方由矢状缝与人字缝汇合而成呈三角形的囟门为小囟门或称后囟门。

正常妊娠以头位最多,在分娩过程中,胎头以最小径线通过骨盆各平面。臀位时,胎臀先娩出,因比胎头周径小,阴道不能充分扩张,胎头娩出时因无变形机会而致娩出困难。横位时,胎体纵轴与骨盆轴垂直,足月活胎不能通过产道,对母儿威胁极大。当胎头俯屈不良成额先露时,或呈仰伸状态即面先露时,或胎臀先露时,均可因胎头径线增大或软产道扩张不充分而致难产。畸形胎儿身体的某一部位发育异常,可以增加胎儿的径线造成头盆不称而致难产,如脑积水、巨大的畸胎瘤和联体双胎等。

四、精神因素

在产道及胎儿都无异常的情况下,产妇的精神心理因素的变化就非常重要,其变化可以直接影响产力。分娩虽是生理现象，但对产妇是一种持久而强烈的应激源，即可以产生生理上的应激，也可以产生精神心理上的应激，产妇精神心理因素能够影响机体内部平衡、适应力和健康。

在分娩过程中精神心理因素可以影响产力，进而影响产程的进展。一般来说，产妇对分娩的安全性有顾虑，并对医务人员有很大的依赖性。产妇在分娩过程中普遍有焦虑和抑郁的倾向，长时间处于焦虑、不安和恐惧的精神心理状态会使机体产生一系列变化，如心率加快、呼吸急促、肺内气体交换不足等，致使子宫收缩乏力、宫口扩张缓慢、先露下降受阻，产程延长，同时使产妇神经内分泌发生变化，交感神经兴奋，释放儿茶酚胺，血压升高，导致胎儿缺氧，出现胎儿窘迫。

有家人陪伴的产妇其第一、第二产程较没有家人陪伴者短，剖宫产也较少，其原因是心理应激可导致一系列神经—内分泌的变化，如交感—肾上腺髓质系统和下丘脑—垂体—肾上腺皮质的活性增加，血中皮质醇和儿茶酚胺增高。焦虑时去甲肾上腺素减少可使子宫收缩力减弱而对疼痛的敏感性增加，强烈的子宫收缩又加重产妇的不安和焦虑的情绪，从而造成恶性循环，最后产妇体力消耗过多，宫缩乏力以至产程延长。

第二节　枕先露的分娩机制

分娩机制指胎儿先露部在通过产道时，为适应骨盆各平面的不同形态，被动地进行一系列适应性转动，以其最小径线通过产道的全过程。临床上枕先露左前位最多见，故以枕左前位的分娩机制为例，详加说明，包括衔接、下降、俯屈、内旋转、仰伸、复位及外旋转、胎肩及胎儿娩出等动作。分娩机制各动作虽然分别描述，但其过程实际是连续的。

（一）衔接　胎头双顶径进入骨盆入口平面，颅骨的最低点接近或达到坐骨棘水平，称为衔接。胎头呈半俯屈状态进入骨盆入口，以枕额径衔接。由于枕额径大于骨盆入口前后径，胎头矢状缝多在骨盆入口右斜径上，部分初产妇在预产期前1~2周内衔接，经产妇多在临产后才衔接。

（二）下降　胎头沿骨盆轴前进的动作称为下降。下降贯穿于分娩全过程，并与其他动作同时进行。当宫缩时胎头下降，间歇时胎头又稍退缩，因此胎头与骨盆之间的相互挤压也呈间歇性，这样对母婴均有利。促使胎头下降的因素有：①宫缩时通过羊水传导，压力经胎轴传至胎头；②宫缩时宫底直接压迫胎臀；③胎体伸直伸长；④腹肌收缩使腹压增加。初产妇因宫口扩张缓慢，软组织阻力大，胎头下降速度较经产妇慢。观察胎头下降程度是临床判断产程进展的重要标志。

（三）俯屈　当胎头继续下降至骨盆底时，处于半俯屈状态的胎头遇到肛提肌阻力，进一步俯屈，使胎儿下颌更加接近胸部，使胎头衔接时的枕额径变为枕下前囟径，有利于胎头继续下降。

（四）内旋转　当胎头下降至骨盆底遇到阻力时，胎头为适应前后径长、横径短的特点，枕部向母体中线方向旋转45°达耻骨联合后方，使其矢状缝与中骨盆及骨盆出口前后径相一致的动作称内旋转，胎头于第一产程末完成内旋转。枕先露时胎头枕部最低，遇到骨盆底肛提肌阻力、肛提肌收缩将胎头枕部推向阻力小、部位宽的前方。

（五）仰伸　当胎头完成内旋转后，俯屈的胎头即到达阴道口。宫缩、腹部压迫使胎头下降,而肛提肌收缩又将胎头向前推进,两者的合力使胎头沿骨盆轴下段向下向前的方向转向上。当胎头枕骨下部达耻骨联合下缘时,即以耻骨弓为支点,胎头逐渐仰伸,胎头的顶、额、鼻、口、颏相继娩出。当胎头仰伸时,胎儿双肩径进入骨盆入口左斜径。

（六）复位及外旋转　胎头娩出时,胎儿双肩径沿骨盆入口左斜径下降。胎头娩出后,为使胎头与胎肩恢复正常解剖关系,胎头枕部向母体左外旋转45°,称复位。胎肩在盆腔内继续下降,前肩向前向母体中线旋转45°时,胎儿双肩径转成与骨盆出口前后径相一致的方向,胎儿枕部需在外继续向母体左外侧旋转45°,以保持胎头与胎肩的垂直关系,称外旋转。

（七）胎肩及胎儿娩出　外旋转后,胎儿前肩在耻骨弓下先娩出,后肩从会阴体前缘娩出,胎体及下肢随之娩出,完成分娩全部过程。

第三章

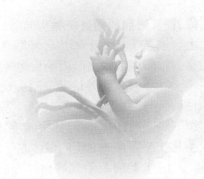

分娩方式的选择

分娩方式有很多种,要根据产妇及胎儿的情况做出适合的选择。

第一节　自　然　分　娩

自然分娩是指在胎儿发育正常、妊娠妇女身体条件适宜、安全的前提下,不加以人工干预的手段,让胎儿经阴道分娩的过程。对于大多数产检正常,身体健康的妊娠妇女是一个极其自然、水到渠成的过程。

一、自然分娩的优点

1. 顺产的胎儿经产道自然挤压后,可以排出肺间质里寄存的羊水,可避免新生儿"湿肺症",新生儿肺功能远期预后也相较其他方式分娩的好。

2. 可减少产妇术后并发症、减少创伤、恢复较快、预后较好,不影响再次生育,对新生儿哺乳也更有利。

3. 自然分娩的新生儿经产道挤压后大脑压力感受与剖宫产后存在差异,感觉建立系统相对成熟,情感障碍明显低于剖宫产,可增进母子间的沟通与配合,增强母亲的幸福感与责任感。

4. 自然分娩的胎儿身体行动协调能力相对其他分娩方式更好。

二、自然分娩的缺点

1. 可能对阴道造成一定的损伤,如会阴裂伤、阴道裂伤、软产道裂伤等,护理不当可能造成产褥感染。

2. 术后宫缩痛较重。

3. 如遇产程停滞或难产时,可能需转成剖宫产,对产妇造成双重伤害。

三、自然分娩的条件

1. 产妇年龄在25~29岁自然分娩的可能性较大,年龄越大,并发高血压、糖尿病、心脏病等产科并发症的概率越高,同时剖宫产的概率也增高。

2. 产妇的孕期营养与体重管理是否合格,直接关系到胎儿体重与双顶径的大小,孕期理想体重是 12 周内增加 2kg,12~24 周和 24 周以后各增加 5kg,孕期共增加 12kg。如孕期体重增加超过 20kg,可能造成巨大儿,此时不宜选择自然分娩。

3. 产妇需要具备足够的体力才能完成分娩,孕期应适时增加系统锻炼,可保证分娩时充足的体力储备。

4. 产妇一定要做好承受分娩疼痛的心理准备,否则不利于产程进展,此时可使用分娩镇痛减轻疼痛,降低剖宫产率。

第二节　剖宫产分娩

剖宫产是利用外科手术切开腹壁及子宫,取出胎儿,是一种对于产科病理情况而采取的补救措施,尤其是对于紧急异常情况需尽快终止妊娠、结束分娩而采取的分娩方式,是人为的非自然状态的分娩方式。若对于产妇情况判断正确,手术及时可挽救母婴生命,避免因经阴道生产可能对母婴生命及健康造成的伤害,但剖宫产对产妇损伤较大,产后恢复较慢,可能造成其他的术后并发症或后遗症。

一、剖宫产的手术指征

近年来,随着我国人口老龄化及二孩政策的开放,高龄产妇及合并产科并发症的产妇数量不断增加,与此同时也增加了难产率,剖宫产手术在降低难产率、及时处理产科并发症、降低母婴死亡率方面起到重要作用。因此,我国专家在参考各国剖宫产临床指南的基础上,结合我国国情制定了不能或不宜经阴道分娩的生理或病理状态,即剖宫产手术指征。

（一）胎儿因素

1. 胎儿窘迫　妊娠晚期因并发症或并发症所致的急、慢性胎儿窘迫和产程中急性胎儿窘迫并短期不能经阴道分娩者。

2. 胎位异常　胎儿横位,初产足月单胎臀位（估计胎儿体重 ≥ 3 500g 者）及足先露。

3. 双胎或多胎妊娠　一个胎儿非头位;复杂性双胎妊娠;连体双胎;三胎及以上的多胎妊娠。

4. 巨大儿　妊娠期糖尿病妊娠妇女,估计胎儿体重 ≥ 4 000g 者。

（二）母体因素

1. 瘢痕子宫　两次及以上剖宫产手术后再次妊娠者;既往子宫肌瘤核除术穿透宫腔者。

2. 母体存在严重并发症　如合并心脏病、肺动脉高压、严重呼吸系统疾病、重度子痫前期或子痫、急性妊娠期脂肪肝、重度血小板减少、重度妊娠期肝内胆汁淤积症等不能耐受阴道分娩者。

3. 产妇要求的剖宫产　指足月单胎,没有剖宫产医学指征的产妇要求而实行的剖宫产。仅因产妇个人要求不作为剖宫产手术指征,如有其他原因须进行讨论并详细记录;如产妇在不了解病情的情况下,应详细告知手术风险及利弊并记录;如产妇恐惧阴道分娩,应进行心理咨询并告知分娩镇痛的详情。

4. 产道畸形　如阴道完全性横隔、人工阴道成形术后等。

5. 外阴疾病　如外阴或阴道严重静脉曲张者。

6. 生殖道严重感染性疾病　如严重的淋病、尖锐湿疣等。

7. 妊娠合并肿瘤　如妊娠合并宫颈癌、巨大宫颈肌瘤、子宫下段肌瘤等。

（三）其他因素

1. 头盆不称　绝对或相对头盆不称，经充分阴道试产失败者。

2. 前置胎盘及前置血管　胎盘部分或完全覆盖宫颈内口及前置血管者。

3. 脐带脱垂　胎儿有存活可能者，评估认为不能迅速经阴道分娩者，应行急诊剖宫产术尽快挽救胎儿。

4. 胎盘早剥　胎儿有存活可能者，应监测胎心并尽快实行急诊剖宫产术挽救胎儿；重度胎盘早剥，胎儿已死亡者，也应行急诊剖宫产术抢救母体性命。

二、剖宫产时机的选择

（一）择期剖宫产术　指具有剖宫产手术指征、母婴状态良好、有计划和准备的前提下，先于动产的分娩手术。因妊娠 39 周前剖宫产分娩的新生儿并发呼吸道感染的风险较高，故除外多胎妊娠及妊娠期严重并发症外，一般多于妊娠 39 周后实行择期剖宫产术。

（二）急诊剖宫产术　指在母儿生命受到威胁的紧急状况下的剖宫产术。应在与产妇家属、新生儿科医师、麻醉科医师、护士的密切沟通下争取最短时间尽快终止妊娠。

三、剖宫产可能出现的母儿并发症

（一）对母体的影响　对母体的影响包括：①产后出血、失血性休克、DIC、切除子宫等；②切口感染、裂开、延期愈合或不愈合，脂肪液化，皮下血肿等；③羊水栓塞；④术后血栓形成及并发栓塞性疾病；⑤输尿管、膀胱、肠管等副损伤；⑥孕产妇死亡；⑦针对各种不同的产科并发症出现的术后相关风险，如重度子痫患者术中及术后可能发生子痫，妊娠期心脏病或肺动脉高压可能出现心衰、心搏骤停等，妊娠期糖尿病可能出现的酮症酸中毒、低血糖昏迷，原发疾病进一步加重等风险。

（二）对新生儿的影响　对新生儿的影响包括：①新生儿呼吸窘迫综合征；②新生儿"湿肺症"风险增加；③新生儿低血糖、败血症等风险增加。

（三）对再次生育的影响　对再次生育的影响包括：①再次妊娠分娩时剖宫产率增加；②再次妊娠或分娩时子宫破裂风险增加；③再次妊娠时前置胎盘、胎盘粘连、胎盘植入风险增加；④再次妊娠出现子宫瘢痕部位妊娠的风险增加；⑤再次剖宫产分娩时盆腔粘连、膀胱肠管等副损伤风险增加；⑥远期并发子宫内膜异位症的风险。

四、剖宫产术后护理

（一）术后应该多翻身　麻醉药物可抑制肠蠕动，引起不同程度的肠胀气，因而发生腹胀。因此，产后宜多做翻身动作，促进麻痹的肠肌蠕动功能及早恢复，使肠道内的气体尽快排出。

（二）注意健身锻炼　剖宫产术后 10d 左右，如果身体恢复良好，可开始进行健身锻炼。方法为：仰卧，两腿交替举起，先与身体垂直，后慢慢放下来，两腿分别做 5 次；仰卧，两臂自然放在身体两侧，屈曲抬起右腿，并使其大腿尽力靠近腹部，脚跟尽力靠近臀部，左右腿交替做，各做 5 次；仰卧，两膝屈曲，两臂交叉合抱在胸前，慢慢坐成半坐位，再恢复仰卧位；仰卧，两膝屈曲，两臂上举伸直，做仰卧起坐；俯卧，两腿屈向胸部，大腿与床垂直并抬起臀，胸部与床贴紧，早晚各做 1 次，每次做时，从 2~3min 逐渐延长到 10min。

（三）卧床宜取半卧位　剖宫产术后的产妇身体恢复较慢，不能与阴道自然分娩者一样，在产后 24h 后就可起床活动，因此剖宫产者容易发生恶露不易排出的情况，但如果采取半卧位，配合多翻身，那么就会促使恶露排出，避免恶露淤积在子宫腔内，引起感染而影响子宫复位，也利于子宫切口的愈合。

（四）尽早下床活动　只要体力允许，产后应该尽量早下床活动，并逐渐增加活动量。这样不仅可增加肠蠕动的功能，促进子宫复位，而且还可避免发生肠粘连及血栓性静脉炎等疾病。

（五）产后注意排尿　在剖宫产术前通常要放置导尿管，术后 24~48h，麻醉药物的影响消失，膀胱肌肉恢复排尿功能，这时可以拔掉导尿管，只要有尿意，就要努力自行排尿，降低导尿管保留时间，降低留置时间过长而引起尿路细菌感染的危险性。

（六）保持阴部及腹部切口清洁　术后 2 周内，避免腹部切口沾湿，全身的清洁宜采用擦浴，在此之后可以淋浴，但恶露未排干净之前一定要禁止盆浴。每天冲洗外阴 1~2 次，注意不要让脏水进入阴道。如果伤口发生红、肿、热、痛，不可自己随意挤压敷贴，应该及时就医，以免伤口感染迁延不愈。

（七）不要进食胀气食物　剖宫产术后约 24h，胃肠功能才可恢复，待胃肠功能恢复后，给予流食 1d，如蛋汤、米汤，忌食牛奶、豆浆、大量蔗糖等胀气食物。肠道气体排通后，改用半流质食物 1~2d，如稀粥、汤面、馄饨等，然后再转为普通饮食。

（八）产褥期绝对禁止房事　剖宫产术后 6 周，如果阴道不再出血，经医师检查伤口愈合情况良好，可以恢复性生活。但是，一定要采取严格的避孕措施，避免妊娠，否则有瘢痕的子宫容易在做刮宫术时发生穿孔，甚至破裂。

第三节　阴道手术助产

阴道手术助产是指术者利用产钳或胎头吸引装置帮助产妇在第二产程快速娩出胎儿的过程，是处理难产的重要手段。第二产程胎头下降至骨盆底，若各种因素导致产程停滞需尽快结束分娩时，首先应考虑非手术干预，如使用药物加强宫缩或鼓励产妇屏气用力等，同时需权衡阴道手术与剖宫产的利弊，再慎重选择阴道手术助产，操作时应确保母儿安全、减少分娩并发症。

一、阴道手术助产的适应证

（一）第二产程延长　包括：①未施行硬膜外阻滞分娩镇痛者，第二产程初产妇已超过 3h，经产妇已超过 2h；②施行硬膜外阻滞分娩镇痛者，第二产程初产妇已超过 4h，经产妇已超过 3h。

（二）胎儿窘迫。

（三）母体因素需缩短第二产程　如妊娠期心脏病、自主反射障碍的脊椎损伤、重症肌无力或增殖性视网膜障碍者。

二、阴道手术助产的禁忌证

（一）相对禁忌证　包括：①胎头位置不佳；②需胎头旋转 >45° 才能正确放置产钳或胎头吸引装置进行助产；③中位产钳或胎头吸引。

（二）绝对禁忌证　包括：①非纵产式或面先露；②胎头未衔接；③宫口未开全；④胎方位不清楚；⑤胎头高低不清楚；⑥头盆不称；⑦胎儿凝血功能障碍；⑧胎儿成骨不全。

三、阴道手术助产的先决条件

阴道助产的先决条件包括：①宫口开全；②胎膜已破；③胎头完全衔接；④头先露；⑤胎方位清楚，可确定助产器械的正确放置位置；⑥头盆相称，产道通畅；⑦麻醉满意（椎管内麻醉效果优于阴部神经阻滞麻醉）；⑧排空膀胱；⑨设施齐备，后备人员充足。

由于阴道助产分娩的操作需技术熟练且经验丰富的医师或助产士施行，且术后同样存在并发症，故在实施阴道助产分娩时，需反复评估是否可以继续进行，当一次牵引失败，是否继续助产需由术者根据情况不断评估。当助产器械应用困难、牵引胎头后下降困难、胎儿未能在推荐的 15~20min 内娩出、评估继续器械助产存在高风险时，应果断放弃并迅速实施紧急剖宫产结束分娩。

第四节　剖宫产后阴道分娩

近年来，随着我国二孩政策的开放，剖宫产术后的瘢痕子宫再次妊娠面临分娩方式的选择：重复剖宫产或剖宫产术后再次妊娠阴道试产。经过多年的临床实践研究表明，剖宫产后阴道分娩（vaginal birth after obstetricians and gynecologists，VBAC）是一种安全可行的有助于降低重复剖宫产率及减少母儿并发症的有效手段。

与重复剖宫产相比，VBAC 的产妇死亡率下降，并且可减少如手术副损伤、产后静脉血栓、产后出血、产后感染等并发症的发生率，还可通过缩短住院时间降低医疗资源的过度使用，减少再次妊娠并发胎盘植入的风险，同时减少新生儿呼吸窘迫综合征等并发症及死亡的风险。VBAC 成功率高达 60%~80%，而子宫破裂率通常低于 1%。但子宫破裂还是 VBAC 潜在的最严重的并发症，子宫破裂危及母儿生命安全，导致严重不良结局，因此对于 VBAC 应严格把控适应证及禁忌证，合理选择病例。

掌握适应证与禁忌证的前提是对于瘢痕子宫的妊娠妇女，在再次妊娠首诊时回顾病史，了解其一般情况、两次生产间隔时间、既往有无阴道分娩史、剖宫产时的孕周、前次剖宫产指征（尤其是头盆不称或产程异常）、剖宫产的时机、宫口开大的情况、子宫切口类型及缝合方式、是否存在手术并发症以及新生儿出生体重、是否存活等。

一、剖宫产后阴道分娩的适应证

1. 既往一次子宫下段剖宫产史、术后切口愈合良好。
2. 本次妊娠无剖宫产指征且无阴道试产禁忌证，具备阴道分娩条件者。
3. 不存在前次剖宫产指征。
4. 产前超声检查提示子宫下段前壁连续性完整、无缺损。

5. 产妇及家属充分了解 VBAC 试产的风险后,自愿选择阴道试产。

二、剖宫产后阴道分娩的禁忌证

1. 既往高位纵向切口的古典剖宫产术式,倒 T 或 J 形切口或既往广泛子宫底部手术。
2. ≥3 次的剖宫产史。
3. 子宫破裂史。
4. 本次妊娠合并其他疾病或存在新的剖宫产指征,不具备阴道分娩条件者。

三、剖宫产后阴道分娩的其他情况

在产科条件良好的基础上,存在以下情况也可尝试 VBAC,但需谨慎试产。
1. 两次剖宫产史。
2. 双胎妊娠。
3. 可疑巨大儿。
4. 剖宫产术后再次受孕间隔时间 <12 个月或分娩间隔时间 <18 个月。
5. 前次未足月剖宫产,尤其是孕 30 周以前,子宫下段形成位置不佳,切口位置常偏高。

四、剖宫产后阴道分娩的产程管理

分娩发动后,做好充分术前准备,产妇暂时禁食。产程中给予连续电子胎心监护可早期识别子宫破裂征象(当胎心变异减速或心动过缓时,提示先兆子宫破裂)。产程中需特别注意有无瘢痕的压痛,尤其是在宫缩间歇期,同时注意其他表现,如异常阴道流血、血尿、低血容量或休克的表现、胎头位置升高或从阴道回缩等。严密监测产程进展,尤其当活跃期进展不良或胎头下降受阻时,应高度警惕子宫破裂可能,适当放宽剖宫产指征,必要时可行阴道手术助产分娩。当诊断子宫破裂时,应迅速紧急行剖腹探查术,抢救母儿生命。

因为剖宫产后阴道试产(trial of labor after cesarean section,TOLAC)的相关并发症无法预测,并且通常伴随严重后果,因此提供 TOLAC 的医疗机构必须有能力在紧急情况下行剖宫产手术,抢救母儿生命。医护人员及患者选择 TOLAC 时应充分考虑医院的医疗条件,产科、新生儿科、麻醉科、手术室的可用性,以及缺乏可用性可能带来的后果。

五、剖宫产后阴道分娩中特殊情况的处理

分娩镇痛可用于 TOLAC,没有证据表明硬膜外阻滞降低 TOLAC 的成功率,充足的疼痛缓解可鼓励更多的女性选择 TOLAC,有效的局部镇痛也不会掩盖子宫破裂的症状和体征。子宫破裂的急性症状是可变的,如胎心率下降、宫缩强度增加、异常阴道流血、子宫剧烈疼痛等,胎心率下降是最常见的症状,故 TOLAC 开始时应进行持续的胎心监护。

剖宫产对母体的精神上和肉体上都是创伤,对于产妇,它增加了伤口感染、子宫内膜异位症、肠粘连、附件炎症发生的机会,术后子宫及全身的恢复都比自然分娩慢,再次妊娠和分娩时有可能从原子宫切口处裂开,而发生子宫破裂,如果原切口愈合不良,分娩时亦需再次剖腹,故造成远期不良影响。对于新生儿,由于缺乏阴道壁的挤压及缺少对外界环境的逐渐适应,羊水的排出不彻底,对新生儿的呼吸功能不利,有可能发生呼吸窘迫综合征,且天生免疫力会较自然分娩的婴儿差。

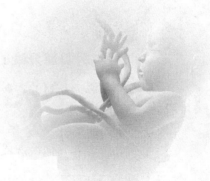

第四章

产程管理

自然阴道分娩是人类繁衍后代正常且古老的生理过程,对于妊娠足月、产检正常、健康育龄产妇是瓜熟蒂落的自然事情,即不加以人工干预手段,让胎儿经阴道娩出的分娩方式。产程是指从开始出现规律宫缩到胎儿、胎盘娩出的全过程,即分娩的全过程。产力、产道、胎儿及精神心理因素均正常并相互适应使胎儿顺利经阴道娩出。准确判断产程的正常进展,有利于及时识别难产等异常情况、减少不必要的干预、降低剖宫产率。

第一节 第一产程的观察及处理

第一产程即宫颈扩张期,从规律宫缩到宫颈口开全,初产妇约需 11~22h,经产妇约需要6~16h。

一、第一产程的临床表现

第一产程临床表现为规律宫缩、宫口扩张、胎先露下降及胎膜破裂。

(一)子宫收缩 开始时子宫收缩力较弱,持续时间较短(约 30s),间隔时间较长(约5~6min),随着产程进展,宫缩强度增加、持续时间变久、间隔时间缩短。当宫口近开全时宫缩持续时间可达 1min 或以上,间歇时间仅 1~2min。

(二)宫口扩张及胎头下降 宫口扩张表现为宫颈管逐渐变软、变短、消失,宫颈展平和逐渐扩大,扩张速度由慢至快,是判断产程进展的指标。根据宫口扩张的大小,将第一产程分为潜伏期和活跃期,多数产妇的活跃期出现在宫口扩张 6cm 后,即活跃期的起点。

(三)胎先露下降 随着产程进展,胎先露下降的位置可在宫缩时进行阴道检查,以坐骨棘水平位为 0,其上的厘米数为负,其下的厘米数为正逐渐下降,从上到下为 S−5 至 S+5,是决定能否经阴道分娩的重要指标。

(四)胎膜破裂 多数产妇在宫口快开全时发生胎膜自发破裂,胎先露部前面的前羊水随之流出。发生胎膜破裂时,需检查羊水性状、颜色及流出量,并及时行阴道检查了解宫口情况,除外脐带脱垂,同时立即检查胎心是否正常,有无异常的胎心减速。

二、潜伏期产程观察及处理

（一）潜伏期为临产开始至宫口开大 6cm 前，即宫口缓慢扩张期。一般情况下，初产妇不超过 20h，经产妇不超过 14h。胎头在潜伏期下降不明显。

（二）根据宫缩情况进行宫颈评分，了解宫颈变化情况。无论初产妇还是经产妇，宫口开大到 4~5cm 可能需要 6h 以上，经产妇和初产妇的产程在宫口扩张 6cm 以前基本一致。因此，建议每 4h 进行一次检查，酌情适当缩短检查间隔，以减少不必要的阴道检查。

（三）由于许多产妇的临产时间难以准确判断，因此潜伏期以观察为主，并给予支持治疗。多数产妇宫缩渐强，产程进展进入活跃期；部分产妇宫缩渐弱宫颈无变化，诊断假临产；少数宫缩持续但宫颈没有进展，可给予人工破膜及缩宫素引产，12~18h 无进展才诊断引产失败。有头盆不称者，如胎头高浮，规律宫缩 4~6h 无进展或胎心异常者应及时剖宫产结束分娩。

（四）单纯潜伏期延长（初产妇超过 20h，经产妇超过 14h）不作为剖宫产指征，可给予药物镇静休息（如哌替啶 100mg 肌内注射）及催产。

三、活跃期产程观察及处理

（一）活跃期为宫口扩张 6cm 直至宫口开全，即宫口加速扩张期，至宫口开全约需 1.5~2h。

（二）胎头下降加速，平均每小时下降 0.86cm，活跃期胎先露下降的速度，是产程进展的重要指标。当宫口开大 5cm 左右先露在平棘水平，可作为估计产程进展顺利与否的一个重要参考指标。

（三）每 2h 阴道检查，了解宫颈扩张情况及胎先露位置，酌情适当缩短检查间隔，怀疑宫口开全者随时行阴道检查。

（四）2h 宫口扩张无进展，应评估宫缩、头盆相称性、胎方位、胎先露位置等，在母儿情况良好并除外头盆不称时，可行人工破膜，宫缩欠佳者可行缩宫素催产。如宫颈瘢痕影响宫颈扩张时，可静脉注射地西泮 10mg 或宫旁两侧注射 0.5% 利多卡因 10ml 软化宫颈治疗。明显头盆不称者应及时剖宫产。

（五）活跃期停滞　破膜且宫口扩张≥6cm 后，充分宫缩宫口扩张停止≥4h，如宫缩欠佳宫口扩张停止≥6h，可诊断活跃期停滞。活跃期停滞可作为剖宫产指征。

（六）活跃期延缓　活跃期宫口扩张的下限为 0.5cm/h，而非原先的 1.0cm/h 或 1.2cm/h。缓慢但有进展的活跃期，母儿情况良好者，可继续观察，根据宫缩情况，可酌情进行人工破膜和（或）缩宫素催产，不作为剖宫产的指征。

四、产妇与胎儿情况的观察及处理

（一）胎心监测　应随着产程进展，增加宫缩间期听诊胎心的次数。如有胎心异常表现或高危因素等可疑异常情况，应多次评估可否继续经阴道试产或尽快结束分娩。避免胎死宫内或围产儿预后不良等情况。

（二）观察产妇一般状况，监测生命体征，测量血压、脉搏、体温，并酌情增加检查次数，有异常者相应处理。

（三）支持治疗

1. 精神支持,消除恐惧心理,缓解焦虑情绪,保持镇静乐观。
2. 按时进食,少量多次,高热量好消化食物为主,补充足够的营养及水分。
3. 按时排尿,每 2~4h 一次,使膀胱空虚,以免阻碍胎头下降,必要时导尿。
4. 如果胎膜未破,尽量采取自由体位,可在待产室内行走活动。
5. 宫缩时也可做一些辅助的减痛动作或镇痛方法。

五、其他处理

产妇需养精蓄锐、休息、进食。宫缩来临时产妇可以采取腹式呼吸法,使腹部放松,产妇可采取随意、喜欢的姿势站立或躺着休息。其间子宫体、子宫颈和阴道等组织出现巨大变化,胎头下降促使子宫下段、宫颈管和宫口呈进行性展宽、缩短、变薄和扩大,子宫肌纤维伸长和撕裂,圆韧带受强烈牵拉而伸长。这些解剖结构的迅速变化构成强烈的刺激信号,刺激冲动由盆腔内脏传入神经纤维及相伴随的交感神经传入 T_{10-12} 和 L_1 脊髓节段,然后再经脊髓背侧束迅速上传至大脑,引起疼痛,疼痛部位主要在下腹部、腰部及骶部。第一产程疼痛的特点是:疼痛范围弥散不定,下腹部、腰背部出现紧缩感和酸胀痛,可放射至髋部。

宫缩间歇时,产妇要注意休息,可睡觉、吃东西喝水、聊天或听音乐。这一时期,子宫收缩是间断的,而且不收缩的时候长,收缩的时候短,产妇有充分的时间休息,尽管常常被突如其来的疼痛打扰,也要努力使自己放松,抓紧时间休息或吃东西补充体力,如果睡不着也可以听听音乐和人聊聊天。

第二节　第二产程的观察及处理

第二产程为胎儿娩出期,是指从宫口开全到胎儿娩出。初产妇约需 1~2h,经产妇一般数分钟即可完成,也有长达 1h 者。

一、第二产程的临床表现

宫口开全时胎膜多已自然破裂,当胎头下降压迫盆底组织时产妇有排便用力感,会阴膨隆变薄,肛门括约肌松弛。胎头于宫缩时露出阴道口,宫缩间歇期回缩至阴道内,为胎头拨露,当双顶径越过骨盆出口,宫缩间歇期胎头也不回缩则称为着冠,产程继续进展,胎头娩出,胎体相继娩出。

二、产程进展评估

第二产程胎头将明显下降,有头盆不称者也将在此时变得更为明显,产程进展的判断以胎先露下降为主要指标,对非枕前位者还要观察胎头在骨盆中的旋转情况。每小时行阴道检查,进展缓慢或无进展者,评估有无头盆不称,有无胎方位异常,必要时缩宫素催产和手转胎头。

三、产妇与胎儿情况的观察及处理

（一）指导产妇用力　鼓励产妇配合宫缩自发用力,宫缩间歇期休息,避免不必要的体能消耗。无排便用力感的产妇,也可先适当休息(如 1h)后再用力。第二产程延长的标准:初产妇超过 3h,经产妇超过 2h,有硬膜外镇痛者分别延长 1h(初产妇 4h,经产妇 3h)。诊断第二产程延长者,可酌情阴道助产或剖宫产。

(二)胎心监测 第二产程宫缩强烈,胎头在产道受到挤压,需要密切监测胎心(每 5~15min 宫缩后听诊胎心),最好行连续胎心监测,发现胎心异常者,立即行阴道检查,综合评估胎心情况和产程进展情况,决定继续等待还是尽快结束分娩(手术助产或剖宫产),以保证母儿的安全。

(三)支持治疗 给予产妇情感支持以减轻焦虑,树立信心;鼓励自由活动,摄入足够水分。分娩姿势根据实际情况,常用半坐位式或直立式。

(四)此阶段除了子宫体的收缩及子宫下段的扩张外,胎儿先露部对盆腔组织的压迫以及会阴的扩张是引起疼痛的主要原因。疼痛冲动经阴部神经传入 $S_{2\text{-}4}$ 脊髓节段,并上传至大脑,构成典型的"躯体痛",其疼痛性质与第一产程完全不同,表现为刀割样尖锐剧烈的疼痛,疼痛部位明确,集中在阴道、直肠和会阴部。当胎头扩张阴道口时,妊娠妇女会有刺痛感,随之而来的是麻木感,这是因为阴道组织扩张得很薄时,阻滞了神经的传导所造成的。

第三节 第三产程的观察及处理

第三产程是胎盘娩出期,即胎儿娩出到胎盘娩出,约需 5~15min,不超过 30min。

一、第三产程的临床表现

胎儿娩出后,宫底降至脐下,宫缩暂停数分钟后再次出现,促使胎盘剥离,此时子宫容积突然变小,胎盘与子宫壁错位剥离,胎盘后血肿形成,子宫继续收缩使胎盘完全剥离而娩出,胎盘剥离后从阴道排出体外。胎儿或胎肩娩出后建议立即使用缩宫素预防产后出血、宫缩时有控制地牵拉脐带、胎盘娩出后按摩子宫。其中,宫缩剂的及时使用是预防产后出血的主要手段。

二、胎盘娩出

观察胎盘剥离征象包括:宫体变硬呈球形,胎盘剥离后降至子宫下段,下段被扩张,宫体升高达脐上;阴道口外露的脐带段自行延长;阴道少量出血;按压耻骨联合上方的子宫下段,宫体上升而外露的脐带不再回缩。确认胎盘已经完全剥离后,宫缩时按压子宫,牵拉脐带协助娩出胎盘,胎盘娩出至阴道口时用手捧住胎盘向一个方向旋转并缓慢向外牵拉,协助胎盘胎膜完整娩出。检查胎盘胎膜是否完整,胎盘边缘有无断裂血管以便及时发现副叶胎盘。如有部分胎盘或大块胎膜残留,应手取胎盘或刮宫。如胎盘未剥离而出血多,应手取胎盘,按产后出血处理。如胎盘 30min 未娩出且出血不多时,排空膀胱,加强宫缩,轻压宫底,如无效则手取胎盘;出血多则按产后出血处理。检查软产道,包括会阴、小阴唇内侧、尿道口周围、阴道、宫颈,如有裂伤酌情缝合。

第四节 第四产程的观察及处理

产后并发症多见于产后 2h,因此,产后 2h 也被称为第四产程,有高危因素者产后出血高危时段延长到产后 4h。应加强对第四产程的管理,密切观察产妇一般情况、生命体征、子宫收缩情况和出血量变化,及时处理,以降低产妇患病率及死亡率。对产程长、阴道助产、巨大儿、急产及有并发症的产妇,尤其要加强产后的观察和监护。处理措施包括:

1. 产后应继续留在产房观察 2h。

2. 观察子宫收缩及阴道出血情况,第 1 个小时,每 15min 评估 1 次,第 2 个小时每半小时评估 1 次,记录产后出血量,如有宫缩乏力、阴道出血多、伤口血肿等情况,需及时处理。产后 2h 出血量达到 400ml 且出血未控制者,应积极处理。

3. 观察产妇一般情况(包括精神状态、饮食等)、生命体征,注意有无寒战、呼吸困难、血压异常下降或升高,及时发现休克,警惕羊水栓塞等。

4. 鼓励产妇多饮水,尽早排尿,防止产后尿潴留。

5. 产后 1h 内开始母婴皮肤早接触及早吸吮。

分娩过程中及时补充能量和液体,是降低剖宫产的技术措施之一。针对妊娠期孕产妇心血管负担明显增加的特点,产程中补充入量要充分注意补充的数量和种类。目前文献的观点,产程中静脉滴注一般每小时 200ml,注意补充电解质。对于无并发症的产妇鼓励口服进食或补液,口服补液每小时 200~300ml,产程中持续补充十分重要。但要警惕不可饮水过多,大于 2 000ml 的白开水可能造成低钠血症,低钠血症影响子宫收缩可造成第二产程延长、器械助产以及紧急剖宫产增加。低钠血症可以危及母亲生命安全,同时增加胎儿呼吸窘迫和高胆红素血症风险,不鼓励对低危产妇进行静脉输液、过量补液。如需补液,主张用生理盐水或林格液 + 缩宫素静脉滴注。

葡萄糖、生理盐水交替静脉滴注比单纯静脉滴注生理盐水缩短产程,缩宫素使用率低。建议产程中输液应糖、盐交替,既不要造成高胰岛素血症又可以维持能量,输液速度以 200ml/h 为宜。

第五节 产程中减少干预的办法

产程中减少干预的办法包括:

1. 自然临产的足月产妇,分娩时的管理应根据母体及胎儿自身的条件及情况采取干预,例如胎心间断监护和非药物镇痛。

2. 产妇潜伏期延长并可能导致分娩延迟时,若胎儿及母体状态良好,可给予精神支持(如鼓励、陪伴、沟通)及非药物镇痛管理。

3. 当产妇潜伏期出现疲劳和疼痛时,精神支持、自由体位以及按摩或水浴等非药物镇痛可能会对产程进展有助益。

4. 当产妇对足月自然胎膜早破有期待,有强烈经阴道自然分娩意愿时,产科临床医师及护理人员应详细告知待产过程中存在的风险。对于详细了解情况仍保持原意愿且不需要迅速分娩的产妇,一定时间内的支持治疗是恰当合理的。对于生殖道感染阳性的产妇,应积极使用抗生素,此时产科医师及大多数产妇倾向于引产尽早终止妊娠。

5. 相关证据表明,额外的规范护理和持续的情感支持与改善分娩结局有相关联系。

6. 在不伴有胎儿窘迫的产程进展顺利时,不需要常规行人工破膜。

7. 产科医师及产科其他护理人员可根据产妇个体化需求采取药物和非药物镇痛管理。

8. 产程中支持产妇采取自由体位,以提高产妇生理及心理舒适度和改善胎儿体位,有助于母儿监护及治疗,但该体位需除外产科禁忌体位。

9. 当产程没有明显进展时,产妇(特别是硬膜外镇痛的初产妇)在第二产程开始(除非忍不住向下使劲)可休息 1~2h。

10. 当产妇打开声门用力呼吸时,应鼓励她们用力。

11. 潜伏期 国外相关文献认为大多数女性在宫口开 5~6cm 前并未进入活跃期,这一结论支持对于母婴状况良好的产妇,宫口开 4~6cm 可采取期待疗法。建议处于潜伏期和未判定临产的产妇进行自我护理,当出现疼痛或疲劳时,多给予精神支持、自由体位、非药物镇痛等有效办法。

12. 足月胎膜早破 77%~79% 足月胎膜早破的产妇在 12h 内自然临产,95% 在 24~28h 内自然临产。很多研究认为期待处理和紧急引产与剖宫产率和胎儿感染方面并无明显联系,但紧急引产可降低子宫内膜炎、绒毛膜羊膜炎及新生儿入住 NICU 的概率。临床医师应告知胎膜早破的产妇期待疗法及引产的相关情况,并做出选择。但期待观察疗法的具体停止时间目前尚无定论,故应更加详细向产妇告知期待治疗的潜在风险及现有的有限证据。对于生殖道感染阳性的产妇,必须及时使用抗生素,并建议紧急引产。

13. 产程中人工破膜 人工破膜是常见的分娩干预措施,可联合缩宫素处理产程进展慢的患者,但目前对于无特定指征情况下是否选择性破膜仍无准确标准。有研究发现自然临产的产妇,单纯破膜并不能缩短产程或降低剖宫产率,但早期人工破膜联合缩宫素,有助于缩短产程、降低剖宫产率。

14. 产程中的持续支持治疗 大量的循证医学证据证明产程中的持续支持治疗可以缩短产程、降低剖宫产的概率,提高产妇的满意度。这里的支持包括来自临床医师的专业支持及家属或其他非专业人士给予的精神支持。

15. 胎心监护 持续性的电子胎心监护能够降低围产儿预后不良的风险,但对于低危产妇(如产检正常、无产科并发症、胎儿无异常)并无明显作用。

16. 产妇体位 自然临产的产妇在产程中可存在多种不同的自由体位,没有最佳标准。有分析文献比较了大多数体位,得出结论是垂直体位可以缩短第一产程约 1h,且剖宫产率相对更低,还有分析认为第二产程垂直或侧卧位可以降低胎心异常率、会阴侧切率及阴道手术分娩率,然而该研究还发现垂直体位会增加会阴裂伤率及产后出血率。

17. 产程中补充液体 对于自发临产的产妇,不需要常规持续静脉输液,应鼓励经口补充液体以满足液体及能量的生理需求,必要时可根据尿量及尿酮指导静脉输液。

18. 分娩疼痛的处理 分为药物镇痛及非药物镇痛。非药物性的方法主要帮助产妇如何对待疼痛而不是消除疼痛,药物性的方法可以直接消除疼痛。目前尚未发现非药物性方法有任何副作用,适用于大多数产妇。还有例如针灸、按摩、经皮电刺激神经疗法、芳香疗法等其他对于分娩镇痛有帮助的方法。目前我国推广实行分娩镇痛,最常用的为硬膜外腔阻滞分娩镇痛,在有条件的医院,有意愿的产妇均可使用,我们后面会详细阐述。

目前产科大多数常规处理对于自然临产的低危妇女的益处有限,许多产妇也希望在分娩过程中能够尽量顺其自然、减少医疗干预。产妇分娩经历的满意度与其个人期望、家庭支持、护理质量及产妇参与决策的程度密切相关,因此产科人员应更加熟悉并全方位考虑运用医疗干预手段。

第五章

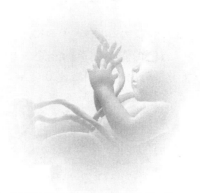

胎儿监护

第一节　产前胎儿监护

一、电子胎心监护

电子胎心监护现已成为产科常用判断胎儿宫内状态的检查方法，医师可通过观察胎心监护图形获得胎心率与胎动及宫缩之间的关系。有效的电子胎心监护可作为预防胎儿窘迫、宫内缺血缺氧或死亡的产前筛查技术，对降低围产儿死亡率及不良预后有重要意义。

（一）低危妊娠妇女（孕妇）　对无并发症的妊娠妇女常规进行产前电子胎儿监护并不能降低胎儿窘迫等不良后果的出现概率，所以低危妊娠妇女不需要常规进行电子胎儿监护。但是，若低危妊娠妇女出现胎心胎动异常、羊水改变等情况，需立即进行电子胎儿监护，随时检测胎儿宫内情况。

（二）高危妊娠妇女　妊娠妇女患有妊娠期高血压疾病、妊娠合并糖尿病、母体免疫性疾病等，双胎妊娠、胎儿生长受限、羊水异常等情况，电子胎儿监护提前至妊娠 32 周，少数病情严重的妊娠妇女，电子胎儿监护甚至可提前至妊娠 28 周，但具体开始时间以及监测频率要根据病情决定。

二、其他产前监护手段

除胎心监护这一主要手段外，产前胎儿监护技术还包括胎动变化、宫缩应激试验、无应激试验、生物物理评分及脐动脉多普勒流速等。

（一）胎动评估　妊娠期女性多于 18~20 周后可自觉胎动变化，胎动减少可预示胎死宫内的发生，部分胎死宫内病例出现于胎动减少后的几天内，故妊娠妇女自觉胎动变化可作为产前胎儿监护的一种方法。临床现存多种计数胎动（如胎儿踢腿次数）的方法，但无准确标准。如果妊娠妇女近期自觉胎动减少且无法获得准确计数，建议行进一步的胎儿评估。

（二）宫缩应激试验（oxytocin challenge test，OCT）　在宫缩会引起胎儿短暂缺氧的理论基础上，OCT 是在外界干预的认为诱导宫缩的情况下监测胎心率的变化。诱导宫缩的方法包括：静脉滴注缩宫素、刺激乳头等，但当无应激试验（NST）严重异常，可以明确胎儿窘迫时禁行 OCT，避免加重胎儿缺氧状态，此时应立即终止妊娠抢救胎儿。OCT 图形的判读主要是基于是否出现晚期减速和变异减速：

阴性：无晚期减速或重度变异减速；

阳性：≥50% 的宫缩伴晚期减速；

可疑阳性：间断出现晚期减速或重度变异减速；

可疑过度刺激：宫缩过频（>5 次 /10min）；宫缩伴胎心减速（时间 >90s）；

不满意的 OCT：出现无法解释的监护图形。

（三）无应激试验（non-stress test，NST）　理论基础是在没有酸中毒或神经受压的情况下胎心率随胎动加速。反应性消失大多数情况下与胎儿睡眠周期有关，也可能是中枢神经系统受抑制所致，如胎儿酸中毒。无应激试验在妊娠 32 周后有更好的预测价值，分为反应型和无反应型。反应型 NST 是指 20min 内出现 2 次或 2 次以上的胎心加速，无反应型 NST 是指超过 40min 没有满意的胎心加速。无应激试验的变异减速如果不是反复出现且持续时间短于 30s，提示胎儿无并发症且不需要处理。无应激试验中减速持续 1min 以上，胎死宫内的风险增加，此时需综合考虑、权衡利弊决定是否终止妊娠。

（四）胎儿生物物理评分　在综合电子胎心监护及超声检查基础上提示某些生理活动，来判断胎儿有无急、慢性缺氧的一种产前监护手段。常用 Manning 评分法，观察指标包括无应激试验、胎儿运动、胎儿呼吸运动、胎儿张力和羊水深度，但由于胎儿生物物理评分较费时，且受各种主观因素的影响，故临床使用日趋减少。

（五）彩色多普勒超声胎儿动脉血流监测　该技术作为一种无创检查技术，监测胎儿血流动力学可对有高危因素的胎儿状况作出客观判断，为临床判断病情及选择终止妊娠的时机提供有力证据。正常发育的胎儿脐动脉舒张期血流特征为高速，而生长受限的胎儿则为减速，部分严重者表现为脐动脉舒张期血流消失甚至逆流。临床医师此时需根据超声提示作出迅速判断，减少围产儿预后不良结局。

第二节　产时胎儿监护

胎心监护是评估胎儿在宫内状态的重要手段，可通过图形反映出胎心率及胎儿宫内活动与宫缩之间的关系，尤其是在分娩时产科医护人员运用正确胎心监护手段，合理判读胎心监护图形结果，对判断胎儿安危及降低胎儿围生期发病率和死亡率具有重要意义，现已成为分娩时必不可少的辅助检查。

一、产时胎心监护的方法与指征

（一）方法　产时胎心监护可以分为内监护和外监护两种形式，国内主要采用外监护，多普勒胎心听诊仪。将多普勒探头直接置于产妇腹壁胎背对应的部位，可以获取清晰的胎心音，并将胎心率显示在屏幕上，以其直观、准确、价格适宜的优点成为临床上进行胎心率听诊的主要手段，但只能获取短时的胎心率，不能连续监护。持续胎心监护仪，是将胎心率曲线和宫缩压力波形持续记录下来供临床分析的仪器。

（二）产程中间断或持续胎心监护的指征　目前国内外大多数权威指南均有详细阐述

产时胎心监护的指征和建议,但各个指南的推荐略有不同,国外诸多权威机构列出了一系列间断与持续胎心监护的指征。中国中华医学会围产医学分会《电子胎心监护应用专家共识》中提到产时胎心监护的指征是:对于低危产妇,推荐间断胎心听诊(第一产程潜伏期每30~60min 听诊一次胎心率;第一产程活跃期每 30min 听诊一次胎心率;第二产程每 10min 听诊一次胎心率);对于高危产妇,可根据情况适当增加听诊频率,是否进行持续胎心监护应根据医疗机构情况及产妇病情决定。如间断胎心监护时发生异常情况无法正常判断胎心,应立即持续监护胎心。

综合各指南对于持续胎心监护的指征列举如下:

1. 产妇指征　高血压或产时血压≥150/100mmHg,糖尿病、心脏病、血液疾病或严重的贫血、甲亢、肾脏疾病、系统性红斑狼疮等免疫系统疾病。

2. 胎儿指征　多胎妊娠、早产、臀位、羊水减少、胎儿生长受限、过期妊娠、原因不明或有再发危险的胎儿死亡史、生长有明显差异的单绒双胎。

3. 产科指征　引产或使用缩宫素催产、胎膜早破≥24h、产程延长或停滞、阻滞麻醉镇痛、宫缩乏力或异常、听诊胎心率可疑、入院时胎心率曲线异常、产程中伴活动性阴道出血、可疑感染(绒毛膜羊膜炎、败血症、胎粪羊水污染、体温超过 38℃)。

二、电子胎心监护评估及产时特殊情况的处理

在产科的临床工作中,胎心监护的便捷性、直观性、动态性在多数情况下可体现出胎儿宫内生存情况,还应结合患者自身因素进行全面综合分析处理,给予进一步治疗方案。

(一)基线　基线是指在 10min 内胎心波动范围在 5 次/min 内的平均胎心率,并除外胎心加速、减速和显著变异的部分。正常胎心基线范围是 110~160 次/min。

当胎心基线 >160 次/min 且持续 >10min 称之为胎儿心动过速。常见导致胎儿心动过速的原因有胎动、高热、感染、产科并发症(如胎盘早剥)、母体并发症(如甲亢、贫血)、母体情绪改变、胎儿心脏问题、使用 β 肾上腺受体激动剂等。但单纯加速不具备特异性,需结合其他临床症状全面分析,给予进一步处置。

胎心率基线 <110 次/min 且持续 >10min 称之为胎儿心动过缓。常见原因有过期妊娠、枕后位等,产时多为突发事件,与母体低血压、胎盘早剥、脐带脱垂及受压、胎头下降过快、宫缩过频、子宫破裂等有关。此时需尽快找出原因或及时终止妊娠。

(二)基线变异　指每分钟胎心率自波峰到波谷的振幅改变。根据振幅的不同可分为以下几种基线变异类型:

1. 变异缺失　指振幅波动消失。

2. 微小变异　指振幅波动≤5 次/min。

3. 正常变异(中等变异)　指振幅波动 6~25 次/min。

4. 显著变异　指振幅波动 >25 次/min。

5. 短变异　指每一次胎心搏动至下一次胎心搏动瞬时的胎心率改变,即胎儿 2 次心脏收缩时间的间隔。

6. 长变异　指 1min 内胎心率基线肉眼可见的上下摆动的波形,此波形由波形上下摆动的高度,即振幅和 1min 内肉眼可见的波动的频数,即频率组成。

胎心率基线的变异在产时会受产程的长短、宫缩的频率和强度、母体用药(非甾体抗炎

药、中枢性止痛药、中枢神经系统镇静剂、麻醉药、阿片类药物、硫酸镁)、胎儿睡眠觉醒周期、胎儿酸中毒等多种因素影响,因此在寻找原因的同时要做好密切监护。一般情况下使用阿片类药物 1~2h 后对胎心率基线的影响会逐渐消退;胎儿睡眠-觉醒周期一般约 20min,偶尔可长达 60min,但觉醒后基线应转为中度变异;如果怀疑微小变异可能与胎儿缺氧有关,则应予以改变体位、补液、吸氧等处理,处理后基线仍未转为中度变异,也没有胎心加速,则需刺激胎儿诱发加速。经排查可能原因和实施各种宫内复苏措施后微小变异仍未改善,需高度怀疑胎儿宫内缺氧,应采取措施终止妊娠。

(三)加速 指基线胎心率突然显著增加(孕 32 周及以上:加速 ≥15 次 /min,持续时间 >15s,但 ≤2min;孕 32 周以下:加速 ≥10 次 /min,持续时间 >10s,但 ≤2min),开始到波峰时间 <30s。加速一般提示胎儿宫内状态良好,但无胎心基线加速并不说明一定有胎儿宫内乏氧,需要进一步评估胎儿窘迫。当无应激试验提示为无反应型,需继续进行宫缩应激试验或生物物理评分观察胎儿宫内状态。

(四)减速

1. 早期减速 指伴随宫缩出现的减速,通常是对称性地、缓慢地下降到最低点再恢复到基线,开始减速到胎心率最低点的时间 ≥30s,减速的最低点常与宫缩的峰值同时出现,一般来说,减速的开始、最低值及恢复与宫缩的起始、峰值及结束同步。早期减速由于宫缩压迫胎头引起,一般是暂时性的,不影响围产儿预后,通常不因产妇体位或吸氧而改变,于第一产程后期出现,可通过减轻宫缩时胎头受压减轻症状,不需要特殊处理。

2. 晚期减速 指伴随宫缩出现的减速,通常是对称性地、缓慢地下降到最低点再恢复到基线,但其开始到胎心率最低点的时间 ≥30s,减速的最低点通常延迟于宫缩峰值,一般来说,减速的开始、最低值及恢复分别落后于宫缩的起始、峰值及结束。频发晚期减速提示子宫胎盘灌注不足,与胎儿酸中毒有密切关系。母体糖尿病、低血压、低氧血症或频发宫缩都可导致频发晚期减速,此时须采取增加子宫血流量及胎儿氧气传输量的宫内复苏措施,如母体侧卧位、吸氧、补液、缓解宫缩等。如未见缓解,可能提示胎儿酸中毒,此时须尽快终止妊娠。

3. 变异减速 突发的显著的胎心率急速下降,从开始到最低点的时间 <30s,胎心率下降 ≥15 次 /min,持续时间 ≥15s,但 <2min,与宫缩无固定关系。间歇性变异减速一般不需要特殊处理,持续观察即可。频发变异减速多数情况是由于脐带受压导致,特别是第二产程先露下降及内回转时,此时首选改变体位解除脐带受压,增加静脉输液量、面罩吸氧、停用催产药物等,观察胎心是否可以恢复正常,如未见缓解,要警惕是否存在胎儿酸中毒,可疑"胎儿宫内窘迫"需急诊剖宫产术。

4. 延长减速 是指胎心率比基线减慢 ≥15 次 /min,持续时间 ≥2min,但不超过 10min,常见原因包括母亲低血压、脐带脱垂、胎盘早剥、胎头下降过速、宫缩过频或子宫破裂等。可增加子宫的血流量和胎儿氧气的供应、改变体位、增加静脉输液量、停止使用宫缩药物、面罩吸氧、阴道检查是否有脐带脱垂、测量母体血压(尤其是进行硬膜外阻滞麻醉引起低血压时),同时明确减速的病因。如此时伴有基线微小变异或变异缺失,必须立即采取措施或及时有效的终止妊娠。

三、产程中各种复苏措施的选择

产时胎心监护异常时需采取宫内复苏措施,应根据个体情况选择以下具体的复苏措施。

1. 可给予口服或静脉补液维持母体充足的血容量,以保证胎盘的血供。

2. 停用任何可以引发宫缩的药物,如缩宫素或促宫颈成熟药物。

3. 胎儿监护有异常表现时应及时行阴道检查以了解有无脐带脱垂、宫口扩张过快或胎头下降过快,并评估头盆情况,予以头皮刺激等。

4. 改变体位,如左侧卧位或右侧卧位,减少对下腔静脉的压迫和改善子宫胎盘血流。

5. 监测母体血压,尤其是使用区域麻醉者(如果出现低血压,要进行扩容或使用麻黄碱,必要时两者兼用治疗,严重时可能需要使用去甲肾上腺素)。

6. 评估是否存在宫缩过频,在宫缩过频导致胎心监护持续异常而对体位改变和吸氧无反应的产妇,可建议使用宫缩抑制剂以减少宫缩和缓解脐带受压。

7. 吸氧是临床最常用的复苏措施,但是不建议应用面罩吸氧(对胎儿有害),但产妇低氧血症及麻醉前准备除外。

8. 母体产时发热,推荐使用退热剂以快速降温。不建议使用温水或乙醇擦浴,因为这些措施降温效果并不确切。

9. 胎心监护出现复发性变异减速时,可考虑羊膜腔灌注减轻脐带受压,但此方法国内极少使用。

四、产程中胎心监护图形的描述及记录

产时胎心监护过程中出现异常图形时,应该及时撰写病情记录,将监护图形的实际情况如实客观进行文字描述,具体内容应该包括:胎心率基线、有无变异、有无加速、有无减速以及宫缩的情况等。如果出现减速图形,则需要描述以下内容:减速的幅度(深度)、持续的时间、与宫缩峰值的关系、能否恢复到原基线水平、减速已经存在多长时间(什么时候开始出现的)、是否有≥50%的宫缩都伴有减速(频发减速),以及减速的分类,早期、变异、晚期(不用典型或非典型来描述)。

产时的持续监护应每小时评估一次并记录,如果有异常的图形则缩短评估的间歇,同时需确定胎心监护图上的时间正确,分娩后应保留监护图纸或存盘。

胎心监护的注意事项包括①药物对胎心监护结果的影响:产时用药有可能影响胎儿心率。大部分情况下,这些改变是暂时的,尽管其中一些会需要产科干预。硬膜外麻醉中局麻药的使用(如利多卡因和布比卡因)会引起交感阻滞,母体低血压,暂时子宫胎盘灌注不足以及胎心改变。肠外镇静药的使用也可能影响胎心率。②极早早产的监护:28周以前的极早早产是否进行监护,应该由产科医师、儿科医师和产妇及家属讨论后共同决定,必须考虑分娩方式、早产儿存活可能性以及存活后可能发生的严重并发症。极早早产当中最常见的表现是减速和胎儿心动过缓,然后才是胎儿心动过速和微小变异或变异缺失。早产监护中变异减速也更常见(早产为55%~70%,足月产为20%~30%),如果这种异常持续存在应行宫内复苏或辅助检查进一步确定胎儿情况,必要时终止妊娠。

五、胎儿头皮血采样检测 pH 和乳酸

目前该方法用于产时评估胎儿的酸碱平衡状态。相关数据显示头皮血的 pH 和乳酸与出生后脐动脉及脐静脉的结果相近,然而,这些数值与新生儿预后之间的关系取决于取样和分娩之间的时间间隔。此外,仍有争议的是胎儿缺氧时血液循环会重新分布,因此外周的毛细血管(如头皮血)的情况可能并不足以反映中心循环的状态,而且对比胎儿头皮血采样,胎心监护能更早的发现胎儿缺氧。鉴于该检测有创且仍有争议,国内未常规开展。

新生儿出生后尽快(30min 内)取脐血进行血气分析,该结果能直接了解胎儿有无呼吸性或代谢性酸中毒的情况,并提供剩余碱、乳酸等多种信息。其中,脐动脉血能提供胎儿或新生儿酸碱平衡最准确的信息,而脐静脉血则反映母体的酸碱平衡和胎盘功能,因此,建议同时检测脐动脉血和脐静脉血。

第六章

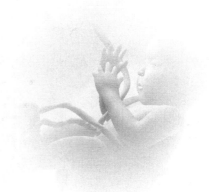

疼痛的产生与评估

第一节　疼痛的概述

　　疼痛的一般概念是指人体感受到的伤害性感觉。2001 年 WHO 将疼痛列为继体温、呼吸、脉搏、血压之后的第五生命体征，现代医学中的疼痛还包括复杂的生理心理活动。疼痛是临床工作中患者就医时最常见的症状之一，它包括伤害性刺激作用于机体所引起的痛感觉，以及机体对伤害性刺激的痛反应（躯体运动性反应和 / 或内脏植物性反应，常伴随强烈的情绪色彩）。疼痛感觉是机体感受到内部不适或者外在损害的警觉，进而引发机体自我防护反应。国际疼痛研究学会提出的疼痛概念是组织损伤或与潜在的组织损伤相关的一种不愉快的躯体感觉和情感经历，同时可伴有代谢、内分泌、呼吸、循环功能和心理学的改变。

　　疼痛是主观感受，不同情绪状态、经历背景、身份背景等有着不同的表现。所以疼痛反应既包括感觉反应也包括情感反应，这种反应是神经末梢痛觉感受器受到伤害和病理刺激后，通过神经冲动传导到中枢的大脑皮层而产生的。生物学家认为引起疼痛的刺激，易于造成组织的损伤，因此疼痛总是与组织损伤相关。但有些人在没有组织损伤的情况下主诉疼痛，这通常与心理因素有关。

　　虽然疼痛是机体自我保护的一部分，但有时也有其局限性，如有些疾病发生发展到终末期才会出现疼痛，这使得医疗救治的最佳治疗时期被错过，往往不能逆转。而长期的疼痛，对患者不仅是机体难以承受的折磨，也会造成患者生活质量的降低。另一方面，疼痛还可能是某种严重的甚至是威胁生命的疾病的症状，如不明原因的持续性头痛要警惕脑部的占位性病变；反复的心前区发作性疼痛要注意冠状动脉硬化性心脏病等。如能对疼痛的出现提高警惕，及时就医，就有可能及时发现和有效治疗许多疾病、减少患者的痛苦和经济开支，甚至可挽救患者的生命。

　　疼痛是许多疾病的常见或主要症状，如脑肿瘤的头痛、冠心病发作时的胸痛、胆石症的胆绞痛、腹痛、晚期肿瘤的癌性疼痛等。但有些疼痛其本身就是一种疾病，如带状疱疹的神经痛、三叉神经痛等。疼痛不仅给患者带来痛苦，而且还对中枢神经系统、循环系统、呼吸系统、内分泌系统、消化系统和自主神经系统等造成不良影响。

　　疼痛学是一门多学科互相渗透、交叉的边缘学科，是现代医学科学的一个组成部分，又是麻醉学的重要分支学科，它是研究和阐述疼痛及各种疼痛性疾病的发生发展、病理生理及诊断与处理的一门学科。疼痛学涉及外科、内科、神经科、妇产科和皮肤科等许多临床学科的疾病,其治疗方法包括药物疗法、物理疗法、神经阻滞疗法、中医针灸、心理治疗和手术等多种方法。

疼痛是一种普遍存在的临床症状或疾病,然而疼痛常常被一部分人和医师漠视,认为无关紧要或难以治疗,这种认识是不恰当的。疼痛不仅给患者带来肉体和精神的痛苦,某些慢性疼痛疾病还会严重影响患者的正常生活、工作就业、经济和社会地位,影响到家庭安定,甚至使患者失去生存的信心,导致自杀并危及社会安定。实际上大部分疼痛性疾病对治疗的反应良好,尤其是越早期治疗效果越好,某些顽固的慢性疼痛,如神经病理性疼痛,通过综合治疗常常可缓解症状,提高生活质量。因此,治疗疼痛既是一项重要的临床工作,也是患者的迫切要求。

第二节　疼痛的分类

疼痛涉及全身各部位、各器官系统,引起疼痛的病因是多方面的,包括创伤、炎症、神经病变等,不同部位的疼痛和不同的疼痛性疾病,其疼痛性质不同。为了便于对疼痛的流行病学、病因、预后和治疗效果等各方面的研究、利于临床的正确诊断,对疼痛进行分类和建立一套合理的分类方法是必要的也是有用的。1988 年国际头痛学会(HIS)提出了头痛、颅脑神经痛和颜面痛分类方法,1994 年国际疼痛研究会(IASP)制订了疼痛的五轴分类法,2004 年 HIS 又推出了第 2 版(ICHD-2)分类法。根据疼痛的发生部位、原因、性质及持续时间等可有多种分类方法。

一、按疼痛发生部位分类

(一)根据疼痛所在的躯体部位分类　可分为头痛、颌面部痛、颈部痛、肩及上肢痛、胸痛、腹痛、腰痛、下肢痛、盆部痛、肛门及会阴痛等。每个部位的疼痛又包含各种疼痛性疾病或综合征。

(二)根据疼痛部位的组织器官、系统分类　可分为躯体痛、内脏痛和中枢痛。

1. 躯体痛　疼痛部位在浅部或较浅部,多为局部性,疼痛剧烈、定位清晰。如原发性头痛、肩周炎、膝关节炎等。

2. 内脏痛　为深部痛,疼痛定位不准确,可呈隐痛、胀痛、牵拉痛或绞痛。如胆石症的胆绞痛、肾输尿管结石的肾绞痛、胃痛等。

3. 中枢痛　主要指脊髓、脑干、丘脑和大脑皮质等中枢神经疾病,如脑出血、脑肿瘤、脊髓空洞症等引起的疼痛。

二、按疼痛的性质分类

(一)第一痛觉　或表述为快痛、锐痛或刺痛,这个疼痛刺激是由外周神经中的 Aβ 纤维传导进入中枢神经系统进行反应的。个体痛觉主观感受的特点是定位明确,痛觉产生快,消失也快,机体在受到刺激时往往会马上做出保护性反射,即刻出现不良的情绪反应,但很快消失。

(二)第二痛觉　或表述为慢痛、灼痛,这个疼痛刺激是由外周神经中的 C 纤维传导进入中枢神经系统进行反应的。个体痛觉主观感受的特点是定位不明确,痛觉产生慢,消失也慢。疼痛刺激会引起同一脊髓节段所支配的横纹肌紧张性强直,常伴有循环系统和呼吸系统的改变,并带有强烈的个体感受而多难以承受。

（三）第三痛觉　或表述为钝痛、酸痛,这个疼痛刺激是由外周神经的 Aβ 纤维和 C 纤维传导进入中枢神经系统进行反应的。个体痛觉主观感受的特点是定位较差,很难确定痛源部位,痛觉难以描述。痛觉产生时常伴有内脏和躯体反应以及较强的情绪反应。

三、按疼痛的原因分类

根据疼痛的原因分类主要有:创伤性疼痛、炎性疼痛、神经病理性疼痛、癌痛和精神(心理)性疼痛等。

（一）创伤性疼痛　创伤性疼痛主要是皮肤、肌肉、韧带、筋膜、骨的损伤引起的疼痛,如骨折、急性或慢性腰扭伤、烧伤等。

（二）炎性疼痛　由于生物源性炎症、化学源性炎症所致的疼痛。如风湿性、类风湿关节炎、强直性脊柱炎等。

（三）神经病理性疼痛　神经病理性疼痛是由于末梢神经至中枢神经任何部位的神经病变和损害,出现痛觉过敏、痛觉异常,如带状疱疹后神经痛、糖尿病性神经病变等。

（四）癌痛　癌痛是由于肿瘤压迫、浸润周围器官或神经引起的疼痛,常见于肝癌、胃癌、胰腺癌、胆管癌和恶性肿瘤骨转移的疼痛。

（五）精神(心理)性疼痛　精神(心理)性疼痛主要是由于心理障碍引起的疼痛,往往无确切的躯体病变和阳性检查结果,患者常主诉周身痛或多处顽固性痛,可伴其他心理障碍表现,如失眠、多梦、困倦等。

四、按疼痛的持续时间分类

根据疼痛的持续时间可分为急性痛和慢性痛,急性痛的持续时间 <6 个月,慢性痛的持续时间 >6 个月。但另一种观点认为疼痛持续时间超过正常持续时间即可定义为慢性痛,这段时间往往超过 6 个月,但也可能少于 1 个月,又有另一种观点认为对于非恶性疼痛,3 个月是区分急慢性疼痛的最佳时间。

第三节　疼痛的机制

疼痛由能使机体组织受损伤的伤害性刺激所引起,是一种对周围环境的保护性适应方式。其形成机制包括周围神经机制和中枢神经机制两个方面。

一、疼痛的周围神经机制

疼痛的周围神经机制是指分布于身体不同部位的各种感受器把疼痛的刺激转换为相应的信息,并由相应的感觉神经纤维向中枢神经系统(central nervous system,CNS)传导的过程。

（一）伤害性感受器　伤害性感受器是产生痛觉信号的外周换能装置,主要分布于皮肤、黏膜、胃肠道黏膜和浆膜下层、肌肉间的结缔组织、深筋膜、骨膜和血管外膜等处。一般认为初级传入伤害性感受器是 A 纤维和 C 纤维的终末分支,在形态学上是游离或未分化的神经末梢,其细胞体位于背根神经节。根据伤害性感受器位置及对不同刺激条件的敏感性,将其分为体表伤害性感受器,肌肉、关节伤害性感受器和内脏伤害性感受器三种不同的类型。

(二)伤害性感受的传入　伤害性感受器被激活后所产生的伤害性信息由不同外周初级传入纤维传递到 CNS,与伤害性感受传递有关的神经纤维包括 A 纤维和 C 纤维,然而这些纤维并不是简单的感觉信息传导体。最近研究显示切断或损伤外周神经后,其本身就作为一个疼痛的病灶而引起许多生理学、形态学和生物化学等方面改变。

(三)外周交感纤维活动与疼痛　交感神经系统在慢性疼痛的形成和持续过程中具有重要作用,神经损伤甚至是轻微的创伤也能导致交感神经功能紊乱,而交感神经紊乱与复杂的局部疼痛综合征的发生存在密切的联系。复杂的局部疼痛综合征往往伴有交感神经功能失调,表现为烧灼痛、痛觉过敏和诱发痛。研究证实,在周围神经损伤后,其形成的新芽对 α- 肾上腺素能受体激动剂非常敏感,并且还发现背根神经节上存在有 α- 肾上腺素能受体,背根神经节与交感神经传出纤维终末之间形成了神经支配,这意味着交感神经传出纤维的活动能使周围传入纤维的活动和反应发生异常。

(四)外周敏感化　在组织损伤和炎症反应时,损伤细胞如肥大细胞、巨噬细胞和淋巴细胞等释放炎症介质,伤害性刺激也导致神经源性炎症反应,从而使血管舒张,血浆蛋白渗出。这些相互作用导致了炎症介质的释放,如 K^+、H^+、血清素、缓激肽、P 物质(SP)、组胺、神经生长因子、花生四烯酸代谢的环氧化酶、脂氧化酶途径代谢产物(如前列腺素、白三烯)、降钙素基因相关肽等,这些化学物质或炎症介质使正常时不能引起疼痛的低强度刺激也能导致疼痛。在组织损伤后所发生的这一系列变化称之为外周敏感化,如果外周伤害性感受器发生敏感化作用,可表现为:①静息时疼痛或自发性疼痛;②原发性痛觉过敏;③触诱发痛。

(五)致痛物质　人们观察到,大多数引起疼痛的刺激也引起了组织损伤,因此,很早就有人推测疼痛是由那些从损伤的细胞中释放出来的物质所引起的。的确,由机械刺激引起的痛通常伴有一定的组织损伤,然而并非所有的痛都是如此。在研究致痛物质方面,曾经采用的方法有给动物或人类受试者进行皮肤动脉、静脉或腹腔注射等技术。但是,最能提供可靠资料的研究方法是皮泡法,这种方法是用斑蝥素(一种昆虫的提取物)涂于受试皮肤表面,使皮肤受刺激而起泡,然后剥去表皮,暴露皮泡基部的真皮及附着的神经末梢,在裸露的神经末梢部位施加各种溶液以研究其致痛效应。利用上述方法研究发现的致痛物质有以下几类:

1. 无机离子　向动物的动脉内注射 9~28mg 的氯化钾,可引起该动物的假怒反应,表现为血压升高、心率加快、瞳孔扩大、竖毛、嘶叫、逃避和攻击等疼痛时常见的行为反应,若将 2~20mmol/L 的微量钾离子置于皮泡内,数秒钟即可引起痛觉。众所周知,钾离子是细胞内主要的阳离子成分,它在细胞内浓度约为细胞间液浓度的 35 倍,由此便设想,当细胞受损时,大量的钾离子会随着细胞质的外溢从细胞内释放出来而致痛,因而认为钾离子是一种生理性的化学致痛因子。

除钾离子外,氢离子也具有致痛作用。皮泡试验表明,当皮泡内酸碱度 pH 低于 6.2 时便可产生疼痛;随着 pH 的下降痛觉增强,当 pH 达 3.2 时,痛即难以忍受。众所周知,机体在正常代谢过程中 pH 通常保持相对的稳定,而在组织损伤或炎症情况下,常呈现氢离子的局部积聚,致使 pH 下降,低于正常水平。临床有许多实例也证明了以上观点,如骨折血肿常引起剧痛,其 pH 可降到 4.7 以下;对许多伴有痛觉的脓肿进行测定,其脓液总是呈酸性的(pH降低);结核脓肿往往不痛,测其脓液的 pH 则是呈现中性的;心绞痛患者,当处于呼吸性酸中毒状态时疼痛感加重,相反,当处于碱性状态时则疼痛缓解。利用 pH 电极进行测定,发现所有的疼痛组织均呈酸性,说明组织 pH 降低是一个致痛因素。

2. 胺类 现在认为,具有致痛效应的胺类物质主要有 5- 羟色胺和组胺。

5- 羟色胺又名血清素,在人的血清中含量丰富,将 5- 羟色胺或直接将人的血清涂于皮泡基部便可产生痛。5- 羟色胺主要由血小板吸收、贮存和运载,具有激素样性质,能使血管扩张,毛细血管的通透性增高,促进平滑肌收缩和内脏感觉冲动的传导,并与另一类致痛物质缓激肽有协同作用。在偏头痛、心绞痛时,缓激肽的含量增高,此时低浓度的 5- 羟色胺便能致痛。5- 羟色胺的上述性质和特点是很有意义的,表明在外伤和炎症情况下,血小板释放出 5- 羟色胺可能是疼痛的重要原因之一。

组胺广泛存在于哺乳动物体内的各种组织中,尤其是肥大细胞中,机体在发生变态反应时,肥大细胞释放出组胺,引起血管舒张、毛细血管通透性增加及平滑肌收缩。皮泡试验结果表明,组胺有致痛作用,而体内细胞释放出的组胺浓度较之低得多,低浓度的组胺引起的常是痒觉而不是痛觉。因此,一般认为组胺不是一种生理性的致痛物质,或者说至少不是一种直接的致痛物。

3. 肽类 很早就有学者发现这样一个现象,从皮泡中获取的新鲜渗出液并无致痛效应,而将这些渗出液置于玻璃注射器内,数分钟后再行试验,发现渗出液具有强烈的致痛作用。人们便推测渗出液是在与玻璃接触过程中发生了一定的变化后才具致痛作用的。进一步的研究发现,当皮泡渗出液中的血浆成分接触玻璃器皿或在某些病理状态下血液发生酸化时,血浆中的凝血因子就会被激活,后者又激活了激肽致活酶,而被激活的激肽致活酶将作用于 α- 球蛋白并形成血浆激肽,正是血浆激肽发挥了致痛效应。

血浆激肽包括 3 种具有致痛作用的成分,它们是缓激肽、十肽和十一肽,缓激肽是其中致痛作用最强的一种。在组织受到损伤、发生炎症、坏死和缺血情况下,缓激肽的含量会明显升高,且在组织渗出液中大量存在,将缓激肽作动脉内、腹膜内或腹腔内注射时,仅需 2~10ng 的剂量便可致痛,若将其直接置于皮泡内,则致痛浓度阈更低。研究表明,缓激肽与 5- 羟色胺之间有相互协同作用,现在认为,缓激肽是重要的生理性致痛物质。

P 物质是十一肽,它的致痛作用比缓激肽还要强。由于它主要分布在中枢神经系统内,一般认为它并不构成痛的外周感受机制,而可能是作为痛觉神经元,特别是脊髓第一级痛觉神经元的神经递质而起作用的。

4. 乙酰胆碱 皮泡试验法显示,乙酰胆碱也是一种较强的致痛剂,机体在出汗时伴有乙酰胆碱的释放(汗腺由胆碱能神经支配),但并不伴有痛的感觉,所以认为乙酰胆碱可能不是痛的生理性刺激物。

二、疼痛的中枢神经机制

(一)初级传入纤维在脊髓背角的终止 脊髓背角是伤害性信息向中枢传递的第一个中继站。初级传入伤害性感受器主要终止于脊髓背角的第Ⅰ、Ⅱ和Ⅴ层。后角胶状质是调控伤害性信息的重要部位。

（二）传递痛觉信息的上行通路　伤害性感受器的传入冲动,在脊髓背角神经元初步整合后,上行进入中枢的高级部位。传递痛觉信息的上行通路包括脊髓丘脑束(STT)、脊髓网状束(SRT)、脊髓中脑(SMT)、脊髓颈核束(SCT)、背柱突触后纤维束(PSDC)、脊髓旁臂杏仁束(SPAT)、脊髓旁臂下丘脑束(SPHT)和脊髓下丘脑束(SHT)。在这些痛觉传导束中,SRT、SCT和 PSDC 传导快痛,而 STT、SMT、SPAT、SPHT 和 SHT 既传导快痛又传导慢痛。

（三）痛觉中枢

1. 皮层下中枢　参与疼痛的整合、调控和感知作用的皮层下中枢主要是指丘脑、下丘脑以及脑内的部分核团和神经元。在丘脑与疼痛传递有密切关系的核团包括内侧核群及外侧核群中的腹后外侧核,腹后内侧核和髓板核群中的束旁核、中央核;下丘脑腹内侧核,室周部等核团中含有对伤害性刺激呈兴奋或抑制反应的痛敏神经元。这些神经元在疼痛的调控中或多或少都起着一定的作用。

2. 大脑皮质　大脑皮质是疼痛的感觉分辨和反应冲动整合的高级中枢。疼痛过程涉及广泛的区域,同时疼痛冲动也必然进入意识领域。一般认为参与疼痛全过程的大脑皮质区有第一、二、三感觉区和边缘系统。第一感觉区为疼痛的感觉分辨区;第二感觉区主要是感觉内脏的疼痛;第三感觉区参与深感觉的分辨和疼痛反应活动;边缘系统主要参与内脏疼痛和心理性疼痛的调控作用。

（四）中枢敏感化　在组织损伤后,对正常的无害性刺激反应增强(触诱发痛),不仅对来自损伤区的机械和热刺激反应过强(原发性痛觉过敏),而且对来自损伤区周围的未损伤区的机械刺激发生过强反应。这些改变均是损伤后脊髓背角神经元兴奋性增强所致,也就是中枢敏感化。

初级传入神经元 C 纤维反复持久刺激,致使 CNS 的功能和活性产生实质性改变。组织损伤后,伤害性刺激经 C 纤维传入,并释放谷氨酸、神经生长因子等递质或调质,这些神经递质或调质作用于相应的受体,如 N- 甲基 -D 天门冬氨酸(NMDA)和非 NMDA 受体、神经激肽(NK)1 受体等,致使脊髓背角神经元兴奋性升高。伤害性刺激增加初级传入纤维递质的释放,增加 Ca^{2+} 内流,激活第二信使系统,改变蛋白激酶的活性和使蛋白质磷酸化。在长期炎症期间,蛋白激酶的激活产生转录变异,其结果是脊髓背角细胞对现存传入冲动和原来的阈下传入冲动反应性升高,产生:①对正常刺激的反应增强;②接受区域扩大;③新近传入冲动激活阈值降低等变化。

（五）疼痛的中枢调整机制　外周伤害性刺激冲动传入后,经中枢各级水平的调整作用,痛觉被感知或受抑制。神经生理学研究证实,刺激脑的广泛区域可以抑制伤害性的疼痛反应,也就是说中枢神经对伤害性的传入冲动有抑制作用,这种抑制作用一方面是通过节段性机制,另一方面是来自高位中枢的下行性机制。

1. 节段性抑制机制　节段性抑制是脊髓不同节段的纤维间节段性联系的反应,它是脊髓内反射弧的组成部分。节段性抑制主要表现为背角特异性伤害性感受神经元的反应可受到脊髓水平选择性地抑制。

2. 脑干下行性抑制机制　脑干下行性抑制的中枢结构主要由三部分组成:①中脑导水管周围灰质(PAG);②延髓腹内侧头端网状结构(RVM);③桥中脑背外侧顶盖(DLPT)。对于脑干下行性痛觉调整系统,其功能的正常发挥主要与去甲肾上腺素能神经元、5- 羟色胺能神经元和内源性阿片肽有关。此外氨基丁酸,生长抑素等也发挥着重要作用。

三、疼痛的病理生理学与假说机制

（一）疼痛的病理生理学　疼痛是我们所有人常有的经历，其复杂性远远不止是信号从外周传入大脑的过程，社会、成长、文化、经历和刺激的交互作用在疼痛的表达方式中起重要作用。疼痛既是客观现象，又有其主观性，难以独立检测。1994 年，国际疼痛研究协会将疼痛定义为"与实际或潜在的组织损伤或类似损伤相关的不愉快的感觉或情感体验"。这项宽泛的定义，将感觉与情感因素联系起来。

1. 社会效应　工业化国家的大多数工作人群都经受着慢性疼痛的困扰，据估计美国用于慢性疼痛治疗的费用超过冠心病、癌症和获得性免疫缺陷综合征的总和。慢性腰背痛每年影响 3 100 万个美国人，每年损失 8 900 万个工作日，6% 的美国人经历过腰背损伤，至少影响他们 6 个月的工作，70%~80% 的美国人每个月至少发生一次头痛，导致超过 157 000 万个工作日受损。慢性疼痛实际上是一种潜在的流行病。

2. 伤害性感受　伤害性感受是机体对有害刺激所产生的生化和神经系统的改变。该感受可分为下述四个独立过程：转导、传递、调控和感知。其中感知过程对疼痛调控有重要影响。

（1）转导：转导是将有害刺激转化为生化和神经系统反应。组织受损后，其局部释放致痛物质至受损组织周围的细胞外液中，这些物质包含 H^+、K^+ 和其他一些炎性介质。肥大细胞、血小板和嗜碱性粒细胞释放组胺，肥大细胞释放 5- 羟色胺，其他物质诸如缓激肽、P 物质、慢反应物质 -A 等也可由受损组织释放。其中许多物质是通过环氧合酶和脂质氧化酶生成的，环氧合酶可被阿司匹林等药物抑制。P 物质由无髓神经末梢产生，其释放到周围神经系统（peripheral nervous system，PNS）的数量是中枢神经系统（central nervous system，CNS）数量的 4 倍。尽管 P 物质在疼痛方面的作用仍在探讨中，但其作为一种血管扩张剂，可导致局部微血管扩张和血管通透性改变，进而引起组织水肿。尽管这些物质将伤害转换为疼痛冲动的确切方式尚不明了，但这最有可能是一种多因素参与的反应。

（2）传递

1）伤害感受器：损伤和炎症激活外周神经将疼痛刺激传递到中枢神经系统，这些外周神经被称为伤害感受器。有两种伤害感受器（C 纤维和 Aδ 纤维）以外周和内脏游离神经末梢形式存在。C 纤维是无髓神经纤维，可被化学、热、机械和冷刺激所激活。Aδ 纤维是有髓神经纤维，其传递速率是 C 纤维的 10~25 倍，可被机械和热刺激所激活。体表结构（诸如皮肤）以及深部结构（诸如肌肉和关节）富含上述两种纤维，自主神经系统则富含 C 纤维。

Aδ 纤维传导有害刺激的速率较快，并能精确定位受损部位，使机体躲避，防止进一步的损伤。C 纤维传导速率较慢，定位差，能持续传导疼痛，在受伤后可使疼痛持续一段时间，可促使患者寻求治疗以促进康复。

与传递触觉和本体觉的其他感觉纤维不同，反复刺激伤害感受器会出现敏感性增强、阈值降低、反应时程延长等。外周和中枢均呈现敏感性增强，外周表现为 P 物质等的释放以及感受器阈值的降低，中枢则表现出形态学的变化。反复疼痛刺激所引起的神经可塑性的变化，也是其敏感性增强的原因之一。已经证明术前应用椎管内麻醉或神经切断术可阻断这些变化，从而预防敏感性增强。超敏、自发性疼痛伴有疼痛区域的增加都预示敏感性增强。

2）中枢神经系统：后角脊神经和脑神经的传入神经元都可通过脊神经后根将感觉和伤

害性刺激传至脊髓后角。过去的大量研究证明,后角处的环路结构极为复杂,此处的多突触结构和相互生化作用,不仅是一个简单的神经传导中转站,而是包括大量的信号处理、加工和选择的过程。来自外周的信号在后角处汇合,受局部神经元及高位神经中枢的抑制或兴奋性调控而发挥作用。后角第Ⅴ层含大量广泛动力神经元(wide-dynamic neuron,WDN),接受伤害性、非伤害性、内脏及躯体感觉传入纤维,现在认为牵涉痛可能受这些神经元的影响。后角内还存在大量神经递质,诸如兴奋性递质谷氨酸和天冬氨酸,还有其他物质诸如生长激素释放抑制激素、血管活性肠肽、缩胆囊素、P物质等。

(二)疼痛的假说机制 20世纪60年代,有学者提出了疼痛的门控理论,该理论认为伤害性刺激(经C纤维和Aδ纤维)和非伤害性刺激(经粗大的有髓纤维)通过神经传导纤维进入脊髓后角,进而通过背侧柱和T细胞介导信号转导至大脑。根据门控理论,到T细胞和大脑的信息传递受不同直径纤维的影响,较粗的躯体感觉传导纤维和较细的伤害性传导纤维,若前者活性超过后者则冲动被抑制,而通道关闭,反之则疼痛信号将传递至更高级的中枢神经系统。同样,大脑的下行冲动同样会影响通道的开关及T细胞的活性。

1. 上行通路 经中间神经元后,二级神经元转至脊髓对侧的前侧及前外侧。脊髓的疼痛上行传导通路由脊髓丘脑束、脊髓网状束和脊髓中脑束构成。该通路进一步分为两路,一路是新脊髓丘脑束(新束),主要由脊髓丘脑束的侧柱构成,另一路是苍白球脊髓丘脑束(旧束),主要由脊髓丘脑束的中间柱、脊髓网状束和脊髓中脑束构成。头颈部的疼痛传导通过三叉神经以相似方式进行。新束由粗的有髓神经纤维构成,到达大脑后在下丘脑形成第三级突触结构(位于丘脑的腹侧、后侧与外侧)并与大脑躯体感觉皮质相联系,新束沿其走行很少形成突触。旧束由长短不同的纤维组成,其有髓神经纤维含量较新束少,旧束向大脑深部走行的过程中形成一系列突触,自此进一步广泛地投射至边缘系统和额部皮质。

就解剖结构而言,新束内部突触结构较少、传导速度较快,传导有关损害性刺激及其定位和严重程度的信息至大脑躯体感觉灰质,从而有利于机体对损害迅速做出反应。而旧束形成突触较多、传导速度较慢,投射至大脑的深部结构,主要影响机体的情感和记忆,对增加觉醒水平起重要作用,或者阻止损伤的发生,或者促进对损伤部位的保护以使其愈合。

2. 下行通路 相当多的研究集中于下行系统以了解疼痛的病理生理以及发展新的治疗方法。下行系统通过5-HT、去甲肾上腺素等发挥抑制作用。三环类抗抑郁药(tricyclic antidepressant,TCA)主要是通过影响下行通路而发挥其调控作用。信号输入也经常从高级脑结构进入下行系统(源自灰质和间脑系统、髓质、导水管周围灰质和室周灰质)。

3. 对疼痛及疼痛行为的感知 疼痛传导不仅是将信号从外周传入中枢,也是一个涉及患者经历、情感、文化背景、动机、家庭和社会的多方位过程。下丘脑、内侧丘脑和边缘系统都参与了动机和情感体验,它们亦影响前脑等脑区结构,激活自主反射,影响呼吸、循环等生命体征。机体的动机和情感状态也通过下丘脑、边缘系统、额区皮质等部位影响下行抑制系统对疼痛及疼痛行为的感知,对疼痛处理发挥更高级的调控作用。

4. 急性和慢性疼痛 急性疼痛是大多数物种对内、外界潜在有害刺激所产生的基本适应特征之一。它通常随损伤或疾病严重性的增大而增加,反复有害刺激可导致机体敏感性增加,甚至轻微刺激也会引发剧痛。急性疼痛对机体有警示作用,促使其躲避。

慢性疼痛往往伴发于疾病或其他刺激源持续存在的状态下。多数情况下,慢性疼痛对机体的生存和生活质量有不利影响,许多生理学的理论可解释这种不利影响,包括外周和中枢神经系统的敏感化、受损神经元的自发性放电活动、慢性刺激所引起的脱髓鞘变化等。情感、社会、经济、文化和动机状态对那些经受慢性疼痛的个体有强烈影响，慢性疼痛对精神状态的干扰使得治疗变得更为棘手。疼痛治疗需要医患双方坚持不懈地通力合作与沟通，才能获得成功。

第四节　疼痛的测量与评估

一、疼痛测量与评估的意义

疼痛的测量是指在疼痛治疗前及治疗过程中利用一定的方法测定人的疼痛强度及性质，为临床评估患者的疼痛程度、病情作出判断，为制订治疗方案提供科学依据。疼痛测量和评估的意义可归纳为四个方面：

1. 更准确地判定疼痛特征，便于选用最恰当的治疗方法和药物；

2. 在治疗过程中，随时监测疼痛程度的变化，及时调整治疗方案，而不是在终止治疗后才由患者作出回顾性比较，避免治疗的偏差；

3. 用定量的方法判断治疗效果；

4. 有时治疗后疼痛缓解不完全，通过疼痛定量可以说明治疗后疼痛缓解减轻的程度和变化特点。

由于疼痛不仅与生理、病理有关，还受情绪、心理等因素的影响，因此客观地测定和评价是相当困难的。

二、疼痛测量与评估的方法

在疼痛治疗过程中，不仅要了解患者有无疼痛，还要了解患者疼痛的强度及其变化，从而对病情和治疗效果作出评估。但是，由于疼痛是主观的感觉，缺乏客观指标，迄今尚无一种行之有效的客观疼痛评定方法，本节仅介绍几种目前常用的定量评估方法。

（一）视觉模拟量表　视觉模拟量表（visual analogue scale，VAS）通常是在一张白纸上画一条长 10cm 的粗直线，两端分别写上无痛（0）和剧烈疼痛（10）字样。被测者根据其感受程度，在线上相应部位作记号，从无痛端至记号之间的距离即为疼痛评分分数，即表示疼痛的量。目前常使用一种改进的 VAS 尺，尺的正面有在 0 到 10 之间可移动的标尺，背面有 0 到 10 数字的视觉模拟评分尺，当被测者移动标尺定于自己疼痛强度的位置时，医师能立即在尺的背面看到 VAS 的具体数字。VAS 是最常用的疼痛强度评估方法。

（二）语言评价量表　语言评价量表（verbal rating scale，VRS）是将疼痛测量尺与口述描绘评分法相结合而成，其特点是将描绘疼痛强度的词汇等通过测量尺图形来表达，使患者更容易理解和使用。VRS 将疼痛用无痛、轻微痛、中度痛、重度痛和极重度痛来表示，口述描绘评分法有 4 级评分、5 级评分、6 级评分、12 级评分和 15 级评分等。各种口述描绘评分法均是根据疼痛的程度采用从无痛到最严重疼痛的词汇表述，其中以 4 级评分或 5 级评分较简便、实用。

（三）数字评价量表　数字评价量表（numerical rating scale，NRS）是将 VAS 改用数字在表上表示，疼痛程度用 0 到 10 这 11 个数字表示，0 表示无痛，10 表示最痛。被测者根据个人疼痛感受在其中一个数字作记号。

（四）疼痛问卷表　疼痛问卷表（pain questionnaires）是一种多因素评分方法，是根据疼痛的生理感觉、患者的情感和认识成分等因素设计而成，因此能较准确的评价疼痛的强度与性质。

1. 麦吉儿疼痛问卷表（McGill pain questionnaire，MPQ）　McGill 疼痛问卷包括 4 类 20 组疼痛描述词，从感觉、情感、评价和其他相关类四个方面进行较全面的评价。每组词按疼痛程度递增的顺序排列，其中，1~10 组为感觉类（sensory），11~15 组为情感类（affective），16 组为评价类（evaluation），17~20 组为其他相关类。被测者在每一组词中选一个与自己痛觉程度相同的词，根据被测者所选的词在组中位置可得出一个相应数值（序号数），所有选出的词的数值之和为疼痛评定指数（pain rating index，PRI），PRI 可以求出四类的总和，也可以分别计算。

2. 简化的麦吉儿疼痛问卷表（short-form of McGill pain questionnaire，SF-MPQ）　SF-MPQ 是在 MPQ 基础上简化而来，由 11 个感觉类和 4 个情感类的描述词以及现时疼痛强度（present pain intensity，PPI）和 VAS 组成。所有描述词均用 0~3 表示无痛、轻度痛、中度痛和重度痛，由此分类求出 PRI 或总的 PRI，PPI 用 6 分法评定。

3. 简明疼痛问卷表（brief pain questionnaire，BPQ）　又称科明疼痛调查表（brief pain inventory，BPI），是将感觉、情感和评价这三个因素分别量化。此表包括了有关疼痛原因、疼痛性质、对生活的影响、疼痛部位等描述词，以及采用数字评价量表（0~10 级）描述疼痛程度，从多方面进行评价，BPQ 是一种快速多维的测量疼痛与评价方法。

（五）面部量表　面部量表（face scales）是由一组表达不同痛苦程度的面部表情画面组成，每种表情按其次序设定一个数量值，反映疼痛的强度，主要用于 6~8 岁儿童的疼痛强度测量。

第五节　疼痛的心理学

疼痛是一种不愉快的感觉和情绪方面的体验，疼痛除了与刺激因素及神经冲动相关联之外，同时又具有人的主观性和个体性。因此，疼痛不仅是一个生理过程，同时也是一个复杂的心理表现过程，在慢性疼痛中，心理表现尤其突出。因此，在疼痛治疗时，在治疗器质性疾病的同时，进行心理治疗具有十分重要的意义。

心理治疗亦称精神治疗或谈话疗法，应用心理学的原则和方法，通过语言、表情、姿势、行为，以及周围环境来影响及改变患者原来不健康的认识、情绪及行为等，从而达到改善其心理状态、端正对疾病的认识、解除顾虑、增强战胜疾病的信心，消除或缓解患者现有症状的目的。

一、影响疼痛的心理因素

心理社会因素可直接影响疼痛的感觉效应，甚至一些慢性疼痛症状是通过一些心理学机制被巩固下来，心理社会因素可影响个体对疼痛的感受和耐受。

（一）文化与教育背景　疼痛不仅是身体组织受到创伤的简单体验，还与个人对疼痛的原因及后果的认识有关。而个人的文化程度和所受教育背景在其对疼痛认识和产生情感反应有重要的作用。同样的刺激,不同个体有不同的感觉与反应,疼痛因人而异,因文化程度而异。

(二)疼痛经历 过去的疼痛经历对以后的疼痛感受有一定的影响,如曾经因手术而引起难以忍受的疼痛并多次使用麻醉性镇痛药止痛者,在第二次手术时就会对手术和疼痛产生恐惧,因而较小的手术创伤也可能引起疼痛难以忍受的感觉。

(三)注意力的影响 如果个体将注意力集中到疼痛部位,会感觉到疼痛更加剧烈难忍。相反,如果将注意力高度集中在与疼痛无关的活动,则常常"忘记"了疼痛,或疼痛明显减轻,甚至体验不到疼痛。

(四)情绪状态 个体的情绪状态对疼痛的影响很大,一个人在兴奋、愉快的情绪状态下,疼痛感受可被抑制。相反,在抑郁、焦虑的情绪时,会引起疼痛阈值降低,即使轻微的伤害刺激也可能感到疼痛,甚至强烈的疼痛。抑郁常常引起慢性疼痛和持续性疼,可使疼痛加剧,形成恶性循环。

此外,个性、宗教信仰、社会学习、早期经验和对生活的期待等都对疼痛的体验和疼痛强度产生影响。

二、疼痛的心理学评估

(一)疼痛的主观评估 疼痛的主观评估(subjective pain reports)就是患者对感觉到的疼痛进行自我主观评定,具体有以下几种常见方法:

1. 主诉疼痛分级法(verbal rating scale,VRS)。

2. 数字疼痛分级法(numerical rating scale,NRS)。

3. 视觉模拟量尺(visual analogue scale,VAS)。

(二)疼痛的客观评定 疼痛的客观评定(objective measurement)主要是通过对患者行为的测定来实现对疼痛的客观评估,所获资料常与患者主观评估结果相一致。

(三)疼痛的多维问卷评估 疼痛问卷(brief pain questionnaire,BPQ)也是用的疼痛综合性评估问卷。该问卷既能了解疼痛的程度,也能了解与疼痛相关的患者认知、行为及社会因素。

此外,对有严重心理障碍的慢性疼痛患者还可运用个性(人格)测评(C型行为特征量表),情绪评定量表,领悟社会支持量表等方法进行心理学评估。

三、心理学治疗的方法

(一)心理治疗的形式

1. 个别治疗 医师根据患者的不同情况进行个别施治。

2. 集体治疗 将情况类似的患者或有共同问题的人集中,由专门医师主持进行集体的治疗活动。这种方式除了医师本人进行解释、鼓励和指导工作外,主要是通过患者之间的交流与帮助,发挥集体的积极作用,达到改善患者情绪和主观感受的目的。

此外还有家族治疗、社会治疗等形式。

(二)心理治疗的方法及内容 心理疗法的具体方法及内容主要分为行为疗法、心理动力学疗法(精神分析法)、支持疗法、催眠暗示疗法等,这些方法都可应用于慢性疼痛的治疗。

1. 行为疗法 许多慢性疼痛患者常常表现出许多疼痛有关的行为,如不敢活动、过分静止、经常服止痛药、长期卧床等。行为疗法就是通过各种方式,消除患者原来形成的条件反射,建立新的条件反射和健康的行为。在行为治疗中,除医师的作用外,更强调患者的自我调节。

2. 心理动力疗法(精神分析法) 是在治疗过程中通过分析患者的某些思想、感情和问题,引导患者认识到导致这些症状的原因,使患者产生顿悟,获得生活与抗病的勇气,从而使症状消除或缓解。这种疗法重视和强调患者敢于揭示自己的内心世界,否则治疗效果不好。

3. 支持疗法 是应用最广泛,容易实施而且有效的心理治疗方法,支持疗法的主要内容是通过医师对患者的同情、关心、安慰、鼓励和支持,使患者产生对医师的信任和树立信心,愿意听从医师的劝告和指导,重新建立起自尊心和自信心。此外,医师要教给患者一些有关疾病治疗的科学知识和辩证思维方法,提高患者战胜病痛的能力。

心理学治疗是现代医学模式的重要组成部分,在疼痛治疗中占有十分重要的作用。

第七章

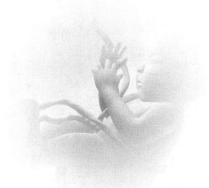

产痛的发生和传导

产痛即分娩时的疼痛,它伴随着人类的出现而存在,每个人对疼痛的感受各不相同,有的是腰痛,有的是下腹痛,本章内容主要讨论产痛的发生与传导。

第一节　女性生殖系统解剖概述

女性生殖系统由内生殖器、外生殖器及其他相关组织组成。

一、外生殖器

外生殖器指的是生殖器官的外露部分,又称外阴,包括耻骨联合至会阴及两股内侧之间的组织。

（一）阴阜　指耻骨联合前的脂肪垫,青春期开始,其上的皮肤开始生长卷曲的阴毛,是第二性征之一。

（二）大阴唇　指靠近两股内侧的一对隆起的皮肤皱襞,起自阴阜,止于会阴,有很厚的皮下脂肪,内含有丰富的血管、淋巴管和神经,局部受伤后易形成血肿。

（三）小阴唇　位于大阴唇内侧的一对较薄皱襞,富于神经末梢,故极为敏感。

（四）阴蒂　位于两侧小阴唇之间的顶端,为海绵体组织,分为3部分:前端为阴蒂头,中为阴蒂体,后方为两个阴蒂脚附着于两侧的耻骨支上。阴蒂头富含神经末梢,极为敏感。

（五）阴道前庭　为两小阴唇之间的菱形区,在此区内有前庭球、前庭大腺、尿道口、阴道口和处女膜等结构。

二、内生殖器

内生殖器指的是生殖器官的内脏部分,包括阴道、子宫、输卵管和卵巢,其中输卵管和卵巢又常被称为子宫附件。

（一）阴道　位于真骨盆下部中央。阴道壁由黏膜、肌层和纤维组成,上端包围宫颈,下端开口于阴道前庭后部。在正常状态下长约 8~10cm,宽度则为闭合状潜在腔隙,性兴奋时则发生非常大的变化,提供可变大的空间。这是因为阴道壁由三层组织构成,表层为黏膜,中层为肌肉,外层为弹力纤维组织,阴道壁有很多横纹皱襞及外覆的弹力纤维,具有较大的伸展性。阴道确切地应称之为生殖道，因为它即是性交时容纳阴茎的地方，也是接纳精液的场所，既是性生活性兴奋主要体验之所在，也是胎儿娩出的通道。

（二）子宫 为一空腔器官，位于骨盆腔中央，成人的子宫为前后略扁的倒置梨形，重50g，成年未孕子宫长约7~8cm，宽4~5cm，厚2~3cm，宫腔容量5ml。上部较宽处叫子宫体，上端隆突部叫子宫底，下部较窄且呈圆柱状为子宫颈。宫腔为一上宽下窄的三角形，在宫体与宫颈之间形成最狭窄的部分，叫子宫峡部。其上部因解剖学上很狭窄，为解剖学内口；下端因黏膜组织由宫腔内膜转变为宫颈内膜，又称组织学内口。成年未孕时宫颈管长约3cm，宫颈内腔呈梭状，下端为子宫颈外口，连接阴道顶端。未产妇的宫颈外口呈圆形，已产妇的宫颈外口受分娩影响而形成横裂。

1. 组织结构 子宫体壁由三层组织组成：外层为浆膜层（脏腹膜），中间为肌层，内层为黏膜层。子宫内膜为一层粉红色黏膜组织，从青春期开始受卵巢激素影响，其表面2/3能发生周期性变化称为功能层；余下1/3靠近子宫肌层的内膜无周期性变化称为基底层。子宫肌层为子宫壁最厚的一层，由平滑肌束和弹性纤维所组成，肌束纵横交错如网状，大致可分为三层：外层多纵行，内层环行，中层相互交织，也有人称为"外纵、内环、中交叉"。肌层中含血管，子宫收缩时血管被压缩，能有效制止产后子宫出血。

2. 子宫韧带 子宫韧带是子宫附件的一部分，其主要功能是固定子宫，子宫韧带共包括4条韧带，分别是子宫主韧带、子宫阔韧带、子宫圆韧带和骶子宫韧带。

（1）子宫主韧带：子宫阔韧带下部两层腹膜之间的一些纤维结缔组织束和平滑肌纤维，横行于子宫颈两侧和骨盆侧壁之间，是一对坚韧的平滑肌和结缔组织纤维。它是维持子宫颈正常位置，防止其向下脱垂的主要结构。

（2）子宫阔韧带：为一对翼形的腹膜皱襞，位于子宫两侧的双层腹膜皱襞，由覆盖子宫前后壁的腹膜自子宫侧缘向两侧延伸达盆壁而成，可限制子宫向两侧倾倒。阔韧带分为前后两叶，其上缘游离，内2/3部包裹输卵管（伞部无腹膜遮盖），外1/3部移行为骨盆漏斗韧带或称卵巢悬韧带，卵巢动静脉由此穿行。在输卵管以下、卵巢附着处以上的阔韧带称输卵管系膜，其中有结缔组织遗迹。卵巢与阔韧带后叶相接处称卵巢系膜，卵巢内侧与宫角之间的阔韧带稍增厚称卵巢固有韧带或卵巢韧带。在宫体两侧的阔韧带中有丰富的血管、神经、淋巴管及大量疏松结缔组织称宫旁组织。子宫动静脉和输尿管均从阔韧带基底部穿过。

（3）子宫圆韧带：起于两侧子宫角前面输卵管近端的下方，向前下方伸展达两侧骨盆壁，穿过腹股沟而终止于大阴唇前端，长约12~14cm，由结缔组织和平滑肌组成，其肌纤维与子宫的肌纤维连接，表面为阔韧带前叶的腹膜层覆盖，为维持子宫前倾位的主要结构。

（4）骶子宫韧带：从宫颈后面的上侧方（相当于组织学内口水平）向两侧绕过直肠到达S_{2-3}前面的筋膜，其内含平滑肌和结缔组织，外有腹膜遮盖、短厚有力。此韧带表面盖以腹膜，形成弧形皱襞为直肠子宫襞，此韧带向后上牵引子宫颈，并与子宫圆韧带共同维持子宫的前倾前屈位。

（三）输卵管 是女性内生殖器的组成部分，为一对细长而弯曲的管道，位于子宫阔韧带的上缘，内侧与子宫角相连通，外端游离，与卵巢接近，全长为8~15cm。

（四）卵巢 为一对扁椭圆形的性腺，位于输卵管的下方，外侧以骨盆漏斗韧带连于骨盆壁，内侧以卵巢固有韧带与子宫相连。当妊娠时，由于子宫的移动，其位置也有极大的改变，胎儿娩出后，卵巢一般不再回到其原来位置。

三、骨盆底

骨盆底由多层肌肉和筋膜组成，封闭骨盆的出口，承托并保持盆腔脏器于正常位置。其前为耻骨联合，后为尾骨尖，两侧为耻骨降支、坐骨升支及坐骨结节。两侧坐骨结节前缘的连线将骨盆底分为前后两个三角区，前三角区为尿生殖三角，有尿道和阴道通过，后三角区为肛门三角，有肛管通过。骨盆底由3层组织组成：外层、中层和内层。

（一）外层　浅层筋膜和肌肉，浅层的肌肉包括球海绵体肌、坐骨海绵体肌、会阴浅横肌和肛门外括约肌，均会合于阴道外口与肛门之间，形成会阴中心腱。

（二）中层　即泌尿生殖膈，由上下两层坚韧的筋膜和一层薄肌肉组成，覆盖于耻骨与两坐骨结节所形成的骨盆出口前部的三角形平面上，包括会阴深横肌及尿道括约肌。

（三）内层　即盆膈，为骨盆底最里面最坚韧的一层，由肛提肌及筋膜所组成。

会阴指的是阴道口与肛门之间的软组织，包括皮肤、肌肉和筋膜，是骨盆底的一部分。会阴的伸展性很大，妊娠后组织变松软。

第二节　女性生殖系统的神经支配

一、外生殖器官的神经支配

支配外阴部的神经主要为阴部神经，包括运动神经和感觉神经，由第Ⅱ、Ⅲ、Ⅳ骶神经的分支所组成，包含感觉和运动神经纤维，经坐骨大孔的梨状肌下孔穿出骨盆腔，绕过坐骨棘的背面、在坐骨结节内侧下方分成3支，即痔下神经、阴蒂背神经及会阴神经，分布于肛门、阴蒂、阴唇和会阴。

二、内生殖器官的神经支配

内生殖器官主要由交感神经和副交感神经支配。交感神经纤维自腹主动脉前神经丛分出，下行入盆腔分为两部分。一为卵巢神经丛，分布于卵巢和输卵管，经卵巢门入卵巢，并有分支分布于输卵管；另一为骶前神经丛，在宫颈旁形成骨盆神经丛，沿腹主动脉下降，形成骶前神经丛而入盆腔。在直肠壶腹部后面分成左、右两束腹下神经丛，除少数神经纤维分布于子宫外，大部分在阔韧带骶部的子宫颈旁形成骨盆神经丛，分布于子宫体、子宫颈和膀胱上部。骨盆神经丛中有来自第Ⅱ、Ⅲ、Ⅳ骶神经的副交感神经纤维，并含有向心传导的感觉神经纤维。骨盆神经丛分出的神经支配子宫的肌肉活动，又从子宫传导向心的感觉冲动到中枢，从而引起子宫的反射性收缩。但子宫平滑肌有自律活动，完全切断其神经后，仍能有节律地收缩，还能完成分娩活动，临床上可见到下半身截瘫的妊娠妇女能顺利经阴道自然分娩。

第三节　自主神经系统解剖与功能概述

女性生殖器官的感觉和运动受自主神经支配，为了便于理解产痛的起源及传导，现将有关的自主神经系统知识简要回顾如下。

自主神经系统是机体内起主导作用的系统，与躯体神经系统一样是整个神经系统的一部分。内外环境的各种信息,由感受器接受后,通过周围神经传递到脑和脊髓的各级中枢进行整合,再经周围神经控制和调节机体各系统器官的活动,以维持机体与内、外界环境的相对平衡。包含运动(传出)和感觉(传入)两种成分,习惯上所称的自主神经系统只指运动神经部分。由于该系统在功能上支配一些内脏结构如平滑肌、心肌和腺体,所以又被称为内脏神经系统。

一、内脏运动(传出)神经

内脏运动神经和躯体运动神经一样,都受大脑皮质和皮质下各级中枢的控制与调节,但二者无论在功能上还是形态结构上都有许多不同之处,内脏运动神经在结构和功能上具有一些特点,主要有:①躯体运动神经支配骨骼肌,而内脏运动神经则支配平滑肌、心肌和腺体。躯体神经一般都受意志支配,而内脏神经则在一定程度上不受意志的直接控制。②走行不同,躯体运动神经自中枢至周围只需一个神经元即可;而内脏运动神经自中枢发出后,需要在周围部自主神经节交换神经元,必须在内脏运动神经节内换神经元,由此发出的纤维(节后纤维)才能到达支配器官,因此内脏运动神经从中枢到达所支配的器官需要两个神经元(除外肾上腺髓质)。第一个神经元(节前神经元)的胞体位于脑干和脊髓,由它发出的轴突叫节前纤维;第二个神经元(节后神经元)的胞体位于周围部的神经节,它们发出的轴突称节后纤维。节后神经元的数目较多,一个节前神经元可以与多个节后神经元组成突触。③内脏运动神经的节后纤维分布也与躯体神经有所不同。纤维成分不同,躯体运动神经只有一种纤维成分,而内脏运动神经包括交感、副交感两种纤维成分,并且多数内脏器官同时接受两种纤维的共同支配。④躯体运动神经纤维一般是比较粗的有髓鞘纤维,内脏运动神经的节前纤维是细的有髓鞘纤维,节后纤维是细的无髓鞘纤维。⑤分布形式不同,躯体运动神经以神经干的形式分布于效应器,内脏运动神经的节后纤维则通常先在效应器周围形成神经丛后,由神经丛分支到器官。

根据形态和功能的不同,内脏运动神经又可分为交感神经和副交感神经两部分,它们都有中枢部和周围部。

(一)交感神经

1. 分布范围　交感神经的低级中枢部,位于脊髓 T_1 或 C_8 至 L_{1-3} 节段的灰质侧角,节前纤维就是起自侧角的细胞。交感神经的周围部包括神经节(分椎旁节和椎前节两种)以及由神经节发出的分支和神经丛等。椎旁节位于脊柱两旁,约21~26对,同侧椎旁节借节间支相连成串珠状的结构叫交感干。椎前节位于椎体前方的动脉根部,包括成对的腹腔神经节、主动脉肾神经节及单个的肠系膜上神经节、肠系膜下神经节等。在椎旁节与相应的脊神经之间借交通支相连,其中白交通支是脊髓侧角发出的具有髓鞘的节前纤维,经脊神经前根、脊神经进入交感干神经节;灰交通支是由椎旁节发出的无髓鞘的节后纤维返至脊神经。

2. 交感干　由多级神经元构成,大小不等,部分交感神经节后纤维即起自这些细胞,余部则起自椎前神经节。交感干成对,由位于脊柱两侧的交感干神经节及节间支互相连结组成;上自颅底,下至尾骨,两干下端于尾骨前面互相合并。由于这些神经节位于脊椎两旁,故又称椎旁节。椎前节呈不规则的节团块状,因位于脊柱的前方而得名,包括腹腔神经节、主动脉肾神经节、肠系膜上神经节及肠系膜下神经节等。

交感干上的椎旁节借交通支与相应的脊神经相连结,交通支分白交通支和灰交通支。

白交通支内含有脊髓灰质侧角细胞发出的具有髓鞘的节前纤维,因髓鞘反光发亮呈白色而得名。节前神经前根、脊神经、白交通支进入椎旁节,因白交通支是节前纤维,故只见于 $T_{1~12}$ 节和 $L_{1~3}$ 节的脊神经中。灰交通支是交感椎旁节细胞发出的节后纤维,因多无髓鞘颜色灰暗而得名。

交感神经节前、节后纤维分布均有一定规律:来自脊髓 $T_1~T_5$ 节段侧角细胞的节前纤维更换神经元后,其节后纤维支配头、颈、胸腔脏器和上肢;来自脊髓 $T_{5~12}$ 节段侧角的节前纤维更换神经元,其节后纤维支配肝、脾、肾等实质性器官和腹腔结肠左曲以上的消化道;来自脊髓上腰段侧角细胞的节前纤维更换神经元后,其节后纤维支配结肠左曲以下的消化道、盆腔脏器和下肢。

(二)副交感神经　副交感神经的低级中枢由脑干的副交感神经核和脊髓灰质的骶副交感核组成,由此发出的节前纤维到周围的副交感神经节更换神经元,然后发出节后纤维到达所支配器官。副交感神经的中枢部位于脑干的副交感神经核和脊髓 $S_{2~4}$ 节段的骶中间外侧核。节前纤维起自这些核的细胞,周围的神经节有器官旁节和器官内节(二者又叫终节),其中位于颅部的器官旁节较大,肉眼可见。骶部的副交感神经节前纤维起自脊髓 $S_{2~4}$ 节段灰质前、后角之间的骶中间外侧核。纤维随骶神经出骶前孔后,离开骶神经构成盆内脏神经加入盆丛,随盆丛分布到所支配的脏器附近或脏器壁内交换神经元,节后纤维支配结肠左曲以下消化道及盆腔脏器。

(三)交感神经与副交感神经的比较　交感神经和副交感神经都是内脏运动神经。它们常常共同支配一个器官,形成双重神经支配,但二者在起源和分布上又各有其特殊性。这些特殊性表现在:①中枢部位不同。交感神经的中枢位于脊髓 T_1 或 C_8 至 $L_{1~3}$ 段灰质侧角;副交感神经中枢位于脑干和脊髓 $S_{2~4}$ 节段。②分布范围不同。一般认为,交感神经在周围的分布范围较广,除了胸、腹腔脏器外,还遍布头、颈各器官,以及全身的血管和皮肤;副交感神经对肾上腺髓质、多数血管、汗腺和立毛肌无神经支配。③对同一器官所起的作用不同,二者的作用既互相对抗,又互相统一。④节前和节后神经元的比例不同。一个交感节前神经元的轴突可与许多节后神经元组成突触,而一个副交感节前神经元的轴突则与较少的节后神经元组成突触。故交感神经的作用范围较广泛,而副交感神经作用则较局限。⑤周围神经节部位不同。交感神经节位于脊柱的两旁和脊柱的前方;副交感神经节位于所支配器官的附近和器官壁内。因此,副交感神经节前纤维较交感神经长,而节后纤维则很短。

(四)自主神经末梢的化学传递　交感与副交感神经纤维在传导冲动时,先在其末梢释放化学物质,称化学介质,然后通过化学介质作用于节后神经元;同样,节后神经纤维末梢也是通过化学介质作用于效应器而改变效应器活动的。所以,冲动的传导过程属于化学传递。

二、内脏感觉(传入)神经

(一)定义　人体各内脏器官除有交感神经及副交感神经支配外,还具有感受器,这些感受器能感受来自各器官内部的刺激,并将它转变为神经冲动,经内脏感觉神经传到中枢。中枢根据来自内脏的感觉冲动,又直接通过内脏运动神经或间接通过体液和代谢产物调节着各内脏器官和系统的活动。内脏传入神经向中枢传递神经冲动,产生感觉,称为内脏感觉神经。

(二)结构　内脏感觉神经虽然在形态和结构上与躯体感觉神经大致相同,但与躯体感受敏锐、定位明确、定性准确等特性相比,内脏感觉则有阈值较高、定位不明确、定性不清楚的特点。体内同一结构的不同部位可分别由躯体感觉性神经和内脏感觉性神经分布,例如,胸膜和腹膜的壁层为躯体感觉性神经支配,对痛刺激非常敏感、定位准确;而胸、腹膜脏层则由内脏感觉性神经支配,受到刺激时产生持续时间较长、定位不够准确的钝痛。

(三)特点　内脏感觉神经具有以下特点:①内脏感觉的传入途径分散。即一个脏器的感觉纤维可经几个节段的脊神经进入中枢,而一条脊神经又可包含几个脏器的感觉纤维。因此,内脏痛往往是弥散的,定位不准确。一般认为,痛觉的传入纤维与交感神经伴行,但是也有例外,如来自膀胱顶、尿道、子宫颈和结肠下段的痛觉冲动,是经过副交感神经的盆神经而到达脊髓骶段的。②内脏感觉纤维数目较少,只占传入纤维总数的10%。内脏器官的痛阈较高,对于一般强度的刺激不产生主观感觉,例如外科医师手术时,搬弄、挤压甚至切割或烧灼内脏器官时,患者并不感到疼痛。但是当内脏进行比较强烈的活动时可产生内脏感觉,如胃的饥饿收缩可引起饥饿的感觉,直肠、膀胱的充盈可引起膨胀感觉等,一般认为这些感觉的传入纤维在副交感神经纤维内。当内脏器官过度膨胀,受到牵张,平滑肌痉挛或因缺血使局部代谢产物积聚等,可能对神经末梢(内脏感受器)发生化学性刺激而使内脏产生疼痛。

三、自主神经的中枢及传入途径

(一)自主神经的中枢　交感神经的低级中枢位于脊髓第一胸节至第三腰节的侧角,副交感神经的低级中枢位于脑干副交感核,脊髓第二骶结至第四骶结以及骶副交感核。下丘脑常被认为是调节自主神经活动的高级中枢,当然,脑的其他许多部位都可以影响自主神经功能,如大脑的边缘叶、岛叶海马、杏仁核、网状结构、纹状体、丘脑和小脑等,这些部位多数是通过下丘脑实现其功能的。

(二)自主神经的传入途径　一般认为,传导内脏痛觉的第一神经元的胞体也在脊神经节内。周围突主要沿交感神经分布到各脏器,中央突进入脊髓,与后角细胞形成突触;除构成反射通路外,第二级神经元发出的纤维可在同侧和对侧脊髓前外侧索上升,向上到达丘脑腹后核,再传到大脑皮质。传导内脏痛觉的细纤维进入脊髓后,可以从脊髓灰质四周的固有束上行,经多次突触传递,再经灰质后连合交叉上行到达对侧脑干网状结构,由网状结构内的短轴突神经元所中继,再上行到达丘脑内侧核群。此通路由于突触传递层次多,所以传导速度比较慢。

四、子宫的内脏神经支配

(一)交感神经　是自主神经系统的重要组成部分,由脊髓发出的神经纤维到交感神经节,再由此发出纤维分布到内脏、心血管和腺体。节前纤维起自脊髓$T_1 \sim L_2$节段,在肠系膜上、下节发出节后纤维,经盆丛到达子宫,作用是使妊娠子宫收缩。

(二)副交感神经　作用与交感神经作用相反,它虽不如交感神经系统具有明显的一致性,但也有相当关系。它的纤维不分布于四肢,而分布于肾上腺、甲状腺、子宫等具有副交感神经分布处,副交感神经系统主要维持安静时的生理需要。节前纤维起自脊髓$S_{2 \sim 4}$节段的侧角,经盆神经、盆丛而入子宫丛,在子宫颈旁节发出节后纤维达子宫颈,作用在于使血管舒张,对肌肉层也有一定的作用。

第四节　产痛的来源

一、产痛的来源

产痛是母亲与胎儿之间复杂而又默契的互动结果。胎儿的头部越向下坠,给子宫口的压力越大,母体越疼。大量的研究表明,产痛主要来源于 4 个方面。

（一）子宫颈管的扩大　宫颈口的张开需要靠胎儿用自己的头压迫才能把它撑到足够大,让自己的头和身体通过,而这项艰难的工作单凭胎儿自己本身是做不到的,只有靠母体的子宫收缩,一次次推动的帮助才能完成。

目前认为,子宫颈管的扩大是导致产痛的主要原因,子宫颈管扩大程度（即宫口的开大程度）与产痛的强弱程度有极密切的关系,宫口越开大则产痛越剧烈。将小气囊插入子宫颈管,充气使其膨胀后,可引起下腹部痉挛性的强烈疼痛。在腹壁局部浸润麻醉下施剖宫产术时,此时子宫并未麻醉,对所暴露的子宫体进行触摸或切开时患者并不感到疼痛,而触摸或牵拉子宫颈管,患者便有类似分娩时的腰酸、下腹部痛等不快感。在非麻醉状态下扩张子宫颈管,不论妊娠与否都能感到与分娩时同样的疼痛,部位在下腹部和腰部。

子宫收缩时,产妇并不立即感到疼痛,而是在宫缩出现 15~30s 时表现出产痛,这可能是由于子宫收缩使羊水压力逐渐增加,当压力增至或超过 2.00kPa（15mmHg,扩张子宫下段和子宫颈管所需的最小压力）时,使得宫颈管扩张并由此引起疼痛。宫颈的组织中含有平滑肌,而平滑肌的伸展足以产生内脏痛。突然而全面地扩张产妇的宫口,可引起宫缩引起的同样的痛觉;扩张未妊娠妇女的宫颈管可产生低位胸椎支配的相应皮肤区的皮肤痛,说明子宫颈管平滑肌伸展所产生的内脏痛能在相应的皮肤区反映出皮肤疼痛。

（二）子宫肌肉的收缩和伸展　产道的"大门"一旦被打开,宫缩将会促使胎儿尽快娩出来到人间。子宫属于内脏器官,子宫壁有丰富的平滑肌,而内脏痛则是来自空腔脏器的平滑肌伸展或剧烈收缩,产程中的宫缩兼有这两种成分。众所周知,子宫收缩除具节律性外,还有缩复作用的特点。缩复作用的结果一方面使子宫体部肌越来越短、越来越厚;另一方面则使子宫下段被动扩张,其肌纤维拉长、伸展,肌壁变薄。所以随着产程的进展,子宫阵发性收缩,拉长或撕裂子宫肌纤维,子宫血管受压等刺激上传至大脑痛觉中枢,产妇感到剧烈疼痛。在持续性枕后位的产妇,尽管宫颈管的扩张并不明显,但产妇仍感到剧烈的产痛,这同样说明子宫肌肉的收缩与伸展是引起产痛的一个原因。

子宫的肌肉收缩活动早在孕中期即已出现,而妊娠期虽有相当强的宫缩,妊娠妇女常并不感到疼痛。这一现象可能是由于妊娠期的宫缩对羊水压力改变的影响较小,宫缩时羊水压力小于 2.00kPa 这一临界点,不能引起子宫下段肌肉的伸展和宫颈管的扩张,所以未引起产痛。胎位异常时产痛常更加剧烈,可能与此时子宫为克服出口阻力加强收缩和子宫下段的过度伸展有关。

（三）阴道、会阴、外阴部过度伸展　胎儿通过产道时压迫产道,尤其是子宫下段、宫颈和阴道、会阴部造成损伤和牵拉,导致疼痛。宫口开全进入第二产程后,随着胎先露的下降,产妇的阴道、会阴、外阴部过度伸展,此时产妇常感到局部疼痛。

（四）其他　分娩时子宫各韧带的伸展,盆腔腹膜及附件的牵拉,膀胱、直肠和输尿管的受压或伸展,会阴受刺激后的反射性横纹肌痉挛,以及产妇对分娩的紧张、焦虑综合征会影响子宫有效收缩,使产程延长,增加分娩痛苦。

二、不同产程的产痛

(一)第一产程 又称宫口扩张期,从开始出现间歇 5~6min 的规律宫缩起,至宫颈口完全扩张达 10cm 为止,这一过程对于初产妇来说约需 11~22h,经产妇约需 6~18h。

第一产程产痛是由于宫颈和子宫下段的扩张,以及子宫体部的收缩引起。疼痛的强度与子宫收缩的力量以及宫内压力的强度有关。在第一产程产妇需养精蓄锐、休息和进食,宫缩来临时产妇可以采取腹式呼吸法使腹部放松,产妇可采取随意、喜欢的姿势站立或躺着休息。第一产程产痛的神经支配大致与子宫的感觉神经相同,属于子宫内脏性疼痛。从宫颈和子宫而来的神经冲动经骨盆神经丛、上中下腹腔神经丛、腰交感神经链、T_{10}~L_1 神经的白交通支以及伴行的交感神经进入脊髓后根而上行。在分娩的初期只有 T_{11}、T_{12} 的神经根介入传递,随着产程的进展,子宫收缩进一步加强,T_{10}、L_1 的神经根也介入传递。第一产程产痛的范围在下腹部、下腰部和骶上部。当宫口接近开全时,由于胎先露的下降压迫了盆底肌肉和腹骶丛神经,故疼痛范围可能扩大到 L_2 节段下的背部、大腿和小腿,是由 L_2~S_1 神经传递的牵扯痛。

第一产程疼痛的特点是:疼痛范围弥散不定,下腹部、腰背部出现紧缩感和酸胀痛,可放射至髋部。宫缩间歇时,产妇要注意休息,可睡觉、吃喝、聊天或听音乐。这一时期,子宫收缩是间断的,而且不收缩的时候长,收缩的时候短,尽管常常被突如其来的疼痛打扰,也要努力使自己放松,抓紧时间休息或吃东西补充体力,如果睡不着也可以听听音乐聊聊天。

(二)第二产程 又称胎儿娩出期,自宫颈口完全扩张到胎儿娩出为止,此时宫口已开全,来自宫颈管的刺激很小,但子宫的收缩和伸展仍然存在,仍可继续引起产痛。同时,胎先露的下降及胎儿娩出使得阴道、会阴、外阴部过度伸展,刺激阴部神经,构成了新的痛源。

初产妇需 1~2h 的时间,经产妇通常数分钟即可完成,但也有长达 1h 者。产妇需极限冲刺并调整呼吸,配合用力。此阶段除了子宫体的收缩及子宫下段的扩张外,胎儿先露部对盆腔组织的压迫以及会阴的扩张是引起疼痛的主要原因。阴部神经来自 S_{2-4},与阴部动静脉一起抵达坐骨大孔,绕行于梨状肌之下,然后离开骨盆腔,继而绕行坐骨棘,经坐骨小孔达坐骨肛门窝,进入阴部神经管后分为直肠下神经、会阴神经和阴蒂背神经等终支分布于阴唇、会阴和肛门区。又由于阴唇的一部分还涉及股后皮神经、髂腹股沟神经和阴部股神经,所以来自下部软产道、外阴部、会阴部的这些伸展性刺激除经阴部神经外,还可经生殖股神经和髂腹股沟神经向上传导而致痛。此外,子宫各韧带的伸展,盆腔腹膜及附件所受的牵拉,膀胱、直肠、输尿管的受压,产妇的精神因素等,也都是组成第二产程产痛的原因。

在第二产程,产妇正确用力方法是当宫缩开始,阵痛到来时,最好深深地吸一口气,然后紧闭双唇,憋住气,开始使劲儿,像排便一样。产妇需按照宫缩节奏用力,有宫缩时用力,无宫缩时放松。听从医护人员指导,如果助产士指示停止用力,产妇需停止使劲并抓住时间喘喘气,以免不正确的用力方法导致会阴裂伤。宫缩停止后一定要放松身体,如果一直用力,会感觉异常疲劳,当宫缩再次来临时,疲劳会让产妇不能正确用力。

(三)第三产程 又称胎盘娩出期,是从胎儿娩出后至胎盘娩出,第三产程的产痛由胎盘娩出时宫颈扩张和子宫收缩引起,传导途径同第一产程,此期阴道、外阴没有疼痛。

从胎儿娩出到胎盘娩出,需 5~15min,不应超过 30min,时间较短,产妇较轻松。胎盘娩出,子宫容积缩小,宫内压力下降,会阴部的牵拉感消失,产妇会突然感到放松,产痛明显减轻。分娩后产妇需留在产房观察一段时间,以防产后出血等并发症。胎儿娩出后,仍会有宫缩促使胎盘娩出,只是这时的宫缩相对来说是无疼痛的。

第五节　产痛的发生机制

分娩疼痛的强度与其解剖、生理因素和精神、心理因素有关,其原因主要是:①子宫肌纤维缺血、宫颈管进行性缩短、宫口进行性扩张以及子宫韧带、腹膜受到牵拉等造成内脏痛,尤其在第一产程活跃期疼痛明显加剧;②由于精神紧张、恐惧、焦虑和对胎儿的担心等原因,使痛阈降低,神经介质分泌增加,疼痛加剧。

分娩疼痛机制复杂,不同的产程阶段具有不同的特点。第一产程主要来自子宫体的规律性收缩和宫颈、子宫下段的扩张,疼痛通过 T_{10-12} 节段传入脊髓,当宫颈扩张至 7~8cm 时,疼痛最为剧烈,疼痛性质为钝痛。第二产程的疼痛主要来自阴道、会阴的膨胀牵拉及子宫的持续性收缩,疼痛由阴部神经传入 S_{2-4} 脊髓节段,疼痛性质为锐痛,定位明确。产痛的强度通常与产妇的痛阈和分娩次数有关。

一、产痛的外周机制

前已述及,产痛主要是由子宫颈管的扩张和子宫收缩所引起,关于宫颈管扩张的致痛机制尚不清楚,而对于子宫收缩的致痛机制,很早就有学者指出可能是与肌纤维之间的神经末梢受压、子宫肌层缺血性收缩和子宫肌层发生炎性改变有关。但近来的研究结果对后二种机制产生了疑义,至今尚未找到子宫肌层炎性改变的证据。

目前认为较为可能的机制是子宫肌层的收缩与扩张及压力的改变,刺激了肌层机械感受器和多型伤害性感受器,从而导致疼痛。另外一种可能机制是子宫长时间的收缩导致肌细胞的损害,受损的细胞向细胞间隙释放了"致痛物质"而致痛。中空脏器的扩张为克服出口阻力而进行的持续性收缩,是引起内脏痛的常见原因,这便解释了为什么有难产因素或持续性枕后位的产妇产痛往往剧烈的原因。此外,有证据表明对痛阈值伤害性感受器进行重复刺激,可降低其阈值而对致痛刺激更为敏感,这一点有助于说明随产程进展产痛加剧的原因。

二、产痛的中枢机制

伤害性感受器终止于脊髓后角的第Ⅰ~Ⅵ板层,尤其是Ⅰ、Ⅳ、Ⅴ和Ⅵ层,在这里伤害性感受器(即游离神经末梢)的纤维与第二级神经元发生直接的突触联系。后角中有 3 种类型的二级痛觉神经元。第一类痛觉神经元位于第Ⅰ板层的边缘,接受来自 Aδ 高阈值伤害性感受器的神经冲动。第二类痛觉神经元也主要在边缘层发现,接受来自 Aδ 高阈值机械伤害性感受器、Aδ 温度伤害性感受器和 C 类多型伤害性感受器的兴奋性传递,这些位于边缘层的神经元与同节段或邻近脊髓节段内胶状质细胞有联系。第三类痛觉神经元存在于第Ⅰ~Ⅵ板层内,尤其集中在Ⅳ、Ⅴ、Ⅵ板层,接受大的 Aδ 低阈值机械伤害性感受器、Aδ 高阈值机械伤害性感受器和 C 类多型伤害性感受器的兴奋传递。这些二级神经元发出轴突至同侧和对侧脊髓的腹外侧核白质中,进而沿脊髓丘脑通路将所携带的痛冲动传递入脑。

第六节   产痛所致的继发性生理改变

产痛本身可导致各种继发性的生理、生化改变,对母体和胎儿不利。

1. 产痛导致产妇紧张及焦虑,应激反应增强、激素水平失调、儿茶酚胺分泌增加、血压升高、心率加快,产妇耗能、耗氧增加。

2. 疼痛时通气量增加,长时间过度换气易导致呼吸性碱中毒。

3. 宫缩时胎盘血供减少,可导致胎儿宫内缺氧。

产痛所致的继发性生理改变,无论对母体还是胎儿都是有害的。良好的镇痛可减少或消除母体过度通气,所以在产程中对产妇实施分娩镇痛是十分必要的。

第八章

分娩疼痛的解剖与生理

第一节 分娩疼痛的临床表现

（一）产痛的程度 分娩疼痛是最严重的疼痛之一，由子宫收缩引起的疼痛将会贯穿整个分娩过程，宫缩痛主要在下腹部，有时也发生在两股内侧或脊柱上面。其间可出现显著的子宫及产道组织（特别是子宫下段、宫颈和阴道、会阴部）损伤，激惹其中的神经末梢产生电冲动，沿腰、骶丛神经传递至脊髓，再上传至大脑痛觉中枢，从而使产妇有剧烈疼痛的感受，此即所谓"产痛"。据统计，对于分娩疼痛，约有44%的初产妇感觉疼痛难忍，甚至达到"痛不欲生"的地步，有人喻之犹如晚期癌痛，约33%产妇诉说难熬欲死，但大多数产妇仍能坚持忍受。

由于个体的差异，每个人对疼痛的承受力和感受也不同，在医学疼痛指数上，产痛仅次于烧伤灼痛，排在第二位。产痛的强度除与各人痛阈有关外，尚与分娩次数有关。大多数初产妇自宫缩开始之初即出现疼痛，随着产程进展，疼痛逐渐加剧，难以忍受，经产妇则多数在第二产程开始以后方见产痛加剧。整个产程始终不出现产痛者极为罕见。

（二）临床表现 分娩是自然的生理现象，分娩痛是生理性疼痛，一般人都可以忍受。但是生产时必须经过一段时间的剧痛，如果没有充分的思想准备，产妇会被意料不到的疼痛打垮。要消除分娩疼痛，必须弄清产生疼痛的原因及其神经支配。但是如果想要真正弄清楚，就必须认真观察产程，深刻体验分娩疼痛的特点，然后将临床经验结合神经分布和传导理论知识，从而真正理解发生产痛的病理生理机制。

1. 在妊娠过程中，多数女性感觉到的宫缩痛与月经期痉挛痛相似，只是更强烈。在胎儿即将出生时，由于会阴和外阴部的扩展，产妇还会感到这些部位有烧灼感和强烈的疼痛。第一产程中子宫收缩使宫腔内压力达到 $4.6\sim6.7kPa$ 时，子宫的直径变长，韧带和腹膜受到牵拉，子宫壁的血管暂时受压而闭塞时，其周围组织发生暂时性缺血、缺氧而产生分娩疼痛。但是，在一般情况下子宫收缩并不立即引起痛觉，而是经 $15\sim30s$ 后才出现。

2. 子宫收缩是促进分娩进展的主要动力，它是一种反射性的不随意运动，而且子宫如果受到刺激，会自动调节宫缩的强度和节律。寻找一个舒适的体位，在放松的状态下进行深呼吸，可以缓解分娩疼痛。当子宫收缩时，子宫腔内羊膜腔的压力随宫缩强度而增高，当增至一定压力以上时常会引起产痛感觉。如果发生机械性分娩障碍，例如枕后位、臀位及横位时,则会引起子宫体的过强收缩,甚至痉挛性收缩,同时子宫下段在胎先露及羊水的扩张和挤压下急速伸展,结果会引起剧烈产痛。在这种情况下,子宫体平滑肌的过强收缩与子宫下段的急速伸展引起的产痛,是由于肌纤维间的神经末端感受器受压,子宫壁内血管暂时闭塞使子宫呈缺血、缺氧状态而导致疼痛。

3. 从临床观察中不难发现在分娩的全过程中,各产程的疼痛感觉不同,各有特点。往往有经验的产科工作者会根据这些特点,在不经检查的情况下就能大体判断产程进行到什么阶段。

第一产程是从开始出现间歇 5~6min 的规律宫缩起,至宫颈口完全扩张达 10cm 为止,这一过程对于初产妇来说约需 11~22h,经产妇约需 6~18h。子宫口的开大程度与产痛的强弱有着密切关系,疼痛的程度随着产程的进展而加剧,当宫颈扩张至 7~8cm 时最为明显。疼痛的部位在下腹部、臀部、骶上部,疼痛加剧时,可扩展至腹股沟、骶中部或向下传到两侧大腿。

当子宫口开全,进入第二产程后,宫缩期胎先露压迫骨盆底软组织,产生反射性肛提肌和不自主的腹直肌收缩,同时产妇伴随宫缩而屏气用力,迫使胎儿逐渐下降。初产妇需 1~2h 的时间,经产妇通常数分钟即可完成,但也有长达 1h 者。此阶段由会阴、阴道的伸展扩张引起的局部疼痛多为明显的"排便感"所掩盖,反而比第一产程活跃期要轻一些。在随后的两次宫缩期间,婴儿的身体就会滑出母体,这时婴儿还连着脐带,助产士会处理剪断脐带。此外,助产士会再次清洁婴儿的呼吸道,必要时给予氧气。当胎儿娩出进入第三产程时,宫腔内压下降,会阴撑张牵拉痛消失,产妇感觉如释重负,周身轻松。

第一产程和第二产程的产痛性质完全不同,与其痛源及神经传递途径各异有关。第一产程疼痛的特点是:疼痛范围弥散不定,产妇对疼痛部位和性质诉说不清,同时可出现一系列副交感神经反射活动和内分泌改变。第二产程痛源来自下产道(包括会阴部)肌肉、筋膜、皮肤的伸展、扩张、牵扯和撕裂,刺激信号沿阴部神经传入 S_{2-4} 脊髓节段,并迅速上传到大脑,构成典型的"躯体痛",表现为刀割样尖锐剧烈疼痛,疼痛部位明确集中在阴道、直肠和会阴部。第三产程一般痛觉已显著减轻。

第二节　分娩疼痛的解剖与生理学基础

妇产科镇痛涉及分娩镇痛、妇科产科手术后疼痛治疗、癌痛治疗等多方面,为达到治疗目的而采取的操作技术也是多种多样,但是均离不开解剖与生理学基础。

(一)解剖结构　从神经分布和传导机制看,子宫受交感和副交感神经支配,而子宫体和子宫颈的神经分布又各不相同。子宫体的交感神经运动纤维来自脊髓的第5至第10胸节段,节前纤维在邻近的交感神经节内交换神经元后,其节后纤维参与组成主动脉神经丛、腹下神经丛,最后经过骨盆神经丛而进入子宫体。子宫体的交感神经感觉纤维,沿同一路线经过骨盆神经丛、腹下神经丛,最后经过主动脉丛,进入腰段和下胸段交感干,再从 T_{11}、T_{12}(有时可达 T_{10})和腰脊神经后根进入脊髓而上行。子宫颈的运动和感觉主要由 S_2 副交感神经传导,在子宫颈的两侧及后方,有分支与来自骨盆神经丛的交感神经纤维相汇合而形成子宫、阴道神经丛和子宫颈大神经节。阴道的神经分布无运动神经,阴道上部的感觉是由 S_2、S_3、S_4 副交感神经传导,下部是由阴部神经支配的。

子宫体收缩与子宫颈扩张,在正常状态下是相互协调的,子宫肌层内的神经末端感受器装置可在不同刺激下自动调节宫缩。肛提肌、会阴体及阴道出口的缩阴道肌受躯体神经支配,其收缩和放松可受意志的支配,但阴道的扩张是被动的。临产后第一产程的疼痛来自子宫体的收缩和子宫下段与子宫颈的扩张。

综上所述神经分布及其传导机制和临床的产程观察,提示我们产痛究竟产生于子宫的哪个部位,是来自子宫颈的扩张还是来自子宫平滑肌的收缩呢?产科工作者都熟悉这样的事实:产妇最难保持情绪稳定的时候是第一产程的活跃期,但是如果像多数产妇那样,在宫口开大 7~8cm 时自然破水,就会立即安静下来。反之,如果迟迟胎膜不破,又必然引起产妇的疼痛不安,而人工破膜之后不仅能使产妇安静下来,又能加速分娩过程。

再例如计划生育引产手术时,不论使用手术方法或是药物引产都常引起妊娠妇女下腹部和腰骶部的疼痛,即使孕晚期因病引产的初产妇,也同样会发生比足月自然分娩剧烈的产痛,究其原因是由于宫颈不成熟的缘故。再如对超过吸宫流产时机的早孕子宫,在无麻醉下扩张子宫颈,当扩张宫颈到一定程度以上或用器械撑到子宫下段时,会引起疼痛,而且痛觉程度与术者的熟练技巧有明显关系。由以上临床观察到的事实,可以验证产痛主要来自子宫下段和子宫颈的扩张刺激。但是,子宫体的痉挛性收缩,无疑也会引起疼痛,以上临床观察到的事实,对临床实践将起有益的指导作用。

分娩疼痛的关键时刻,既然集中在第一产程的活跃期,特别是子宫颈开大到 7~8cm 的时候,那么要想成功地解除或缓解疼痛,当然应着重研究这一时期发生疼痛的机制。如前所述,分娩疼痛属内脏牵涉痛,即刺激来源于子宫这一脏器的本身,而疼痛却表现在躯体不同部位,它具有各种内脏痛的一般特征。主要特点有内脏的刺激冲动通过传入神经在脊髓段后根与相应的躯体部位的传入神经相联系,在相应部位的皮肤区域产生内脏牵涉痛。由于内脏传入神经感受区比较广泛,因而体表局部定位不大明确。内脏对切割、烧灼刺激不敏感,而对机械性牵拉、痉挛、缺血、炎症等敏感,因而疼痛的性质为钝痛,而且痛觉程度可被躯体传入神经的刺激冲动所抑制,内脏牵涉痛可引起躯体肌肉的反射性收缩,痛觉的强弱受精神因素的影响。掌握了以上神经传导机制,无疑对指导开展分娩镇痛大有帮助。

(二)生理基础　研究证明,高等动物神经系统的结构与功能单位是神经元,冲动或刺激信息是通过神经元的突触前膜释放化学介质而传递到突触后另一个神经元上去的。在中枢神经系统内存在一个脑干网状结构上行激动系统,这一系统可将传入的冲动信息通过丘脑非特异投射系统向大脑皮层作广泛投射。丘脑内含有较多的乙酰胆碱,丘脑和大脑皮层内某些神经元对乙酰胆碱起兴奋反应,如刺激脑干网状结构使大脑出现快波时,大脑皮层的乙酰胆碱释放量明显增加,而静脉注射阿托品时能阻断脑干网状结构上行激动系统对脑电的唤醒作用。现已确定交感神经和副交感神经的节前纤维以及躯体神经纤维都是将乙酰胆碱作为递质的胆碱能纤维。

子宫体的痛觉刺激主要是通过交感神经干内的传入纤维上传的,但位于骨盆腔的子宫颈及其周围组织的痛觉传入神经纤维是通过迷走神经,即副交感神经上传的。它是通过单胺类递质(去甲肾上腺素、多巴胺、5-羟色胺),主要是去甲肾上腺素来传递痛觉信息的,内脏感觉在大脑皮层存在相应的代表区。

近年来证明大脑产生一种称作"内啡肽"的化学物质,它的作用类似吗啡,具有强烈的镇痛作用,与上述传递痛觉的化学物质起对抗作用。因此,内脏感觉系统一方面把内脏的冲动信息传送到高位中枢,另一方面它也不断地接受高位中枢的传出信息而起控制作用。熟悉了以上中枢神经传导的生化平衡协调机制,就会引导我们从药物镇痛或局麻的水平更上一层楼,去考虑精神、心理上的平衡协调机制。

根据研究资料显示,妊娠妇女在妊娠末期,大脑皮层对皮层下中枢的控制已出现减弱现象。分娩时如果恐惧不安,就更促使大脑皮层与皮层下中枢之间失去平衡,结果即使是正常限度内的子宫收缩生理冲动也会引起明显的产痛反应。在产科临床中常会发现一些疼痛不安的产妇,实际上是宫缩乏力、产程停滞的病例,反之,一些宫缩规律而有力的产妇却常常是安静沉着,主动配合指导参与分娩的。可见,产妇的痛感有着明显的个体差异,我们要消除或缓解产痛,就必须从根本上下工夫。

另一个值得提出加以讨论的问题是,我们有无必要将正常自然分娩这一生理现象所产生的内脏反应都消除掉? 欧美国家的产科医师们,在走了一大段药物麻醉下分娩的弯路之后,重新探讨了这一问题。英国阿拜顿产科医院曾于 1970 和 1971 对产妇进行了两次调查,结果分别有 34% 和 40% 的产妇并不要求分娩完全无痛,他们对分娩的生理性感觉并不介意,最大的愿望是安全顺产,母子平安。在有着古老传统文化的中国,有更多的人认为生孩子是瓜熟蒂落的自然现象,这不论从心理学还是产科学来讲,都是符合客观实际情况的科学态度。掌握分娩疼痛的发生机制和社会、心理特点,消除或缓解所谓的产痛,从理论上讲是可能的,从实践上讲也是可行的。

人类的分娩动作如同其他动物的分娩一样,是自然的生理现象,支配分娩的生殖器官的神经及其传导路径,基本上属于低级神经活动的范畴。在分娩过程中的子宫肌收缩和产道的扩张所引起的生理性刺激,应该像其他脏器一样,在正常生理范围内不应造成难以忍受的疼痛。但是,由于以往的病理性分娩,例如胎位性难产造成的痛苦或难产经历,使人们形成了分娩必痛的印象和恐惧心理。人和动物不同的是,人类有着社会和心理因素的影响。

第三节　分娩疼痛的精神心理因素

(一) 产痛的个体差异　产妇的痛阈有很大的个体差异,根据研究资料显示,约有 10% 的产妇在整个产程中并不感到剧烈疼痛,产妇对待分娩的态度有着更大的差异。文化水平较低的劳动妇女,她们认为分娩是瓜熟蒂落的自然现象,文化水平高的知识妇女,她们能理智地同助产人员合作,顺利分娩。而文化教养差,神经类型不稳定的人,常是不吃不睡,性情烦躁,不易接受产科指导,往往人为地造成产力性难产。对于这种类型的妊娠妇女,只有开展孕期教育,使她们懂得妊娠和分娩的必要生理知识才能解除对分娩的疑虑和恐惧。同时教以配合产程进展的辅助动作,临产时才能较容易地接受指导,顺利分娩。只有重视社会、心理因素的调整,才能保持大脑皮层与皮层下中枢之间的生理平衡和子宫体收缩以及子宫颈扩张的功能协调,使分娩过程按照正常生理节奏进行。

(二) 精神因素对分娩的影响　分娩是一个正常的生理过程,但分娩对于产妇是一种强烈而持久的应激源。分娩应激既是生理上的应激,也是精神心理上的应激,焦虑、忧郁是心理应激最常见的反应。产妇对分娩的应激和恐惧心理可以提高对疼痛的敏感性,适当的焦虑可提高人适应环境的能力,而过度焦虑则是一种病态。

焦虑和紧张的情绪造成疼痛的可能机制是,产妇在分娩时的恐惧和抑郁状态可降低大脑皮层及皮质下的痛阈,使子宫区传入的微弱刺激信号被感知为强烈的疼痛,强烈的刺激则变得不能忍受。心理应激的结果将导致一系列的神经内分泌变化,中枢神经系统发生功能性紊乱,恐惧可对宫缩的质量和宫颈扩张产生不利影响,恐惧增加紧张,紧张增加疼痛,疼痛反过来又增加恐惧和紧张,形成恶性循环,最后产妇体力消耗过多,宫缩乏力以致产程延长,手术产率增高,产后出血率增加。

（三）精神因素对内分泌的影响　产妇应激会使机体产生一系列变化,产妇的精神心理因素可影响机体内部的平衡和适应力,机体对紧张的反应可释放某些激素,如促肾上腺皮质激素、皮质醇、儿茶酚胺和内啡肽等。

进入产程后与紧张相关的许多激素均增高,肾上腺素增高可发生在忧虑和滞产或产程延长的产妇,产妇的体力消耗过多,致使子宫收缩乏力、产程进展缓慢或停滞。产妇神经内分泌发生变化,交感神经兴奋、血压升高、子宫胎盘血流量减少,这些变化均可导致胎儿缺氧,极易发生胎儿窘迫。动物实验表明,肾上腺素和去甲肾上腺素都可减少子宫血流和引起胎儿窘迫,母体精神紧张可对胎儿心血管系统和酸碱平衡状态有不利影响。

产妇精神状态良好,体力充沛,做好充分的心理准备迎接阵痛,这样可以缩短产程,顺利度过分娩全过程,降低剖宫产率,减少围生期母儿患病率等,可见精神心理因素对分娩结局至关重要。

第四节　影响疼痛的因素

一、注意力与疼痛的关系

疼痛是对各种各样不同刺激的反应,强光能诱发疼痛,高音能产生疼痛等。生活经验表明,注意力越集中在疼痛对象上,疼痛越加重,把注意力从疼痛对象转移到别的对象上,疼痛就会减轻,甚至察觉不到。有些人在紧张的劳动中身体受轻伤,往往不觉得痛,仍然劳动,但是别人告诉他受伤了,马上就感到疼痛。不少人都有牙痛的体验,白天在紧张的学习和工作时,牙痛减轻,而当晚上躺在床上时,牙痛便加重。

在临床上患者往往白天疼痛轻,晚间疼痛重,尤其不少术后的患者反映,白天一般比较容易忍受伤口疼痛,夜间疼痛却加重。白天各种环境中的刺激因素使人的注意力分散,而夜间各方面的干扰大大减少,患者的注意力往往都集中在疼痛上,因此感到疼痛加重。由此我们可以发现,注意、暗示和情绪等心理条件对伤害性刺激的痛反应过程可产生明显影响,注意力分散、良性暗示、欣悦情绪可降低痛反应,反之则增强。

很多实验研究也证明了注意力对疼痛的影响。有人曾经请56名受试者做了这样的实验:在测试过程中,开动每秒3次频率的节拍器,请被试者注视节拍器的摆杆,并有节奏地读出摆动的次数。实验表明,分散注意力使痛阈平均提高43%,即注意力分散使人体对疼痛感受迟钝了。又请44名受试者在测试过程中,请他们回答自己过去疼痛的情境,结果痛阈降低了15%,即人体对疼痛的感受变得敏感了。

二、意志与疼痛的关系

意志薄弱的人对疼痛感受敏感,对疼痛反应较大,意志坚强的人对疼痛的感受迟钝,对痛反应较小。在临床上常可观察到,一些比较娇气的患者,医务人员为他们打针注射,往往疼痛反应较大，而一些经过生活锻炼、意志比较坚强的患者，对同样的治疗，一般都很配合，无疼痛反应。

三、态度与疼痛的关系

人对疼痛的耐受性是有差异的，人对疼痛的态度以及对产生疼痛情境的认识，都会影响疼痛，在日常生活中，人们对同一刺激，由于对它的态度不同，可以产生不同的疼痛体验。

巴甫洛夫曾经做了这样一个实验，他用强电刺激狗的一只前爪，狗出现强烈地防御性反应。但是，把食物与电刺激结合起来，在每次电刺激之后，都给与食物，狗就逐渐对电刺激不起疼痛反应，反而变成食物的信号了。

人们对疼痛定义的态度能制约对疼痛的感受与反应。在分娩过程中，产妇可以给自己制定一个界限，如分娩的疼痛可能会非常漫长，从疼痛开始数，每数到 100 时，就大喊几声，然后再开始数，这样的周期性可能会使对疼痛的忍耐程度加强。

四、情绪与疼痛的关系

疼痛除了表现为一种躯体症状外，还伴随着情绪的反应，一般而言，躯体的疼痛会引起不愉快的情绪反应，而情绪反应也会反过来影响对躯体疼痛感的认知。人的情绪对于痛觉有重要影响，在同样疼痛强度刺激物的作用下，情绪镇静比情绪紧张者疼痛感觉小，痛反应轻。积极、乐观、愉快的情绪可以抑制或者减轻疼痛的强度，消极、焦虑、恐惧的情绪则会增强疼痛的感受性，使得患者感受到的刺激强度增强。

情绪与痛觉有着互为因果的关系，人的痛觉产生及其强弱，受人的情绪制约，而痛觉的产生往往伴随的情绪反应。据研究，对疼痛害怕者比不害怕者的痛阈低，不怕痛者比害怕痛者的痛阈高 39%，说明害怕痛者疼痛刺激敏感。研究证明，情绪镇静者的耐痛阈高于情绪紧张者的耐痛阈，说明情绪因素对疼痛耐受有很大影响。实验研究还证明，在同样的疼痛刺激作用下，情绪紧张者的血压升高、脉搏加快、心电波动都比情绪镇静者的变化大。

情绪是人类的一种心理现象，伴随情绪活动，也发生一系列的生理变化，称为情绪的生理反应。人的情绪性生理反应是多方面的，它包括自主神经系统的改变，内分泌功能的改变，躯体运动功能的改变。

情绪引起的自主神经功能反应是交感和副交感神经系统两者的对立统一状态的改变，何者占优势因人而异。例如有人对同一惊吓刺激表现为脸色发白、皮肤血管收缩，属交感神经系统功能加强的反应；但另一些人对同一惊吓刺激却表现为脸色发红、皮肤血管扩张。此外有的人情绪变化主要波及某些脏器，例如心脏或胃，有些人情绪波动是心率加速而且血压上升，也有的人只是血压上升而心率不变等。因此有着明显的个体差异，即所谓神经类型的差异。由于情绪反应会引起自主神经系统功能内在的对立统一的改变，因此持久的情绪波动会造成自主神经功能的紊乱。

自主神经功能的情绪反应可以表现为交感神经系统活动相对亢进的现象，人在发怒时心率加快，血压上升，胃肠道运动抑制，手脚掌出汗，呼吸加深加快，甚至象动物的"竖毛"反应那样，形容为"怒发冲冠"。除交感神经系统的活动表现外，在某些情况下也可表现为副交感神经系统活动亢进的现象，例如食物性嗅觉刺激可以引起消化液分泌增加与胃肠道运动加强，焦躁不安时可能引起排尿排便次数的增加，忧虑可引起消化液分泌减少，惊吓可引起心率减慢等。

情绪的生理反应也表现在内分泌功能的变化上,例如肾上腺素、胰岛素、肾上腺皮质激素、抗利尿激素等均可在应激状态下分泌增多。

躯体运动功能可在情绪反应时出现变化,例如人的表情肌对情绪反应很明显,注意时表情在额肌,喜悦时在颧肌,悲伤时在口三角肌,痛苦时在皱眉肌等。

痛觉伴随的情绪反应在临床上很有意义。对疼痛性质的诊断,部分是借助于患者疼痛的情绪反应。不同疾病性质的疼痛情绪反应不尽相同。一般说来,急性危重患者,如难产、严重的躯体创伤等,情绪表现多为恐惧和不安,情绪反应多表现在心血管系统、呼吸系统方面。慢性疼痛患者,如关节炎、胃病患者情绪表现多为焦虑与抑郁,情绪反应多表现在自主神经系统功能紊乱。

五、暗示对疼痛的影响

临床观察与实验研究都证明暗示对疼痛有很大的影响。有人在临床观察中发现,单纯暗示镇痛可使 35% 的患者缓解疼痛,不加任何暗示,只使用强烈镇痛药显效者只占 54%。对安慰剂起效的患者对标准的吗啡镇痛产生效应者达 35%,对医药失去信任的患者镇痛效果均不满意。

心理学家曾做了一个有趣的实验,请 30 位被试者同时都闭上眼,注意自己身体哪个部位疼痛,5min 后,请大家都写出来,结果是被试者都叙述了身体不同部位的疼痛,有的还痛得很重。

有的学者研究发现,手术后伤口疼痛,使用安慰剂(如生理盐水等)代替吗啡注射,大约有 35% 的患者疼痛显著减轻。使用安慰剂要有足够的暗示,使患者相信用了之后就能镇痛,安慰剂使用次数越多,镇痛效果越减低。有的人曾经使用噪声进行拔牙术,获得成功,但有的学者进行实验研究并没有发现噪声具有镇痛作用,因此认为噪声拔牙术的成功是由于暗示产生镇痛的结果。

由于暗示对人的疼痛有很大作用,因此医务人员询问患者疼痛时,问话语气与方式不同,得到的回答有很大的差别。例如,问患者痛不痛? 不痛吧? 前一个问法得到疼痛的回答比实际情况可能要多些。

六、控制疼痛的心理学方法

心理学的研究与临床的大量观察证明,心理因素既可以诱发与加强疼痛,也可以延缓与抑制疼痛。因此,利用心理因素控制疼痛是当今控制疼痛的四大方法之一(其他三种方法为外科手术、药物镇痛及应用生理学方法)。心理因素对外科手术、药物镇痛、生理学方法镇痛都有重要的调节作用。积极的心理状态能够增强其他方法的镇痛效果,消极的心理状态减弱其他方法的镇痛效果。利用心理因素控制疼痛,主要有下列几种方法:

1. 自我暗示法 在疼痛时,当患者不停在心里对自己说"痛感永远不会消失"、"疼痛破坏了我的生活"、"我再也不能忍受它了"时,他的疼痛感就会更强烈。如果患者改变自己的想法,患者自己口念或心里想"一会儿就会不痛了",这往往会收到一定效果。从积极的角度看待生理上的疼痛感,觉得自身有控制疼痛的能力,对疼痛有一个重新的认识,就会减轻他们的疼痛感。特别在使用镇痛药物的同时,配合自我暗示法,能够大大加强镇痛药物的镇痛作用。

2. 转移注意法　患者的注意力如果集中于疼痛上,将使疼痛加重。把注意力从疼痛上转移到其他有趣的事物上去,可通过多种形式分散患者对疾病的注意力,减轻疼痛的作用,如看电视、讲故事、相互交谈、读书等,疼痛就会减轻甚至消失。

3. 情绪稳定法　情绪稳定与镇静不仅使痛觉的感受迟钝,而且使痛反应减少。在疼痛时,保持情绪的镇定是控制疼痛的有效方法之一。

4. 意志控制法　在坚强的意志和坚定的信心支持下,有着巨大的抗痛力量,能使疼痛反应缓解。

七、心理因素与分娩镇痛的关系

从心理学角度来看,产妇分娩疼痛问题存在很大的个体差异。大约有 10% 的产妇在整个产程中不感到疼痛,这部分产妇的耐痛水平高。很多产妇在整个产程中感受到中等程度的疼痛,她们的耐痛阈处于中等水平。另外一部分产妇在整个产程中感到强烈的疼痛,并且痛反应明显,表现为呻吟、喊叫等。

产妇的心理状态与分娩疼痛有密切关系。一般说来,产妇情绪镇定,精神放松,分娩则无痛或疼痛轻微;产妇情绪紧张,恐惧不安,分娩疼痛较重,在整个产程中,疼痛程度往往随着心理状态的改变而变化着。

邻近分娩时,产妇恐惧、惊慌的情绪,其他产妇的情绪影响,医务人员的不良言行都可能引起分娩疼痛,或使本来轻微的疼痛变成强烈的疼痛。恐惧可对宫缩的质量和宫颈扩张产生不利影响,恐惧增加紧张,紧张增加疼痛,疼痛反过来又增加恐惧和紧张,形成不良的循环状态。例如,一位产妇入院时情绪稳定,能忍受宫缩,但是在待产中受到邻床产妇大喊大哭的影响,情绪变得紧张,要求手术剖宫产,并且在宫缩时也大喊大哭。后经医务人员检查指出,一切都正常,不需要手术,产妇接受医务人员的劝告,密切配合,宫缩时也不呻吟了,顺产一女婴。事后,产妇说开始不紧张,也能忍受宫缩,后来因为别人喊叫使她恐惧不安,宫缩疼痛使她难以忍受,这个例子说明,心理因素与分娩疼痛的关系密切。

第九章

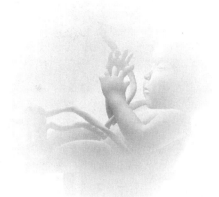

分娩镇痛的历史

第一节　分娩镇痛的必要性

　　分娩镇痛,是使用各种方法使分娩时的疼痛减轻甚至消失。分娩镇痛可以让产妇不再经历疼痛的折磨,减少分娩时的恐惧和产后的疲倦,让产妇在时间最长的第一产程得到休息,当宫口开全时,因积攒了体力而有足够力量完成分娩。

　　"产痛"可以说是绝大多数女性一生中经历的最剧烈的疼痛,在医学疼痛指数上,仅次于烧灼伤痛,排在第二位。据调查显示,约一半产妇在数小时待产过程中会感到"痛不欲生",甚至丧失理智,可见疼痛之剧烈。2018年陕西榆林产妇因疼痛难忍跳楼事件引发全国广泛关注,当时分娩镇痛引发了热点关注并提出在全国开展分娩镇痛试点医院。据统计,至2019年全国有900多家医院成为分娩镇痛试点医院。

　　分娩镇痛不能保证一定可以自然生产,最终能否顺利生产主要还是取决于产妇及胎儿的情况。产妇在分娩过程如果出现难以预料的紧急情况需要转为剖宫产,只需将注入的麻药浓度提高就可以达到手术麻醉的要求,不用再进行麻醉穿刺,大大减少了麻醉的准备时间,也给产妇提供了良好的镇痛措施。

　　剧烈的产痛会导致很多不良后果,甚至是难产,对产妇及胎儿都极其不利,因此"无痛"的分娩常常更加顺利。中华医学会一项统计显示,6 400多位产妇在没有任何镇痛措施的情况下,因难产转为剖宫产的发生率为28%,而分娩镇痛的对照组仅为8%。因此分娩镇痛是十分有必要的。

第二节　分娩镇痛的发展史

　　(一)远古分娩镇痛　远古时代,人类就开始用念咒挂符等方式来缓解产痛,有一些原始部落采用机械方法来帮助分娩,但这些方法可以说是粗鲁的折磨。他们通常会雇佣强壮的男人,产妇宫缩时把他们的脚跟压在肋骨下以此来减轻疼痛,这种方法的依据是子宫的疼痛传导通路在 T_{11} 和 T_{12} 节段进入脊髓。后来,人们还尝试用鸦片、催眠术和麻醉药来减轻分娩疼痛。

　　(二)现代分娩镇痛　真正的分娩镇痛是到19世纪中期才开始的。1846年10月16日,

Morton 最先在美国麻省总院演示了乙醚麻醉,他在文章中写到:"意识没有消失,分娩没有停滞。"随后,他发表了乙醚用于分娩的论文,描述乙醚在 581 例分娩中的应用。1847 年 10 月,一位利物浦的化学家推荐为分娩的产妇应用氯仿,因为氯仿比乙醚的挥发性和气味好。

有医师把三氯甲烷进行分娩镇痛的观察结果发表在著名杂志《柳叶刀》上,他在文章中注明了氯仿的优点,"患者被麻醉后,利用睡眠阻止了疼痛"。至此,标志着分娩镇痛历史的开端。1853 年,英国女王维多利亚生产时曾用氯仿镇痛,加快了分娩镇痛技术在英国的发展和普及。1880 年,有学者将氧化亚氮用于分娩镇痛,因效果明显而曾风靡一时。其后各地曾先后采用了吗啡、东莨菪碱、氯丙嗪、哌替啶、氧化亚氮、三氯乙烯、甲氧氟烷、安氟烷、异氟烷等麻醉性药物用于分娩镇痛。但由于这些药物都能通过胎盘屏障而作用于胎儿,可疑对胎儿产生不利影响,因而未被广泛接受。

临床观察显示,分娩疼痛与产妇的精神状态有密切关系。根据调查报道,产妇分娩过程中 90% 以上者有恐惧感,恐惧是一种面临突然发生的事件产生一种不安畏惧的心理状态,并由此引起一系列神经内分泌反应,导致各种功能和代谢的改变,可降低胎盘血流量,影响胎儿供氧。这种恐惧、焦虑、疲惫、缺乏信心及周围环境的不良刺激(如其他产妇的叫喊声,工作人员的有害言语和不良服务态度等)都会影响产妇的痛阈,甚至轻微的刺激常引起强烈的反应。因此,除药物镇痛外,不能忽视必要的精神治疗。

20 世纪 50 年代初,苏联开创"精神预防性分娩镇痛",它主要包括孕期教育、锻炼助产动作、在各种产程给予指导、精神鼓励和心理支持。1865 年苏联学者首次在产科学教程中阐述了这一问题,后来的《产科手术学》(1885 年)一书中,专门设立一篇来讨论分娩镇痛。在分娩镇痛中,精神治疗与药物治疗齐头并进的确能收到较好的效果。近年来,国外和国内少数城市正在推行新的"家庭式陪伴分娩",让产妇在整个产程中有了丈夫或家人陪伴,使其在心理上解除恐惧和焦虑,这样就能进一步提高产科镇痛的效果和安全性。

(三)椎管内分娩镇痛　19 世纪初,椎管内麻醉的开展给产科镇痛和麻醉开辟了新的途径。它既不直接抑制胎儿,又能使产妇保持清醒而与医务人员合作,而且就目前来说,它的镇痛效果最好,只要阻滞范围恰当,对产程和母儿都不会造成不利影响。20 世纪 80 年代,美国布莱根妇女儿童医院实施可行走的硬膜外分娩镇痛。

(四)我国分娩镇痛历史　新中国成立后 2 年,"分娩镇痛"已被提到议事日程,但比1853 年为英国维多利亚女王成功地使用氯仿吸入分娩镇痛整整晚了 100 年。1952 年,山东省成立了"分娩镇痛法推行委员会";1959 年,有关于针灸分娩镇痛的报道;1964 年,现北京大学第一医院张光波在南京召开的第一届全国麻醉学术会议上报道了采用低浓度局麻药《连续硬膜外阻滞用于分娩镇痛》的技术;但是分娩镇痛技术在"文革"期间销声匿迹了,大大的延误了分娩镇痛技术的发展,再次见到硬膜外分娩镇痛的文章则是 1989 年的《分娩镇痛法的临床应用与观察》。

1998 年 3 月,南京市妇幼保健院推行了分娩镇痛;2000 年 4 月,上海国际和平妇幼保健院分娩镇痛起步;2001 年 8 月,开创国内椎管内分娩镇痛先河的北京大学第一医院的分娩镇痛走上了规模化的道路,不断的开展分娩镇痛的培训交流,使大批的麻醉医师和产妇获益。2004 年 12 月 19 日,《人民日报》发表了题为《享受分娩镇痛产妇比例不足 1%——我国推广分娩镇痛》的文章,披露了分娩镇痛实施过程中遇到的艰辛。

近年来,中国分娩镇痛多层次的大数据研究,已经证实这项临床举措减少了剖宫产率、产后输血率、侧切率、新生儿 7d 死亡率、重危率、气管插管率等大家一直关注的母婴安全数据，还能非常敏感地影响衡量一个国家国民素养高低的平均寿命，该项临床试验结果为在中国推广产科麻醉、建立现代产房，从而提高产妇安全、减少母婴并发症提供了临床科学依据。建设将产科手术室、传统产房和产科重症监护合而为一的现代产房，实为一项利国利民、低耗高效的临床举措。

但是迄今为止尚无一种绝对安全、满意、简单的分娩镇痛方法，主要因为产科用药有其特殊的要求，加之分娩过程是一系列复杂的生理过程。随着经济文化及生活水平的提高，人们的整体观念也在发生转变，医学科学的发展导致了医学模式的转变，人们已关注到社会、心理因素对分娩过程的影响，同时又注意到了产程疼痛的解剖、生理基础及药物镇痛对产科生理的有利作用，故对分娩镇痛采取了综合措施。

第三节　理想的分娩镇痛

使产妇在清醒状态下无痛苦地分娩诞生新的生命，一直是人们的追求。理想的分娩镇痛必须具备下列特点：①对母婴无影响；②易于给药，起效快，作用可靠，能满足整个产程镇痛的需求；③避免运动阻滞，不影响分娩过程；④产妇清醒，可参与分娩过程；⑤必要时可满足手术的需要。

迄今为止，腰段硬膜外阻滞的分娩镇痛技术最为有效，且不良反应小，但应使产妇保持活动自如，充分参与分娩过程，在过去 20 年中硬膜外麻醉镇痛是用于分娩镇痛最常用的方法。1998 年 9 月在瑞士日内瓦召开的第 17 届欧洲区域年会上有学者指出硬膜外分娩镇痛有待解决的问题为：①镇痛起效慢；②由于导管位置的关系，部分产妇的阻滞效果欠满意；③硬膜外采用的局部麻醉药引起不必要的运动阻滞可能会影响产程。随着新的麻醉镇痛技术，例如腰麻 - 硬膜外联合阻滞，还有新药，如罗哌卡因及脂溶性阿片类药物如舒芬太尼的应用，使大家期待的"可行走的硬膜外镇痛"成为可能并接近理想的分娩镇痛方法。

在科学技术突飞猛进的当今世界，人口质量更重于数量的趋势日渐明显，这不能不引起相关的重视。广泛开展分娩镇痛方法是优生优育的客观需要，是妇产学界和麻醉学界责无旁贷的攻坚课题。

第十章 ● ● ●

分娩镇痛的定义及分类

第一节　分娩镇痛的定义

一、分娩镇痛的定义

分娩镇痛就是用各种方法,包括药物的和非药物的,使分娩时的剧烈疼痛减轻甚至消失,使产妇能够更加顺利、也更舒适地完成阴道分娩。

实际上分娩镇痛不是让产妇一点疼痛感觉都没有了,这在临床上有时是不能实现的,而只是把产妇的疼痛感觉降低,降到可以接受的范围内,当然也有一些产妇可能在整个产程中基本无痛,如果产妇还有轻微的疼痛感,其优点就在于宫缩的时候,可以自己感知,可以配合助产士或者产科医师腹部肌肉用力,进而加速产程进展。

分娩是人类繁衍生息的一个自然过程,但是在这个过程中,由子宫的收缩和紧张恐惧的心理引起的分娩疼痛,对于绝大多数产妇,尤其是对于初产妇而言其实是极其痛苦的。有资料表明在医学疼痛指数中,分娩疼痛仅次于烧灼伤痛,位居第二位。据中华医学会统计,所有产妇中有 6% 的初产妇感觉分娩为轻微疼痛,大约 50% 的初产妇感觉明显疼痛,而约 44% 的初产妇感觉疼痛难忍,甚至"痛不欲生"。如果用刀子把中指从中间切分开来的疼痛指数是 9.2,那么自然分娩疼痛指数是 9.7~9.8。因为惧怕分娩疼痛放弃自然分娩要求剖宫产的产妇约有 60%~70%。

在实际的临床工作中,笔者发现大部分产妇,无论是初产妇还是经产妇,分娩疼痛都是非常剧烈的,甚至有的时候经产妇可能比初产妇疼痛感觉还要更明显一些,这可能是由于经产妇的产程进展速度更快,宫颈口的扩张更迅速等原因引起更为强烈的疼痛。

前面已经详细的阐述了分娩时疼痛产生的原因,概括如下:分娩时子宫会收缩,子宫里面的血管受压,造成子宫缺血,这是其中的一个原因。伴随着产程的进展,子宫颈口开大的时候,子宫肌肉会变薄、韧带也会被拉伸,肌肉韧带里面的神经末梢理所当然会发生一些变化,这也是分娩时疼痛产生的原因之一。

生产时胎儿的头部对母体产道也会产生压迫,这些原因都会使产妇感到分娩时剧烈疼痛。大多数经阴道自然分娩的产妇,在分娩后都会说这是她一生中经历的最疼痛的事情,而且是难以忍受的,正是由于这种剧烈的疼痛,使得更多的产妇们对分娩的过程充满畏惧,甚至有一些产妇会单纯因为惧怕疼痛而放弃了自然分娩,转为选择存在一定风险的剖宫产。事实上,作为一名医务工作者,医学界一直都在探寻一种简单易行的方法,这种方法既不影响胎儿的健康,又能够解决或者是至少能减轻分娩疼痛的方法。

二、分娩镇痛的意义

(一)减轻疼痛及氧耗　　如果认为分娩镇痛仅仅只是为了减轻产妇分娩过程中的疼痛,那就有些狭隘了,分娩镇痛的真正意义,不仅仅在于能够降低产妇分娩时的痛苦,更重要的意义是,分娩镇痛能够减少产妇在分娩过程中由于疼痛及疼痛带来的恐惧感所引起的不必要的高耗氧量和能量消耗,防止母体及胎儿代谢性酸中毒的发生,分娩镇痛还能够提高产程进展的速度,降低产后出血的概率。同时,它还可以避免子宫胎盘血流量的减少,从而改善胎儿的氧合状态,降低胎儿缺氧及新生儿窒息状况的出现。

(二)缩短第二产程　　由于采用了分娩镇痛的方法,大多数产妇在第一产程只感受到比较轻微的疼痛感,甚至没有疼痛感,产妇在这种情况下,比较容易入睡,为第二产程积累了足够的体力和能量,能够在第二产程更好的配合助产士,在需要用力的时候能够用上力量,使第二产程的时间缩短。而且在第一产程得到充分休息的产妇,精神状态也比较好,心情比较愉悦,对分娩后的泌乳也是有很多好处的,甚至现在有很多研究已经表明,分娩镇痛能够减少产后抑郁的发生。

如果给疼痛打分,假设不痛为 0 分,最痛值为 10 分,那么产妇生孩子最痛接近 10 分,尤其是胎儿比较大的时候疼痛更明显。

视觉模拟评分(VAS),在纸上划一条 10cm 的横线,横线的一端为 0,表示无痛;另一端为 10,表示剧痛;中间部分表示不同程度的疼痛。让受试者根据自我感觉在横线上划一记号,表示疼痛的程度,几厘米就代表几分。

判断标准:0cm,无痛,无任何疼痛感觉;

1~3cm,轻度疼痛,不影响工作和生活;

4~6cm,中度疼痛,影响工作,不影响生活;

7~10cm,重度疼痛,疼痛剧烈,影响工作以及生活。

在实施了分娩镇痛之后可以把分值降低到 4 分以下,这样的话既可以耐受疼痛,又有足够的力气进行生产。

在国外分娩镇痛已经是一种常规的分娩形式,分娩镇痛让产妇们不再经历疼痛的折磨,同时还能减少分娩时的恐惧和产后的疲倦,对产后产妇的恢复也有很多好处。它让产妇在时间最长的第一产程得到休息,当宫口开全该用力时,因积攒了体力而有足够力量完成分娩。

(三)对产后抑郁症的影响　　产后抑郁症(postpartum depression,PPD)是一种严重的、广泛存在的精神疾病,可在产后一年内的任何时间发生,临床主要表现为失眠或嗜睡、情绪低落、焦虑、易怒、体重显著减轻、自尊心下降、难以集中注意力,甚至产生自杀想法。据报道,世界范围内产后抑郁症的发病率约为 13%~19%,在中国发病率高达 29.5%,产后抑郁症不仅会影响产妇的健康状况,还会导致母亲与婴儿的依恋关系受损、母乳喂养率较低、婚姻不和。

有研究报道分娩疼痛的严重程度与产后情绪障碍或产后抑郁症的风险有关。研究也证实了分娩疼痛的严重程度可以预测产后抑郁症的发生。分娩时子宫收缩引起剧烈疼痛,产程中胎头不断下降压迫盆底进一步加剧疼痛,由此导致的应激反应使产妇特别是初产妇焦虑不安、精神高度紧张,与产妇产后抑郁的发生密切关联。

分娩镇痛能有效减轻分娩时的疼痛。近年来,分娩镇痛技术在产科临床得到广泛应用,显著减轻了产妇的身心痛苦,有效缩短了产程,提高了母婴的安全性。研究发现分娩期间使用硬膜外麻醉与产妇产后抑郁的发生率相关,推测认为硬膜外分娩镇痛可以通过减轻分娩疼痛、降低产后抑郁症的发生率。

但也有学者研究证实分娩镇痛与产妇产后抑郁症的发生无相关性,他们认为患产后抑郁症的风险因素包括产妇以及她们丈夫的年龄、婚姻持续时间、妊娠次数等。

（四）对母乳喂养的影响　分娩时疼痛使交感神经产生刺激,从而抑制催乳素的分泌,导致泌乳功能异常,也会影响早期的母乳喂养。母乳是婴儿生长发育的理想食物,母乳喂养对新生儿有显著的益处,包括预防传染病、改善认知发展以及降低胃肠道感染风险等。同时母乳喂养是母婴沟通的重要组成部分,有研究证实乳汁循环可以有效降低产妇的焦虑和抑郁,过早停止母乳喂养也会增加产后焦虑和抑郁的严重程度。

最近有研究认为包括阿片类药物在内的硬膜外镇痛药物可能会影响母乳喂养,常用的硬膜外镇痛药物芬太尼极易穿过胎盘和胎儿的血 - 脑屏障,其半衰期为 2.0~2.5h,新生儿吞咽或吮吸所需的反射受到抑制,这可能会促使母亲过早停止母乳喂养。

也有部分研究认为分娩镇痛不会对母乳喂养产生负面影响,一项随机对照试验发现布比卡因与芬太尼合用进行硬膜外镇痛的产妇和未使用镇痛药物的产妇在 6 周和 3 个月时的母乳喂养无差异。由于影响母乳喂养的因素较多,如分娩方式和产次等,而且现有研究结果相互矛盾,仍需进一步研究加以证实。但是笔者仍然坚信分娩镇痛对产后泌乳功能还是有有益的影响,对改善产后抑郁也有一定作用。

第二节　分娩镇痛方法的分类

分娩镇痛的方法众多,主要可以分为非药物性镇痛和药物性镇痛两大类,非药物性镇痛和药物性镇痛两大类之下还可以细分为几个小类。非药物性镇痛有精神预防性分娩镇痛、精神安慰分娩镇痛、电刺激分娩镇痛、针刺麻醉分娩镇痛、水下分娩分娩镇痛等。药物性分娩镇痛有局部麻醉分娩镇痛、区域麻醉分娩镇痛和全身麻醉分娩镇痛,每种分娩镇痛方法均有其优缺点。选择的原则与麻醉选择是相同的,即在没有绝对禁忌证的情况下,选择麻醉医师自己最熟悉的镇痛方法,以保证安全有效。

分娩镇痛与其他麻醉方式选择不同的点在于不但要考虑镇痛方式及镇痛药物对母体的影响,还要充分考虑分娩方式及分娩所用的药物对胎儿的影响,对胎儿而言,各种麻醉镇痛方法的优缺点并不是那么绝对的,这个时候就要看麻醉医师对各种方式及药物的了解以及掌握程度了,关键是医师应选用自己最熟练的方法。同时也要充分理解和估计每种方法对胎儿和产妇的影响,并且对可能发生的并发症预先准备好处理的各种措施和方法,既要保证产妇无痛,更重要的是要保证母儿生命安全。下面就分别简要介绍一下不同的分娩镇痛方式。

一、非药物性镇痛

（一）精神预防性分娩镇痛 研究表明，产妇紧张、焦虑和惊恐的心理状态会引起体内一系列神经内分泌反应，这种反应使与疼痛相关的物质浓度增高，这些物质包括肾上腺皮质激素、皮质醇、儿茶酚胺等，疼痛的反应会加剧。

这种不必要的有害情绪可以通过产妇学校的产前训练来减轻或者避免，在产妇学校还应指导妊娠妇女在子宫收缩时如何通过调节呼吸等来减轻产痛。研究表明不同的呼吸方法可以在分娩的不同阶段帮助产妇放松，保存体力，进而控制自己的身体，抑制疼痛。深呼吸用鼻子吸气的时候，产妇能感到肺部的最下端充满了空气，肋廓下缘向外和向上扩张，紧接着，用嘴缓慢而深沉地将气呼出。在分娩时，这样的呼吸方式会产生一种镇静的效果，尤其在子宫收缩的开始和结束时做上述呼吸是最理想的，这种呼吸方式可以在分娩的时候，在助产士的提醒与鼓励下采取。与深呼吸相对的是浅呼吸的方式，这种方式仅使肺部的上部充气，这样胸部的上端和肩胛将会上升和扩展，呼吸应该丰满而短促，嘴唇微微开启，通过喉部把气吸入。深呼吸和浅呼吸方式交叉进行，浅呼吸大约 10 次之后需要再次深呼吸，10 次深呼吸之后再做 10 次浅呼吸，当子宫收缩达到高点时可以采用这种呼吸方式。

在阵痛频繁的时候，最容易和最有用的方法就是进行浅呼吸，类似于喘气。想象一下"喘气 - 呼气 - 吹气"的过程，在子宫颈完全张开之前，在过渡到停止往下施加腹压的时候，为了防止换气过度，可喘息 10~15 次，然后屏住呼吸默数 5 下。这种呼吸方式应该在产前的产妇学校就进行培训，并让产妇将呼吸法记牢并且多多练习。

（二）导乐分娩 孕期应多次进行产前教育，要在产前教育时纠正妊娠妇女"分娩必痛"的错误观念，锻炼助产动作和腹式呼吸以及在各个产程给予指导、精神鼓励和支持。就陪产而言，以前都是由助产士陪产，现在已经有很多医院开展了家化病房，有丈夫及其他亲人的家庭式陪产，助产士一对一陪产，以及有过自然分娩经历的志愿者导乐陪产的方式，这些陪产方式对于缓解产妇的焦虑情绪都是十分有益处的。

导乐分娩是目前最受推崇的一种自然分娩方式，"导乐"是希腊语"Doula"的音译，原意为"女性照顾女性"。导乐分娩开始于 1996 年的美国，最初是让产妇听着音乐生孩子，让产妇放松心情，然后使产妇减轻疼痛的生产。现在由一位有分娩经验、良好沟通技巧的妇女或助产士陪伴在产妇身边，为产妇提供专业化、人性化的服务，并使用非药物、无创伤的低频神经和肌肉刺激仪（又称分娩镇痛仪），阻断来自子宫底、子宫体和产道的痛感神经传导通路，达到持续、显著的分娩镇痛效果，让产妇在舒适、无痛苦、母婴安全的状态下顺利的自然分娩。

陪伴人员给产妇讲解分娩的各个过程，让产妇明白产程进展到哪个阶段了，让产妇做到心中有数，不用担心产程结束遥遥无期而失去信心。导乐分娩能从心理上给予产妇支持和安慰，暗示或鼓励其增强信心，使产妇消除紧张感，从而进一步减轻产痛。导乐分娩不光在心理上安慰产妇，在产妇疼痛时，还会给予适当的按摩或压迫，比如压迫髂前上棘或耻骨联合，减轻因阵痛引起的不适。

导乐分娩最大的优点在于产妇在整个分娩过程中始终保持清醒，并可自由运动，显著的镇痛效果可使宫缩更协调，体力消耗降低。产程中及时进食进水，从而增强了产力，有效缩短产程，明显改善产妇的精神状态，缓解恐惧和焦虑不安情绪，有效避免产后抑郁症的发生，有利于产后母乳喂养。可有效减少因剧烈产痛而选择剖宫产,有利于降低非医疗指征的剖宫产率,而且完全无副作用,是最自然的分娩镇痛法。

实施陪产可以使产妇得到持续的心理安慰和感情支持,从而使产程缩短,产后出血量减少,对疼痛的耐受能力增强,新生儿窒息的发生率下降。导乐分娩也有其缺点,最大的缺点就是与药物性镇痛方式相比镇痛效果较差,对产妇心理素质也有一定的要求。在临床实践中发现,分娩镇痛与产妇的精神、心理状态密切相关,如恐惧、焦虑、疲惫、缺乏自信及周围环境的不良刺激等因素都能降低产妇的痛阈。在二孩、三孩政策相继开放,迫切需要降低剖宫产率的今天,我们需要更多有爱心的、训练有素的导乐。

(三)经皮神经电刺激法　这种方法利用一种低频率脉冲镇痛仪,对产妇背部脊柱两侧或其他部位进行电流刺激,分散了疼痛的感觉,使疼痛减轻。

(四)耳穴电脑分娩镇痛仪　将耳穴电脑分娩镇痛仪的耳膜固定在产妇的耳蜗口,通过耳膜自动选穴,仪器发放脉冲阻滞传导镇痛。但是由于不是神经阻滞,所以存在镇痛不全的问题,只是把疼痛级别降低,达到产妇能够耐受的程度。

(五)按摩或针灸　分娩时按摩疼痛部位或利用中医针灸等方法也能够减轻分娩时的疼痛,针灸分娩镇痛是根据针灸学经络理论,循经取穴,以针刺产妇的双侧合谷、足三里、三阴交等穴位,促进体内能够降低疼痛感觉的乙酰胆碱的大量分泌,阻碍痛觉的传导,从而达到减痛或镇痛的目的。这种方法虽然不能完全止痛,但也能在不同程度上缓解分娩时的疼痛,这种方法也属于非药物性分娩镇痛的一种。

(六)水下分娩　即产妇于第一产程及第二产程的前期坐于浴盆中,靠水的浮力缓解产痛,但这种镇痛方法显然不能够达到无痛的目的,镇痛效果不确切,但是确实能在一定程度上缓解产痛,在国外应用较多。

非药物性分娩镇痛的优点是没有副作用,因为不使用药物,所以对产程和胎儿无影响,缺点是镇痛效果不够理想,只能在一定程度上减轻疼痛,所以临床上使用得并不广泛,或者说它们单独应用的机会较少,但是可以作为分娩镇痛的一种辅助方法与其他方法联合应用,以提高分娩镇痛的满意率。

二、药物性镇痛

与非药物性分娩镇痛一样,药物性分娩镇痛也有很多种方法,大致可以分为局部麻醉分娩镇痛、区域麻醉分娩镇痛和全身麻醉分娩镇痛等方法,每种方法均有其优点和缺点。选择的原则同样是在没有绝对禁忌证的情况下,选择麻醉医师最熟悉的方法,以保证安全有效。与非药物性分娩镇痛相比较,药物性分娩镇痛对胎儿来说可能影响会更大一些,所以我们更应该慎重考虑各种麻醉镇痛方法的优缺点,在保证母体和胎儿安全的前提下选用自己最熟练的方法,这就要求我们要充分理解和评估每种方法对胎儿和产妇的影响,而且有能力对可能发生的并发症预先准备好处理的各种措施和方法,既要保证产妇无痛,又要保证母儿生命安全。

(一)全身麻醉分娩镇痛　有很多药物可以用于全身麻醉分娩镇痛,例如使用较早的氧化亚氮和后来逐渐应用起来的氟烷、安氟烷和异氟烷等吸入性麻醉气体。但是后者对手术室会产生一定的污染,对医护人员的身体健康产生一定的影响,再加上所有吸入性全身麻醉药物的使用都需要特殊的吸入装置,这在产科分娩室内应用起来并不是十分方便,所以这种镇痛方式的应用还是受到了一定的限制。

氧化亚氮吸入性镇痛分娩，氧化亚氮即笑气，是一种无色、稍带甜味的吸入性麻醉气体，在临床麻醉中被广泛应用。分娩镇痛时，需要使用特殊的吸入装置按一定比例与氧气混合吸入，吸入氧化亚氮时产妇自持麻醉面罩放置口鼻部，在产妇宫缩即将来临前 30s 时，用力吸由 50% 氧化亚氮和 50% 氧气组成的混合气体数次，待产痛消失时，面罩即可移去。

氧化亚氮与氧气混合吸入能够抑制疼痛的刺激，适当比例的吸入对产妇的呼吸、循环无明显抑制作用，产妇意识清醒，因此不影响宫缩和产程，但如果吸入浓度过高也可能会产生麻醉现象。在吸入混合氧化亚氮后数十秒可产生镇痛作用，停止数分钟后作用消失，在助产人员的指导下，易于掌握。产妇在整个使用过程中保持清醒状态，很好地配合医师，还能在一定程度上缩短产程。

在临床上吸入氧化亚氮大约 50% 左右的产妇镇痛有效，而另外 50% 产妇镇痛无效，效果会因人而异，对氧化亚氮敏感的产妇感觉吸入后很放松，镇痛效果非常好，但是部分产妇可能会出现镇痛不全的情况，而且吸入后还会感到头晕，但宫缩的疼痛还在，效果不理想，副作用比较大。而且氧化亚氮镇痛只能减轻疼痛，不能做到完全无痛，有时镇痛效果不足。

氧化亚氮显效迅速、失效也快。氧化亚氮在发挥作用前有 30~45s 的潜伏期，而宫缩又先于产痛出现，因此间断吸入氧化亚氮至少应该在宫缩前 30s 使用，若感觉疼痛时再吸入，不但起不到止痛效果，反而在宫缩间歇进入浅睡状态并伴有不同程度的头晕、恶心。若吸入过深，产生全麻效果，则有误吸的可能性。与其他吸入性麻醉药物一样，氧化亚氮为吸入性气体，可造成室内空气污染，对医护人员的身体造成不良影响。

（二）肌内注射镇痛药物

1. 哌替啶　人工合成的抑制中枢神经的止痛药，白色结晶性粉末，味微苦，无臭。具有较强的镇静和止痛作用，镇痛作用较吗啡弱（为吗啡的 1/10），持续时间也比较短（3~4h），能使子宫颈肌肉松弛。通过镇痛加强大脑皮层对自主神经中枢的作用，对妊娠末期子宫，不对抗缩宫素收缩子宫的作用，故不改变子宫的节律性收缩，也不延缓产程，利于加强宫缩强度和频率，调整不协调宫缩。

使用方法：常用量为 50~150mg，肌内注射，给药后 15~20min 起效，1~1.5h 作用达到高峰，2h 后逐渐消退。给药简便，不需要麻醉医师直接给药，有医嘱的情况下，也可由助产士完成。因对局部有刺激性不宜皮下注射，40%~60% 的产妇镇痛有效。

注药后能迅速通过胎盘屏障，母体静脉注射后数秒钟即在胎血内出现，6min 达到母血与胎血之间的药物平衡，肌内注射后 2h 在胎血内浓度达高峰，对新生儿呼吸中枢产生抑制。在分娩第一产程肌内注射给予 50mg 哌替啶，能缓解疼痛而不会引起任何严重的不良反应，但是如果肌内注射 100mg 时，可使新生儿出现明显的呼吸抑制。若母体给予哌替啶后 1h 以上，胎儿尚未娩出，此新生儿最易出现呼吸抑制，这种迟发性作用是哌替啶的代谢产物（如去甲哌替啶）对胎儿呼吸中枢的影响所致，所以要掌握用药时机，以防对新生儿产生不利影响。

产科麻醉临床指南（2008 年）中也明确指出哌替啶对新生儿有一定的抑制作用，可导致新生儿呼吸抑制、Apgar 评分以及神经行为能力评分降低。部分产妇用药后头晕、恶心、呕吐、烦躁不安，大部分表现为表情淡漠、反应迟钝，在宫缩间歇往往嗜睡。

2. 地西泮　抗焦虑药，为白色或类白色的结晶性粉末，无臭，味苦。在乙醇中溶解，在水中几乎不溶。安定无镇痛作用,但可以解除产时的宫颈痉挛,具有加速产程和缓解产痛的作用,它通过抗焦虑和镇静作用,能够改善产妇恐惧紧张的不良情绪及疲惫状态,可使产妇得到一定程度的休息。但是可造成新生儿严重低血压和长时间的低体温,尤以早产儿明显,在使用过程中要引起重视。

需要注意的是在产程中掌握好肌内注射镇痛药物使用的时间非常重要。用药过早,镇痛效果不理想;用药过晚,又可能会出现新生儿呼吸抑制的问题,这就需要有经验的麻醉医师根据产程中的具体情况而作出用药时间正确的决定。

(三)局部麻醉分娩镇痛 主要包括宫颈旁神经阻滞麻醉及阴部神经阻滞麻醉,这两种麻醉技术一般都是由助产士来实行。宫颈旁神经阻滞麻醉主要是解除第一产程宫颈扩张和子宫体部收缩所致的疼痛,在宫口开大至 3cm 时即可应用。阴部神经阻滞麻醉主要使阴道及会阴松弛,主要在第二产程应用,在正常分娩中可缩短第二产程,配合局麻可使会阴切开、缝合时的疼痛消失,可使手术操作(如旋转胎头、胎头吸引助产及产钳助产等)所产生的疼痛减轻,易于进行。

(四)椎管内阻滞分娩镇痛 椎管内阻滞分娩镇痛包括硬膜外阻滞分娩镇痛、蛛网膜下腔阻滞分娩镇痛、蛛网膜下腔 - 硬膜外联合阻滞分娩镇痛以及骶管阻滞分娩镇痛。原理是通过硬膜外腔或蛛网膜下腔阻断支配子宫的感觉神经,产生感觉神经所支配区域的麻醉效果,减少宫缩的疼痛,甚至是消除宫缩时的疼痛。

一般在宫口开到 3cm 时,麻醉医师在产妇的腰部进行蛛网膜下腔或硬膜外腔穿刺,将低浓度的局麻药注入到蛛网膜下腔或硬膜外腔。可采用间断注药或用输注泵自动持续给药,达到镇痛效果,镇痛作用可维持到分娩结束。现在也有一些医院正在实行全程分娩镇痛,即在第一产程规律宫缩,产妇疼痛开始,就开始分娩镇痛。这样做的好处就是产妇在整个分娩过程中都不会感觉到疼痛,缺点就是由于麻醉医师介入过早,大大延长了麻醉医师的工作时间,也加大了工作量,在麻醉医师大量短缺的情况下,不太容易实现。分娩镇痛应用的麻醉药的浓度大约相当于剖宫产麻醉时的 1/5,浓度较低,镇痛起效快,可控性强,安全性高。

注入的药物也经过了不断的改革和创新,就目前而言,注入的药物种类繁多,主要包括局部麻醉药物和阿片类药物。由于新型药物罗哌卡因仅阻断最敏感的感觉神经,而不会影响到运动神经,因此产妇在不疼的时候还可以下地走动,并且一直处于清醒的状态,所以受到麻醉医师和产科医师的欢迎,应用十分广泛。如保留硬膜外导管,对消除产后宫缩痛也有效。

1. 硬膜外阻滞分娩镇痛 硬膜外阻滞分娩镇痛既可阻滞交感神经,减轻循环系统的后负荷,亦可缩短第一产程。至今为止这种分娩镇痛法是国际公认的镇痛效果最可靠、目前各大医院运用最广泛、效果比较理想的一种分娩镇痛法。在硬膜外阻滞分娩镇痛的过程中,产妇头脑清醒,能主动配合,积极参与整个分娩过程。但实行此种方法需有经过专门训练的人员操作,如果操作不当,有可能对母体造成局麻药中毒,导管误入蛛网膜下腔导致全脊麻,因交感神经阻滞而发生低血压以及延长第二产程等不良后果。对胎儿则有局麻药通过胎盘影响胎儿,以及因母体血压下降使胎儿心率减慢和酸中毒的可能性。大部分麻醉医师在经过系统的培训后都能够胜任此项工作。

2. 蛛网膜下腔阻滞(腰麻)分娩镇痛 蛛网膜下腔阻滞分娩镇痛因麻醉平面不易控制,一般不用于第一产程,而以鞍区麻醉方式用于第二产程。在分娩前 30~45min 开始麻醉,注药后 1~2min 即显效,能维持镇痛 60~90min。蛛网膜下腔阻滞分娩镇痛后约有 15% 的产妇发生头痛或呕吐,产后常有数小时尿潴留。日前已较少单独使用蛛网膜下腔阻滞分娩镇痛,多与硬膜外分娩镇痛联合应用。

3. 骶管阻滞分娩镇痛 骶管阻滞分娩镇痛通过阻滞骶神经使骨盆和产道松弛,外阴部和会阴部痛觉消失,但不能消除因宫缩引起的疼痛,故只适用于第二产程而不适用于第一产程。骶管阻滞分娩镇痛可与肌内注射分娩镇痛、全身麻醉分娩镇痛或硬膜外麻醉分娩镇痛配合便用,起到取长补短的效果。

4. 椎管内阻滞分娩镇痛的优点

(1) 与其他分娩镇痛的方法相比,椎管内阻滞分娩镇痛的镇痛效果好,可做到完全无痛,而其他方法只能是减轻疼痛,所以椎管内阻滞分娩镇痛尤其适合重度产痛的产妇,镇痛作用起效迅速。

(2) 在整个分娩过程中产妇的意识清醒,可以进食进水,能够与医师进行交流,并且能够主动地参与产程。

(3) 新型麻醉药物对运动神经几乎不产生任何影响,几乎没有运动阻滞,产妇可以下地自由走动,而且也不会增加手术助产率、剖宫产率,对产程和胎儿也没有影响。

(4) 椎管内阻滞分娩镇痛可以保持长时间持续的麻醉效果,导管置入产妇的硬膜外腔后,可以随时给药,并且可以根据产妇的需求给药,直至胎儿娩出后再拔除。可灵活地满足产钳和剖宫产的麻醉需要,为及早结束产程争取时间。

椎管内阻滞分娩镇痛虽好,但也不是人人都可以应用,有出血性疾病、胎盘早剥大出血可能、脊柱畸形、腰背部穿刺部位皮肤感染、严重心肺疾病,原发性宫缩乏力的产妇,以及有椎管内麻醉禁忌的产妇不适合应用。

椎管内阻滞镇痛技术含量高,需要由掌握麻醉专业技能的麻醉医师来操作,而且由于大部分产妇都比较肥胖,可能存在一定程度上的穿刺困难,有大约 3% 的镇痛失败率。虽然硬膜外穿刺技术对于麻醉医师来说都不是难点,但是药物剂量和药物浓度的选择,以及在产程中麻醉药物浓度的调整都是需要不断去摸索的,如果药物剂量和药物浓度的选择不当会对运动、产程及母婴产生不良影响。椎管内阻滞分娩镇痛法是有创性的,具有一定的操作风险和技术风险,应在操作前和产妇及家属充分说明。

第十一章

分娩镇痛的适应证、禁忌证与并发症

第一节　分娩镇痛的适应证与禁忌证

分娩镇痛有很多优点，但是也有一定的适应证和禁忌证，在临床操作过程中应严格掌握，分娩镇痛的优点包括：

1. 分娩镇痛最主要的优点就是能够减轻产痛，尤其适合于中重度产痛的产妇。

2. 分娩镇痛减轻产痛的同时，也能够减少产妇在生产过程中的恐惧情绪，这有利产妇分娩后泌乳，也能够在一定程度上减少产后抑郁的发生。

3. 分娩镇痛能降低子宫收缩频率、提高子宫活性，在一定程度上增强了产力。

4. 分娩镇痛在第一产程能使产妇得到充足的休息，有利于第二产程的进行。

5. 分娩镇痛对胎儿有利，减少产妇不必要的耗氧量和能量消耗，改善胎盘血流，防止母婴代谢性酸中毒的发生，降低异常胎心率的发生，有助于提高新生儿的 Apgar 评分。

6. 分娩镇痛能降低器械助产率，也有助于降低由于恐惧疼痛而选择剖宫产的可能性。

7. 分娩镇痛能降低会阴侧切的概率，让产妇在无痛或者轻微疼痛的情况下进行分娩，在无痛的状态下，各个部位的肌肉都是比较松弛的，包括会阴部，这有利于胎儿的娩出，从而降低会阴侧切的概率。

8. 产妇在整个产程中满意度提高。

一、分娩镇痛的适应证

分娩镇痛的适应证包括：

1. 由产科医师判断产妇及胎儿适合阴道自然分娩且产妇主动要求镇痛者。

2. 宫缩较强、分娩过程疼痛剧烈者。

3. 产妇有轻度心脏疾病或肺部疾患，不宜过度屏气者。

4. 痛阈较低者。

二、分娩镇痛的禁忌证

虽然分娩镇痛对产妇和胎儿有很多好处，但并不是每个产妇都适合分娩镇痛，大体上来说有阴道分娩禁忌证、麻醉禁忌证的人就不可以采用此方法。有一些是相对禁忌证，有一些则是绝对禁忌证,例如凝血功能异常就是椎管内麻醉的绝对禁忌证,这样的产妇就绝对不可以使用椎管内分娩镇痛这种方法了。分娩镇痛的禁忌证包括:

1. 有阴道分娩禁忌证的产妇,如脐带脱垂、持续性宫缩乏力或宫缩异常、前置胎盘、头盆不称及骨盆异常等,不适合经阴道自然分娩,自然不适合分娩镇痛。

2. 产妇不能配合者(如精神病患者等)。

3. 产前出血未查明原因者。

4. 产妇情况不允许经阴道试产者,如宫缩异常、胎盘早剥、胎儿窘迫。

5. 有椎管内穿刺麻醉禁忌证的产妇,不适合椎管内分娩镇痛,可以考虑吸入麻醉分娩镇痛,局部麻醉分娩镇痛或神经刺激仪分娩镇痛等。椎管内阻滞分娩镇痛禁忌证包括:

(1) 中枢神经系统疾病(脑膜炎、脊髓灰质炎、颅内压增高及严重头痛者)。

(2) 脊柱畸形(畸形部位在腰部者)、隐性脊柱裂、椎间盘滑脱、椎管狭窄、椎管肿瘤、脊柱外伤手术史。

(3) 凝血功能异常及长期口服抗凝药者。

(4) 产妇有出血性疾病(如血友病、血小板减少症)。

(5) 严重肥胖,穿刺点无法标清者。

(6) 重度休克及未纠正的低血容量,血常规:Hb<70g/L,PLT<90×10⁹/L。

6. 全身情况不良,如急性心力衰竭或严重冠心病,营养不良恶病质者。

7. 局部麻醉药物及全身麻醉药物过敏者。

8. 不具备母婴监护、麻醉意外抢救设备和技术力量的医院。

9. 因各种理由产妇拒绝分娩镇痛者。

第二节 分娩镇痛的并发症

分娩镇痛虽然有很多优点,也是一种比较安全的分娩方法,但是因为每个人的体质不同,在实施时也是有一定风险的。母体会发生一些不良反应和并发症,如寒战、血压下降、恶心呕吐、头疼等,不过这些不良反应一般都比较轻,而且短时间内就可以自行消失,对产妇和胎儿都不会造成太大的影响,不会威胁生命。分娩镇痛时使用的药量很低,因此它进入血液和胎盘的概率非常小,对胎儿的影响也很小。主要并发症包括:

1. 血压下降 分娩镇痛如果采用椎管内阻滞(硬膜外阻滞分娩镇痛、蛛网膜下腔阻滞分娩镇痛或硬膜外 - 蛛网膜下腔联合阻滞分娩镇痛)时,有可能会发生血压下降的情况。如果收缩压降至90mmHg以下,或比基础值降低20%~30%,称为低血压。发生机制是交感神经阻滞后,外周血管扩张,血液瘀滞于外周静脉中,导致回心血量减少,每搏输出量减少,血压下降。下胸腰段脊神经阻滞后,引起腹肌松弛,妊娠子宫失去依托,压迫下腔静脉导致静脉回流障碍,心排出量突然减少,也是引起血压下降的原因之一。

如母体血压过低或时间过长,可能导致胎盘血流灌注减少,引起胎儿低氧血症和酸血症等。因此,分娩镇痛开始实施前首先要开放外周静脉进行输液,并在实施前测得产妇基础血压,在分娩镇痛实施过程中和实施后密切监测产妇血压、心率及呼吸的情况,同时进行胎儿心率监测,避免阻滞平面过广。当出现低血压时,需将产妇置于左侧卧位,解除增大的妊娠子宫对下腔静脉的压迫,必要时静脉注射提升血压药物,根据情况给予适量麻黄碱或去氧肾上腺素。积极寻找产生低血压的原因,除外产科因素,对症治疗,给予吸氧、输液。

2. 局部麻醉药全身中毒反应 主要原因是局麻药误注入血管或因局麻药用量大,经局部血管迅速吸收引起。如果产妇出现了局部麻醉药中枢神经系统中毒的症状和体征,无论是早期的神经系统兴奋作用还是晚期的神经系统抑制作用,首先应立即停止注入局部麻醉药物,对症支持治疗,面罩吸氧,如必要建立人工气道进行人工通气,使用较低剂量的安定类药物治疗惊厥抽搐发作,对产妇进行保护,防止舌咬伤或者坠落伤。

如果出现局部麻醉药物心血管毒性反应,应启动复苏流程,20% 脂肪乳剂是局部麻醉药心血管毒性反应的有效解毒剂,可及时经静脉使用。根据产妇和胎儿情况,必要时考虑行紧急剖宫产终止妊娠并开始新生儿复苏。

3. 全脊髓麻醉 穿刺过程中如果导管穿破硬脊膜而没有被发现,将拟注入硬膜外腔的药物误注入蛛网膜下腔,由于硬膜外阻滞药物剂量明显多于蛛网膜下腔所需药物,导致阻滞平面过高,甚至发生全脊髓麻醉,严重者可致呼吸心搏骤停。

如发生全脊髓麻醉,马上将产妇体位调整为头高脚低位,使药液向尾测扩散,对症支持治疗,吸氧,应用血管活性药物,如发生呼吸心搏骤停,采用标准复苏程序予以复苏。硬膜外连续给药或自控分娩镇痛时所使用的局麻药浓度很低,因此不容易在短时间内引起全脊髓麻醉,只要密切观察阻滞平面的变化,并监测血压、呼吸等生命体征,是能够及时发现和处理的,不至引起严重后果。

4. 镇痛不全或单侧阻滞 首先排除产科因素,如膀胱过度膨胀、子宫收缩过强、子宫破裂等。然后检查硬膜外导管位置、是否脱出、是否断裂、有无打折受压、位置是否正确。现在有一种新型的硬膜外导管,为加强型硬膜外导管,这种导管柔软又抗压,能够减少在硬膜外置管过程中刺破硬膜外腔静脉丛引起出血的概率,也能够减少硬膜外导管打折、压扁的可能性。如果是镇痛不全,可于硬膜外腔补充局部麻醉药物或适当增加硬膜外腔局部麻醉药物浓度,必要时重新进行硬膜外腔穿刺及置管。

5. 恶心呕吐 首先分析恶心呕吐的原因,低血压引起的恶心呕吐应首先治疗低血压,还可使用 5- 羟色胺受体拮抗剂进行治疗。

6. 胎儿心率异常 产程进展有复杂性和多变性,胎儿心率异常有多种原因,首先应找到原因,对症处理。调整产妇体位,改为左侧卧位,吸氧,排除麻醉平面过高及其他原因引起的母体低血压因素,暂停缩宫素,持续观察胎心变异情况,必要时进行紧急剖宫产。

7. 尿潴留 尿潴留是蛛网膜下腔阻滞的常见并发症,助产士或产房护士应动态监测产妇膀胱充盈情况,如膨胀应单次导尿或留置尿管。

8. 瘙痒 一般是阿片类药物的副作用,瘙痒一般出现在头面部,根据具体情况可给予小剂量阿片受体拮抗剂治疗,如纳洛酮 40~80μg 等,必要时 5min 后重复给药。

9. 发热 临床工作中会发现有一部分产妇在分娩过程中体温轻度升高,而分娩镇痛增加了发热的比率,如产妇发热应进行常规退热处理,适量进行补液。查明原因,应除外感染因素,根据感染情况决定抗生素的使用及是否需要立即终止妊娠。

10. 呼吸抑制 比较罕见,多由阿片类药物引起,可给予纳洛酮进行拮抗,但要注意纳洛酮的半衰期与阿片类药物的差别,必要时可再补充,防止纳洛酮失效后再次出现呼吸抑制。

11. 头痛 部分产妇硬膜穿破后脑脊液外漏而引起低颅压,造成穿刺后头痛,蛛网膜下腔阻滞穿刺针较细,头痛发生率低,头痛发生后症状较轻。硬膜外腔阻滞穿刺针比较粗,意外穿破硬膜后,脑脊液漏出较多,头痛发生率高,头痛发生后症状较重。头痛发生后产妇需卧床休息,进行补液治疗等,这种头痛是自限性的,1周内多能自行缓解,严重者需对症治疗或硬膜外自体血注射。

12. 神经损伤 主要的原因有胎头或胎儿在产道下降过程中,压迫盆腔产道后面的外周神经或第二产程中下肢过曲、体位不当引起,这种神经损伤应该与椎管内镇痛穿刺时引起的神经损伤相区别,穿刺过程中小心谨慎,防止损伤神经,如若不是穿刺针穿刺引起的损伤,一般在3个月内能自动恢复。

13. 产程延长 从一些间接的研究结果推论,实施椎管内分娩镇痛时,第一产程变化不大,甚至有研究表明分娩镇痛有时还会加速第一产程,而第二产程可能延长15~20min,因此在宫口将近开全的时候需要减少药量或减小药物浓度。

14. 嗜睡 也较常见,有可能是由于麻醉药物的镇静作用,也有可能是由于产程开始后产妇一般休息不好,镇痛效果产生后,疼痛消失,产妇困倦。

第三节 分娩镇痛前的准备

在分娩镇痛开始之前要做好设备、药品、场地以及人员的准备,以保障产妇及胎儿的安全。

一、设备及物品的准备

1. 麻醉机 实施全身麻醉分娩镇痛时,由麻醉机输出一定浓度的吸入性麻醉药物和氧气。在椎管内麻醉镇痛时,万一发生了高位脊髓麻醉或者全脊髓麻醉时,可以进行人工通气支持,其他麻醉方式分娩镇痛时由于麻醉药物过敏、局麻药物中毒,产妇发生各种呼吸循环系统不稳定及心肺脑复苏时呼吸支持之用,所以在分娩镇痛时必须有随时可以使用的麻醉机。

2. 多功能心电监护仪 在分娩镇痛前就要开始对产妇进行心电、血压和血氧的监测,而且这种监测要一直持续到分娩结束后。

3. 气道管理用品 喉镜、不同型号的气管导管、口咽通气道、喉罩、困难气道器具等。

4. 吸痰器、吸痰管、负压吸引器 所有的产妇都应被视为饱胃患者,所以为了预防反流误吸的发生必须事先备好吸引装置。

5. 供氧设备 中心供氧、氧气瓶、面罩等。

6. 椎管内镇痛穿刺包、镇痛泵等。

7. 胎心监护仪、新生儿抢救复苏设备 从产妇进入产房或分娩室开始就要开始持续不断的胎心监护。

8. 加压加热输血设备、加热毯。

9. 抢救车 包括抢救物品及药品。

二、药品的准备

局麻类药物(利多卡因、罗哌卡因、布比卡因、氯普鲁卡因等)、阿片类药物(芬太尼、舒芬太尼等)、配置药品的生理盐水、血管活性药物,急救类药品(阿托品,肾上腺素、脂肪乳剂等)、消毒液。抢救设备及麻醉药品由专人负责维护补充、定期检查并做登记。

三、场地的准备

在产房建立一个无菌房间专为分娩镇痛操作使用,如果产房单间能够达到无菌要求也可进行操作,麻醉医师或麻醉护士进入分娩操作室必须更换衣裤、鞋帽,严格遵守无菌操作规范要求。尽量把分娩镇痛的产妇集中在一个产房内,这样便于麻醉医师管理。穿刺部位按要求范围消毒,各操作环节严格按无菌要求操作,穿刺包及镇痛泵药盒为一次性,其他物品应定期清洁、消毒,房间定时消毒并定期做细菌培养,检测房间无菌达标情况。

四、产妇的准备

1. 产妇进入产房后避免摄入固体食物,不要吃得过饱,因为妊娠可以使胃排空时间延长,胃排空减慢,如果吃的太多或吃了蛋白和脂肪含量高的难消化的食物更容易发生呕吐,甚至是误吸。可饮用高能量无渣饮料,防止脱水和有效循环血容量不足引起镇痛过程中血压波动过大。

2. 开放静脉通路,分娩镇痛开始前可以进行快速输液,也可以保障出现异常情况时能及时快速用药处理。

3. 签署分娩镇痛同意书(产妇本人或委托人)。在进行分娩镇痛操作之前,首先要告知产妇所采取的镇痛方式以及可能出现的并发症或医疗风险,在镇痛过程中怎样配合及注意事项,取得产妇及家人的同意后并在知情同意书上签名。

第十二章

分娩镇痛药物的药理

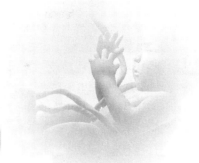

围生期药理学是药理学的一门分支学科,是主要研究围生期间药物与胎儿或新生儿之间相互作用及其作用规律的一门学科。围生期是指产前、产时和产后的一段时间,包括胎儿在母体内生长发育至出生、新生儿阶段,国际上对围生期有 4 种规定:①从妊娠第 28 周(胎儿体重 1 000g,身长 35cm)到产后 1 周;②从妊娠第 28 周到产后 4 周;③从妊娠第 18 周(胎儿体重 500g,身长 25cm)到产后 4 周;④从胚胎形成到产后 1 周。产科麻醉医师必需熟悉妊娠妇女和胎儿各个器官发育不同阶段的特点,在产妇分娩过程中麻醉医师也通常是产房必备工作人员之一,麻醉医师的任务是给产妇应用一些药物,这些药物对产妇、胎儿和新生儿会产生何种药效学和毒理学影响,药物在产妇、胎儿和新生儿体内又会产生什么药代动力学作用,是值得所有麻醉医师、产科医师和助产士深思的内容。

本章探讨的内容主要包括孕期母体、胎盘,胎儿的生理变化,对药物转运转化的影响。进一步讨论麻醉医师应了解的围生期药理学知识,围生期相关药物的相互影响等。

第一节　孕期母体、胎盘、胎儿的生理变化

一、母体部分

妊娠期间,母体各系统均发生显著变化,但围生期药理学阐述的最重要部分则是母体循环系统和子宫的解剖学变化。

（一）母体循环系统的变化

1. **妊娠期心脏的变化**　随着孕期增大,子宫底上升,膈肌升高,心脏位置发生了改变,心脏向左、向上、向前移位。心脏容量也随之增加,从早孕期到妊娠末期约增加 10% 左右,心脏轻度扩大,妊娠的高动力循环使心音增强,特别是 p2 增强明显,90% 的产妇可有一个响亮的第三心音。同时血流量和血流的速度也增加,心率自孕 8~10 周开始增快,至 34~36 周达高峰,以后渐降。心率每分钟增加 10~15 次,24h 共增加 1.44 万 ~2.16 万次。

母体心排出量和血容量增加,心排出量的增加是从妊娠 12 周开始到妊娠 32 周、34 周之间达到高峰,约增加 30%,此后保持稳定,临产后,特别是在第二产程,心排出量又明显的增加。血容量的增加从妊娠 6 周开始,孕 32 周至 34 周达到高峰,血容量增加 1 500ml,约增

加35%,其中血浆增加1 000ml,红细胞增加500ml,所以妊娠期极易出现生理性贫血。

2. **静脉压的改变**　妊娠使盆腔血液回流到下腔静脉的血量增加,子宫右旋压迫下腔静脉使血液回流受阻,易发生下肢及会阴静脉曲张及痔疮。长时间仰卧位时,还可以引起回心血量的减少、心排出量降低、血压下降,称为仰卧位低血压综合征。

血压在妊娠早期及中期,因外周血管阻力下降,舒张压在孕16~20周时可降低2.0kPa,以后逐渐上升,至孕末期恢复到正常水平。上肢静脉压在孕期较稳定,下肢静脉压因受妊娠子宫压迫导致上升,从孕12周开始升高,到妊娠晚期可高出正常水平100~200Pa(10~12cmH$_2$O)。

3. **血液成分的改变**　首先是红细胞的改变,妊娠期骨髓不断地产生红细胞,红细胞轻度增多,但较血容量的增加相比较少。由于血液稀释,孕期易出现缺铁性贫血,为了满足胎儿的生长发育及母体各个器官生理变化和适应红细胞增加的需要,到了孕中晚期,应该注意增加含铁丰富食物的摄入。

其次是凝血状态的改变,凝血因子均增加,血小板无明显改变,血液处于高凝状态,有利于防止产后出血。血浆蛋白的变化,妊娠期主要是清蛋白减少,由于血液稀释,自早孕开始降低,到了孕中期,血浆蛋白约为60~65g/L,一直维持到分娩。

妊娠期心血管和血流动力学的变化影响母体用药的药理学特性,包括药物分布容积以及从组织储存中吸收等。

(二) **子宫解剖学的变化**　子宫是胎儿生长发育的地方,妊娠以后子宫的改变最明显。子宫长度从7.5cm增至35cm,重量由非孕的70g增至足月时1 100g(不包括胎盘和胎儿),由于子宫重量增加,迫使血管供应增加。子宫的增大是由于纤维组织增多和子宫平滑肌细胞肥大所致。

子宫血供主要来源于子宫动脉及其分支,包括供应子宫肌层的弓形动脉及子宫内膜的螺旋动脉,妊娠后,螺旋动脉将富含氧气及营养物质的母血送至绒毛间隙,与胚胎的血液进行物质交换。妊娠子宫动脉血供应主要来自髂内动脉的分支(子宫动脉)和卵巢动脉,这些血管均起自腹主动脉。子宫动脉经阔韧带沿着妊娠子宫的外侧缘与卵巢动脉吻合,然后穿透子宫肌层,在子宫肌层中再分支形成血管环(弓形动脉),发出的放射状动脉再穿透其余的子宫肌层。

子宫黏膜称为子宫内膜(妊娠时称为蜕膜),包含子宫血管终末板,称为螺旋动脉。妊娠子宫的螺旋动脉(约180~320支)进入胎盘组织,终止于绒毛间隙。每一条螺旋动脉供应一个基本胎盘单位,称为胎盘功能单位,胎盘单位是由螺旋动脉及其周围的绒毛间隙和一个或数个绒毛膜绒毛构成。随着子宫血管的再分支,其组织结构特征也发生变化。弓形动脉和放射状动脉是肌性的,但螺旋动脉并不是,所以螺旋动脉易于梗死,这一点在讨论子宫胎盘灌注的调节时很重要。

妊娠子宫的静脉回流始于分布在蜕膜组织上的蜕膜静脉,蜕膜静脉回流到与子宫和卵巢动脉伴行的子宫和卵巢静脉。

二、胎盘部分

胎盘只是在妊娠时才存在的器官,是母体和胎儿组织构成的复合体,胎盘是将母血和胎儿血液分隔开的屏障。从妊娠第13d起,绒毛开始形成血管、子宫内膜螺旋动脉伸入绒毛间隙,第4~5周,胎盘循环开始建立并逐渐完善,此时母体任何药物都必须通过胎盘循环才能到达胎儿循环。药物通过胎盘的程度,除取决于药物的理化性质外,还与用药时胎盘的结构和功能状况以及药物在妊娠妇女体内分布的特点有关。在讨论围生期药理学时,应当把胎盘视为连接母体与胎儿循环的半渗透膜,其结构和功能都很复杂,胎儿生长发育所需的物质均需通过胎盘才能进入胎儿体内。

人类的胎盘象个圆盘,可分成两块板:①母体组织构成的基底膜;②胎儿组织构成的绒毛板。两板块在周边相连接形成结缔组织环,称为 Waldeyer 环。正常妊娠的胎盘重量约为胎儿体重的 1/6,直径大约是 20cm,厚度约为 3cm(不超过 5cm)。

胎盘的基底膜由蜕膜和血管网构成,而绒毛板则由 3 层组织及其支撑结构组成,从而形成供胎儿进行物质交换的绒毛膜绒毛。绒毛间隙则位于基底膜和绒毛板之间,绒毛膜绒毛沿着螺旋动脉伸入绒毛间隙,由蜕膜组成的间隙又将绒毛间隙再分隔。每支螺旋动脉及其间的蜕膜组织、绒毛间隙和绒毛膜绒毛组成胎盘功能单位。蜕膜组织将胎盘进一步分成小叶状,称绒毛叶,随着妊娠的进展,绒毛膜绒毛发育成熟。妊娠极早期绒毛是光滑的,由两层组成,外细胞层(合体滋养层)及内细胞层(细胞滋养层),这两层又将胎儿脐毛细血管与绒毛间隙分隔开来。绒毛成熟后,形成分支和两层扁平细胞,绒毛间隙与脐毛细血管之间的距离缩小,此成熟过程在讨论胎盘转运时很重要。

从母体到胎儿,物质转运经过绒毛膜完成,人类胎盘的血流与其他哺乳动物不同,通常都认为是绒毛顺流形式。尽管对绒毛顺流交换的机制了解甚少,但可将胎盘功能单位与肺泡功能单位进行比较,每一个胎盘功能单位的结构都酷似肺泡。总数约 180~320 支的螺旋动脉中,在某一时间内真正开放的大概仅有 100 支,因此,胎盘功能单位就像肺泡一样有可能灌注不足。实际上胎盘内的分流跟肺脏相仿,只是其生理学机制仍未完全阐明。

母体和胎儿体内的药物通过胎盘转运进入对方体内的过程称为胎盘药物转运。胎盘药物转运的主要方式有被动转运、主动转运和特殊转运。影响胎盘药物转运的因素有很多。主要包括以下几个方面。

1. 胎盘循环动力学

(1) 母体循环:凡能影响子宫血流量和母血在胎盘中流量的因素皆可影响药物的胎盘转运(母血胎盘流量 500~600ml/min)。

(2) 胎儿循环:任何影响胎儿循环的因素均可改变进入胎儿组织的药物浓度和进出胎儿循环的药物比率。

2. 药物的理化性质

(1) 药物的脂溶性和解离度:凡脂溶性较高的药物易通过胎盘到达胎儿。很多药物在体内环境中以非离子状态与离子状态同时存在,只有脂溶性较大的非离子状态部分才能通过胎盘,有机弱电解质药物分子在非解离状态时脂溶性较高,解离状态时水溶性较高。解离程度还与内环境中的 pH 有关。

(2) 分子量:分子量越小越易通过胎盘,分子量在 250~500 的药物易通过。小分子量的水溶性药物可以通过胎盘膜孔转运(被动转运)。

(3) 蛋白结合力:药物和蛋白结合后形成大分子物质,这种大分子物质不易通过胎盘。

3. 胎盘的发育变化 胎盘发育对转运药物有影响,胎盘的成熟程度不同,其生物功能亦有差异,影响药物转运。

4. 胎盘的药物代谢 胎盘除转运作用外还有代谢药物的能力。胎盘含有催化药物氧化的氧化酶,以及对内源性生物活性物质进行代谢的其他代谢酶,可以对芳香族化合物进行代谢,对皮质激素等内源性物质有重要的生物学意义。

三、胎儿部分

胎盘胎儿灌注(脐带-胎盘灌注)在解剖学上与胎盘母体灌注(子宫-胎盘灌注)不同,胎儿心血管系统的特点允许胎儿在两个完全不同的环境中生存。熟悉胎儿的心血管解剖,对于了解围生期药理学是必不可少的。

(一)胎儿的心血管解剖　胎儿血经由髂内动脉发出的两条脐动脉经脐带进入胎盘,在胎盘内经再度分支分成小血管,最终形成脐毛细血管,并分布于被结缔组织包绕的绒毛膜绒毛中。在绒毛间隙中,由细胞滋养层和上皮状合体滋养层与母体血液分隔。含氧量低、含代谢产物的胎儿血进入脐动脉,流经脐毛细血管,经净化及氧合后,通过脐静脉回流至胎儿。

胎儿血液被充分氧合后,通过脐静脉在脐部进入胎儿体内,其中约50%进入门静脉循环灌注胎儿肝脏,其余的进入下腔静脉。进入胎儿门静脉循环的胎儿脐血流量随静脉导管反应而变化,所谓胎儿酸血症,就是因为静脉导管关闭使脐血分流入下腔静脉的量超过了门脉系统。

脐血最终都进入下腔静脉,流入右房,再与从头部和上肢经上腔静脉回到右房的乏氧血混合,右房的大部分血液通过卵圆孔流入左房,然后流入左室,注入主动脉。右房的一小部分血液经右室和肺动脉流出道到达胎儿肺脏,由于胎儿肺脏无呼吸作用,所以其灌注并不重要,到达肺部的大部分血流经动脉导管进入主动脉。最后,胎儿心排出量的40%~50%又经过脐动脉回到胎盘。

(二)胎儿的药代动力学　胎儿处于不同的发育阶段,各器官功能尚不够完善,对药物分布、灭活和反应与成年人有明显差异。

1. 胎儿的药物分布　有些药物在母体和胎儿各组织中的分布状态基本一致,但有些药物对母体和胎儿组织有不同选择,如地西泮在妊娠12~16周时胎儿体内较母体为高。这种分布特点与下列因素有关:①经胎盘进入脐静脉的药物,有60%~80%随血液流经门静脉进入肝脏,故胎儿肝内药物浓度较其他器官为高;②一般胎儿血浆蛋白较低、血液中游离型药物较高,进入到组织中药物增多;③胎儿不同组织摄取药物可能存在选择性,如脂质含量丰富的组织与脂溶性大的药物亲和力高,摄取药物量大;④其他影响药物在胎儿体内分布的因素,如体脂、血-脑屏障等。

2. 胎儿的药物代谢　胎儿对药物的代谢能力是不足的,许多药物代谢主要在肝脏中进行,但胎儿肝中脱氧酶活性仅为成人的3%~4%。药物常需氧化,氧化后与葡糖醛酸结合,形成葡糖醛酸苷类衍生物由尿中排出。所以胎儿对某些药物的解毒是不足的,如巴比妥、磺胺、水杨酸类和激素等,在某些条件下可在胎儿体内达到毒性浓度。

第二节　几种常用局麻药的药理学

一、局部麻醉作用

局部麻醉药可提高产生神经冲动所需的阈电位,抑制动作电位去极化上升的速度,延长动作电位的不应期,其致使神经细胞丧失兴奋性及传导性。局部麻醉药以适当的浓度作用于局部神经末梢或神经干周围,能暂时、完全和可逆地阻断神经冲动的产生和传导,在意识清醒的情况下可使局部痛觉等感觉暂时消失,局麻作用消失后,神经功能可完全恢复,同时对各类组织无损伤性影响。

局部麻醉的作用与神经细胞或神经纤维的直径大小及神经组织的解剖特点有关,一般规律是神经纤维末梢、神经节及中枢神经系统的突触部位对局部麻醉药最为敏感。对混合神经产生作用时,首先消失的是痛觉,继之依次为冷觉、温觉、触觉、压觉消失,最后发生运动麻痹。

(一)作用机制　局部麻醉药稳定细胞膜,阻断神经细胞膜上的电压门控性 Na^+ 通道,降低细胞膜对 Na^+ 通道的通透性,引起 Na^+ 通道蛋白构象变化,Na^+ 通道闸门关闭,阻止 Na^+ 内流,阻止神经动作电位产生和神经冲动的传导,从而产生局麻作用。

(二)构效关系　局部麻醉药在结构上由三部分组成,即芳香族环、中间链和胺基团,中间链可为酯链或酰胺链。根据中间链的结构,通常将局部麻醉药分为两类:酯类或酰胺类。酯类结构中具有—COO—基团,属于这一类的药物有普鲁卡因、丁卡因等。酰胺类结构中具有—CONH—基团,属于这一类的药物有利多卡因、布比卡因等。

二、常用局部麻醉药

(一)普鲁卡因　普鲁卡因亲脂性低,黏膜穿透力强,毒性小,安全范围大,常用于浸润麻醉、蛛网膜下腔麻醉和硬膜外腔麻醉。普鲁卡因作用时间短,只能维持 30~45min,药液中常加入肾上腺素。普鲁卡因进入血液循环后很快被血浆假性 AchE 水解成氨苯甲酸和二乙氨基乙醇,所以应避免与磺胺类药物合并应用,因代谢物氨苯甲酸能对抗磺胺药物的抗菌作用。还应避免与琥珀胆碱合用,因两种药物都经血浆 AchE 代谢,具有竞争血浆 AchE 的作用,增加琥珀胆碱的毒性。应用普鲁卡因时需要药前皮试,避免发生严重的过敏反应。

(二)利多卡因　与普鲁卡因相比,利多卡因作用快、强、持久,黏膜穿透力较强,作用时间、效应及毒性与药物浓度有关。利多卡因又被称为是全能局麻药,用作表面麻醉、浸润麻醉、神经阻滞麻醉、蛛网膜下腔麻醉及硬膜外腔麻醉均有效。利多卡因毒性较小,安全范围较大,对组织无刺激,无局部血管扩张作用,无过敏反应,对普鲁卡因过敏者可选择利多卡因。利多卡因还具有抗心律失常作用,常用于治疗室性心律失常。

(三)丁卡因　丁卡因属于长效局麻药,作用快、强、持久,用药后 1~3min 起作用,麻醉强度比普鲁卡因强 10 倍,可维持 2~3h。黏膜穿透力强,常用于表面麻醉,也可用于蛛网膜下腔麻醉和硬膜外腔麻醉。因其毒性大,毒性比普鲁卡因大 2~4 倍,安全范围小且代谢缓慢,易发生毒性反应,所以不用于浸润麻醉。

(四)布比卡因　布比卡因的水溶液稳定,麻醉作用强,持续时间长,局麻作用比利多卡因强 4~5 倍,时效与丁卡因相似或更长,可维持 5~10h。主要用于浸润麻醉、蛛网膜下腔麻醉和硬膜外腔麻醉。由于布比卡因有严重的心脏毒性,应用时应注意加强心脏功能的监测。

(五)左旋布比卡因　左旋布比卡因为新型长效局麻药,作为布比卡因的异构体,理论及动物实验的证据证明具有较低的毒性。

(六)罗哌卡因　罗哌卡因的化学结构类似布比卡因,其阻断痛觉的作用较强而对运动的作用较弱,作用时间短,患者能够尽早离床活动并缩短住院时间。对心脏的毒性比布比卡因小,有明显的收缩血管作用,使用时不需要加入肾上腺素。适用于蛛网膜下腔麻醉、硬膜外腔麻醉、神经阻滞麻醉和局部浸润麻醉。由于罗哌卡因对子宫和胎盘血流几乎无影响,故适用于产科手术麻醉。

三、不良反应与防治

1. 毒性反应　局麻药迅速吸收入血使血中局麻药浓度过高,引起中枢神经系统毒性和心血管系统毒性。其发生的可能机制是由于局麻药入血后选择性作用于边缘系统、海马、杏仁核及大脑皮质的下行抑制性通路,使皮质及皮质下易化神经元释放不遇阻抗,故肌牵张反射亢进导致惊厥。对中枢神经系统的作用是先兴奋后抑制,局麻药对心肌细胞膜有稳定作用,吸收后可降低心肌兴奋性,使心肌收缩力减弱,传导减慢,不应期延长。

针对局麻药的毒性反应应以预防为主,掌握药物浓度和一次允许的极量,采用分次小剂量注射的方法。小儿、妊娠妇女、肝肾功能不全的患者应适当减量。如有中毒患者,应静脉注射地西泮,可加强边缘系统 GABA(γ 氨基丁酸)能神经元的抑制作用,可防止惊厥发作。

2. 变态反应　较为少见,在少量用药后立即发生类似过量中毒的症状,出现荨麻疹、支气管痉挛及喉头水肿等症状,普鲁卡因可引起过敏反应。

应询问变态反应史和家族史,普鲁卡因使用前做过敏试验,用药前可先给予小剂量,若患者无特殊主诉和异常再给予追加剂量。一旦发生变态反应应立即停药并抢救。

第三节　其 他 药 物

一、哌替啶

哌替啶是目前最常用的、人工合成的强效镇痛药。

(一)药理学性能　哌替啶与吗啡一样,也是阿片受体激动剂,药效约为吗啡的 1/10~1/8,与吗啡在等效剂量下可产生同样的镇痛、镇静及呼吸抑制作用,但哌替啶维持时间较短,无吗啡的镇咳作用。哌替啶主要作用于中枢神经系统,对心血管系统和平滑肌有一定影响。常用剂量为:50~100mg/ 次,最大量不应超过 200mg/ 次。

1. 镇痛、镇静作用　哌替啶为中枢神经系统的 μ 及 κ 受体激动剂,可选择性地减轻和缓解疼痛而不影响其他感觉。它还具有明显的镇静作用,在解除疼痛的同时可减轻伴随疼痛而产生的不愉快情绪,使得疼痛易于耐受。

2. 呼吸抑制作用　镇痛剂量的哌替啶有呼吸抑制作用,主要是降低延髓呼吸中枢对二氧化碳的敏感性,还可抑制脑桥呼吸调整中枢,降低主动脉体化学感受器对缺氧的反应能力,主要表现为潮气量减少,其抑制呼吸的程度与用药剂量和途径相关。哌替啶用于分娩镇痛时,必须注意其对新生儿的呼吸抑制作用。

3. 心血管系统作用　治疗剂量的哌替啶对心血管无不良影响,用药后直立或走动的患者可出现眩晕或体位性低血压,改为卧位后可迅速消失。大剂量应用时,产生直接的心肌抑制作用,使心肌收缩力降低,对于心脏代偿功能差的患者来说表现更为明显。静脉注射给药有时会出现外周血管阻力降低,周围血流量增加,这可能与该药降低血管运动中枢的张力及使体内组胺释放有关。具有抗胆碱作用,有的患者用药后出现心率增快。

4. 平滑肌的作用　哌替啶有兴奋平滑肌作用,可短时间提高胃肠道括约肌和平滑肌的张力,减少肠蠕动,对妊娠晚期子宫的正常收缩活动无不良影响。

(二)体内过程　哌替啶经各种途径给药均可吸收,肌内注射后40~60min达高峰,静注后5~10min达高峰,以后浓度逐渐下降。该药与血浆蛋白结合率约为60%,其余迅速分布到各脏器和肌肉组织,90%经肝脏代谢成哌替啶酸、去甲哌替啶和去甲哌替啶酸水解物,然后与葡糖醛酸形成结合型或以游离型经肾脏排出,尿液pH酸度大时,随尿排出的原形和去甲基衍生物有明显增加。哌替啶可经胎盘达胎儿体内,用药后2h胎儿血药浓度达高峰,以后降低,约4h消失,也有少量自乳汁排出。

(三)临床应用

1. 镇痛　为哌替啶主要用途,用于各种剧痛,如创伤、手术、分娩、内脏绞痛的镇痛,镇痛强度约为吗啡的1/8~1/10。肌内注射50mg可使痛阈提高25%,肌内注射125mg可使痛阈提高75%,持续时间约为4h。用于分娩镇痛时,从阵痛开始时肌内注射,常用用量25~50mg,每4~6h按需要重复,一次量以50~75mg为限。

2. 麻醉前给药　术前30~60min按体重1.0mg/kg肌内注射。可使患者安静,消除紧张情绪,减少麻醉药用量。

3. 人工冬眠　与氯丙嗪、异丙嗪合用为人工冬眠合剂。

4. 心源性哮喘　可代替吗啡使用。

(四)对产程及母婴的影响　在众多镇痛药中,哌替啶在产科镇痛应用最广,大量资料表明哌替啶可缩短第一产程,这主要是因为镇痛剂量的哌替啶不影响子宫肌肉收缩的节律、强度和频率,无对抗缩宫素兴奋子宫的作用。此外,哌替啶在镇痛的同时避免和减轻了产程中因情绪紧张致儿茶酚胺分泌过多所引起的宫缩紊乱,使宫缩更加协调而加快产程,对产后出血也无影响。

哌替啶以单纯弥散方式通过胎盘作用于胎儿。因胎儿血液循环的特点,进入胎儿体内的药物50%被肝脏转化,其余部分从静脉导管经下腔静脉进入体循环,到脑循环时药物已被稀释,所以胎儿脑组织中药物浓度相对减低。由于新生儿呼吸中枢对镇静药物和麻醉药物高度敏感,而且新生儿离开母体后只能依靠自身的分解排泄功能来消除已进入体内的药物,只有药物代谢排出之后才能从呼吸和循环抑制的状态中恢复过来。对于早产儿来说,由于其肝、肾功能不健全,呼吸的起动和维持受药物的影响较持久,因此分娩期应用哌替啶有着严格的时间限制。

哌替啶可使胎儿对糖的利用和代谢均降低,可改变胎儿正常脑电图,还可使胎心率基线变异减少,但对胎儿血压、心率、动脉氧分压及酸碱状态都无影响。

(五)不良反应及应用注意事项

1. 不良反应　用药后患者可出现恶心、呕吐、眩晕,这与哌替啶兴奋延髓催吐化学感受区、增加前庭器官敏感性有关,一般不需要特殊处理,严重者可给异丙嗪对抗。有的产妇出现口干、出汗、心率增快,这与其抗胆碱作用有关。哌替啶过量中毒时可出现昏迷和呼吸抑制,须用纳洛酮0.005~0.01mg/kg解救。该药久用可成瘾,其耐受性和成瘾性介于吗啡和可待因之间,一般不应连续使用。

2. 应用注意事项

(1)严格控制用药剂量:哌替啶对母婴都有抑制作用,原则上采用最小有效剂量给药。

常用剂量为 50~100mg/ 次肌内注射或 25~50mg/ 次静注,必要时 4h 后重复给药,最大量不应超过 200mg/d。

（2）严格控制用药时间:哌替啶多用于第一产程初期,估计胎儿在 1~4h 内不能娩出时方可使用,若采取静脉给药,则禁止在胎儿娩出前 4~15h 用药。

（3）与其他药物的相互作用:哌替啶与单胺氧化酶抑制剂同时应用可致严重的毒性反应。与吩噻嗪类、三环类抗抑郁药、巴比妥类药合用可致呼吸抑制作用加强,与地西泮合用无呼吸抑制增强现象。

二、东莨菪碱

东莨菪碱是一种莨菪烷型生物碱,具有毒蕈碱受体拮抗剂作用。它存在于茄科植物中,经化学处理后得到较稳定的、药效较强的左旋东莨菪碱。

（一）药理性能

1. 中枢系统作用　东莨菪碱能抑制大脑皮质,对中枢有显著的镇静作用,较大剂量可催眠,产生嗜睡和遗忘的作用。该药还可兴奋呼吸中枢,对抗眩晕,对眼平滑肌和腺体分泌的抑制作用比阿托品强。眼部作用与阿托品相似,其散瞳、调节麻痹及抑制分泌的作用较阿托品强一倍,但持续时间短。

2. 外周作用　东莨菪碱为 M 型胆碱受体阻滞剂（节后抗胆碱药）,外周作用与阿托品相似,它对唾液腺、支气管和汗腺分泌的抑制作用较阿托品强,对眼的散瞳和调节麻痹作用较阿托品迅速,但作用消失较快。对心脏、肠管和支气管平滑肌的作用较弱,可解除平滑肌痉挛,改善微循环。抑制腺体分泌,对眼有散瞳和调节麻痹作用。治疗剂量的东莨菪碱对心血管无不良影响。

（二）体内过程

口服、肌内注射均能迅速吸收,用药后 15~20min 显效。与血浆蛋白结合率约 50%,经肾脏由尿排出。血浆半衰期为 2.9h,作用持续时间约 4h,该药能顺利通过血 - 脑脊液屏障,也可迅速经胎盘到达胎儿体内。

（三）临床应用

1. 麻醉前用药　有镇静和兴奋呼吸中枢的作用,能较强地抑制腺体分泌,解除平滑肌痉挛,疏通微循环。

2. 防治晕动病　东莨菪碱可抑制大脑皮质或前庭神经功能,还可抑制胃肠蠕动,所以可有效地治疗晕船、晕车、晕机等,对妊娠呕吐也有效。

3. 治疗震颤性麻痹。

4. 用于对阿托品过敏的患者,也可用于轻度虹膜睫状体炎。

5. 解救有机磷农药中毒。

6. 用于支气管哮喘和哮喘型支气管炎。

（四）药物的相互作用　东莨菪碱有显著的中枢镇静作用,患者使用后对疼痛的耐受力增强,又因其有兴奋呼吸中枢的作用,可解除哌替啶对呼吸的抑制,所以东莨菪碱与哌替啶配伍应用效果良好。

足月妊娠的子宫肌内 N 受体占优势,而东莨菪碱主要对 M 受体有阻断作用,所以用后不影响产程中子宫的收缩,对宫缩的节律性、产后子宫收缩及各期子宫对缩宫素的反应均无影响。

该药可解除血管平滑肌痉挛,明显地改善微循环,同样可改善子宫血液循环,增加胎盘血流灌注,提高胎儿供氧,因此尤适用于有妊娠期高血压疾病的产妇及有胎儿宫内窘迫者。

(五)不良反应及应用注意事项:

1. 不良反应

(1)产妇用药后可出现胎心增快,胎心变异减少或消失。

(2)少数产妇出现口干、脉搏增快、血压增高等情况,不需要特殊处理。

2. 应用注意事项

(1)青光眼或有青光眼倾向的产妇禁用。

(2)严重肝肾功能不全、心脏代偿功能不全及高热者慎用。

(六)用法用量

东莨菪碱安全范围大,治疗量为致死量的 1/400,常用剂量为口服 0.2~0.3mg/ 次,肌内注射 0.2~0.3mg/ 次,必要时 4h 后可重复给药。

三、地西泮

又称为安定,抗焦虑药,可引起中枢神经系统不同部位的抑制。

(一)药理性能

1. 镇静、抗焦虑 地西泮小剂量就有良好抗焦虑作用,作用起效快,能显著改善患者恐惧、紧张、忧虑、不安、激动和烦躁等焦虑症状。在脑中的主要作用部位可能是脑干网状结构和大脑边缘系统,它能阻断刺激脑干网状结构引起的觉醒脑电波,还能抑制杏仁核、海马等区诱发电位的后发放。

2. 抗惊厥和抗癫痫 临床用于辅助治疗破伤风、子痫、小儿高热惊厥和药物中毒性惊厥,地西泮是目前治疗癫痫持续状态的首选药。

3. 中枢性肌肉松弛 动物实验发现,小剂量地西泮可减弱脑干网状结构对脊髓反射的易化性影响,较大剂量则对脊髓多突触反射有直接抑制作用,也有人认为其肌松作用主要是一般中枢抑制作用引起的。临床表现为较强的肌松作用和降低肌张力的作用,对大脑麻痹患者的肌肉强直有缓解作用。

4. 其他作用 地西泮可增强麻醉作用、抑制夜间胃酸分泌、静脉注射可使记忆暂时丧失,还有一定的抗心律失常作用。

(二)体内过程 地西泮口服吸收良好,1h 后血药浓度达高峰,血浆蛋白结合率较高。因其脂溶性很高,故静脉注射后能迅速向脑组织分布,随后进行再分布而蓄积在脂肪和肌组织,因此中枢抑制作用出现快且维持时间短。主要在肝药酶作用下代谢,部分代谢为有药理活性的去甲羟安定,其代谢物最终与葡糖醛酸结合而失活,经肾脏排出。作用维持时间约为 2h,可通过胎盘达胎儿体内。

(三)临床应用与用药剂量

1. 治疗焦虑症和一般性失眠。

2. 抗癫痫和抗惊厥。

3. 麻醉前用药 可镇静及强化麻醉作用。

4. 用药剂量 口服,1 次 2.5~5mg,1 日总量不得超过 25mg。肌内注射或静注,1 次

10~20mg。

（四）对产程及母婴的影响　地西泮通过抗焦虑、镇静作用而改善产妇恐惧、紧张及疲惫状态，从而减少儿茶酚胺的分泌，使宫缩更趋于协调而加快产程。

该药有较强的肌肉松弛作用，选择性地作用于子宫颈肌纤维使之松弛，进而引起宫口扩张。对子宫肌肉的收缩无影响，这一点尤其适宜于胎儿宫内窘迫需快速结束分娩者，通过降低宫颈阻力而不是通过增加产力而加快产程，对胎儿更有利。

地西泮可经胎盘进入胎儿体内，但对胎儿无不良影响，不影响新生儿 Apgar 评分，不增加产后出血。胎儿宫内窘迫者也可使用，因为它一方面通过加速产程进展使胎儿尽早娩出，另一方面还可减轻胎儿脑缺氧，降低胎儿脑细胞氧的代谢，提高其对缺氧的耐受力。

（五）不良反应及应用注意事项

1. 不良反应　该药的毒性低，安全范围大，用后常见的副作用是嗜睡、头晕、乏力等，大剂量偶可出现共济失调、手震颤以及皮疹、白细胞减少。个别人发生兴奋、多言。久服可发生耐受性、依赖性和成瘾性，停药时出现反跳和戒断症状（失眠、焦虑、激动、震颤等）。药物过量中毒可用氟马西尼进行鉴别诊断和抢救。氟马西尼与地西泮竞争在 GABA 受体特异性位点的结合，从而表现为拮抗作用。如产妇使用大量地西泮，胎儿出生后可表现为肌肉张力减弱，但不需要特殊处理。

2. 应用注意事项

（1）静脉注射给药时速度宜慢，否则可引起循环和呼吸抑制。

（2）地西泮与哌替啶合用时，镇静及镇痛作用均增强，但不增加哌替啶的呼吸抑制作用。

四、曲马多

（一）药理性能　曲马多是一种非阿片类中枢性镇痛药，与阿片受体有很弱的亲和力，通过抑制神经元突触对去甲肾上腺素的再摄取，增加神经元外 5- 羟色胺浓度，影响痛觉传递而产生镇痛作用。其作用强度为吗啡 1/10~1/8，无呼吸抑制作用，依赖性小，镇痛作用显著。有镇咳作用，强度为可待因的 50%。不影响组胺释放，无致平滑肌和横纹肌痉挛的作用。

（二）体内过程　口服和肌内注射均易吸收，用药后作用迅速，20~30min 即有明显的镇痛作用，持续约 2h。在肝内代谢，24h 内 80% 以原形和代谢物从尿中排泄。该药可经胎盘到达胎儿体内。

（三）临床应用　用于各种中重度急慢性疼痛，如癌症疼痛、骨折疼痛、各种术后疼痛、牙痛、关节痛、神经痛及分娩痛。

（四）对产程及胎儿的影响　由于曲马多无呼吸抑制作用，故在产科镇痛中应用范围广，不受产程和分娩时间的限制，镇痛效果好，还可使宫缩更趋协调，利于宫颈扩张和先露下降。

研究表明曲马多虽可经胎盘进入胎儿体内，但胎儿脑、肝、肾组织中药物浓度甚低，不会抑制新生儿呼吸，不影响新生儿 Apgar 评分。

（五）不良反应及应用注意事项

1. 不良反应　常见副作用为出汗、眩晕、恶心、呕吐、食欲减退及排尿困难等。少见副作用为心悸、心动过缓或体位性低血压。偶见胸闷、口干、疲劳、瘙痒及皮疹。静脉注射速度过快可出现面部潮红、多汗和一过性心动过速，一般不需要特殊处理，严重者可给甲氧氯普胺等对症治疗。

2. 应用注意事项

（1）产妇用曲马多对胎儿也有镇痛作用，表现为出生后拍打不啼哭，但无呼吸抑制作用。

（2）与地西泮合用时有强化镇痛及镇静作用。

（3）该药不宜与单胺氧化酶抑制剂合用。

（4）长期使用不能排除产生耐药性或药物依赖性的可能。

（5）口服或肌内注射 50~100mg/ 次，2~3 次 / 日，最大剂量不超过 400mg/d。连续用药不超过 48h，累计用量不超过 800mg。

五、氧化亚氮

氧化亚氮（N_2O）是一种吸入全麻药，为无色气体，味微甜，较空气为重。氧化亚氮是一种镇痛作用较强而麻醉作用较弱的吸入麻醉药，浓度为 25%~50% 时为镇痛浓度或亚麻醉浓度，50%~75% 时为麻醉浓度。

（一）药理性能　氧化亚氮有强大的镇痛作用，20% 浓度所产生的镇痛作用相当于吗啡 15mg 所产生的作用，镇痛作用随浓度增加而增强。当其与另一种吸入性全麻药同时使用时，后者的浓度可减少而摄入速度增快，称为第二气体效应。

（二）体内过程　氧化亚氮发挥作用较快，吸入 30~45s 即产生镇痛作用。在体内极少转化，绝大部分仍随呼气排出体外，在体内代谢仅 0.004%，停止吸入后数分钟作用即消失。氧化亚氮可经胎盘达胎儿体内，产妇吸入镇痛浓度的氧化亚氮不抑制胎儿呼吸和宫缩，即使长时间吸入也不会有所影响。

（三）临床应用　氧化亚氮主要作为镇痛药用于临床，其镇痛作用强而麻醉作用弱，还具有下列特点：

1. 化学性能稳定，不可燃，但可助燃，在充足氧气供应下对脑、心、肝、肾等脏器功能无不良影响。

2. 作用显效快，消失也快。

（四）对产程及母儿的影响　产科分娩镇痛用的氧化亚氮为氧化亚氮与氧气混合而成，产妇于宫缩来临时作短暂吸入，镇痛效果好且安全，是欧美国家较流行的分娩镇痛方法。

吸入镇痛浓度的氧化亚氮不影响呼吸、不抑制宫缩、产程可正常进展，产妇始终保持清醒状态，能主动配合分娩，喉反射存在，又因其有甜味、不刺激呼吸道，故产妇乐于接受。

虽然氧化亚氮容易通过胎盘进入胎儿体内而使母胎药物浓度一致，但镇痛浓度的氧化亚氮对胎儿和新生儿不产生抑制作用。

（五）不良反应及应用注意事项

1. 不良反应　在镇痛浓度下少数人会出现昏睡、烦躁、不合作等过量吸入的表现，可能与个人对氧化亚氮的耐受力不同有关，遇此情况则应立即减少吸入次数和吸入深度，多能纠正。使用中的主要危险是缺氧，在吸入中需充分供氧，避免使用高浓度氧化亚氮，加强吸入浓度的监测，同时监测脉率和血氧饱和度。

2. 应用注意事项

（1）使用时须遵守高压气体使用规定。

（2）用于镇痛时，氧化亚氮浓度应控制在 50% 以下，其余为氧气。常用浓度为 30%~50%。

（3）因氧化亚氮有 30~45s 的潜伏期，而宫缩又先于产痛出现，故必须抢先在宫缩刚开始时开始吸入,镇痛效果较好。

(4) 应避免长时间持续吸入,以间断吸入为妥。

(5) 氧化亚氮在血中溶解度比氮气大 35 倍,易进入体内密封的气腔,故禁用于肠梗阻、气胸和空气栓塞患者。

六、纳洛酮

(一) 药理性能　纳洛酮的化学结构与吗啡极其相似,能与阿片受体特异性地结合。其亲和力比吗啡类大,而完全无吗啡类药物的作用,是纯粹的吗啡拮抗剂,本身无明显的药理效能。

(二) 体内过程　纳洛酮口服后虽可被吸收,但由于广泛的首过消除效应,所发挥的作用仅及静脉注射给药的 1/100。静脉注射纳洛酮后 2min 即可显效,作用维持时间很短(30~60min)。肌内注射后 5~10min 产生最大效应,持续 2.5~3h。纳洛酮主要在肝内与葡糖醛酸结合而代谢,少量形成其他代谢产物。

(三) 临床应用

1. 治疗阿片类药物及其他麻醉性镇痛药(如哌替啶、美沙酮、芬太尼、二氢埃托啡等)中毒。小剂量(0.4~0.8mg)肌内注射或静脉注射就能迅速翻转吗啡的作用,1~2min 便可消除呼吸抑制而增如呼吸频率,并使血压上升。产妇若出现哌替啶中毒症状,可给予纳洛酮肌内注射或静注,症状可迅速缓解。若产妇在胎儿娩出前 1~4h 内用过哌替啶或新生儿出现了呼吸抑制现象,可分别对产妇或新生儿静脉内注射纳洛酮。成人常用量为 0.4~0.8mg/次,新生儿脐静脉注射 1~2ug/kg,30~90s 即可扭转新生儿呼吸抑制。

2. 治疗镇静催眠药中毒与急性酒精中毒,可迅速改善中枢抑制症状,使昏迷患者迅速复苏。

3. 阿片类及其他麻醉性镇痛药依赖性的诊断。

(四) 不良反应和注意事项　纳洛酮不良反应少,偶见嗜睡、恶心、呕吐、心动过速、高血压和烦躁不安。应用纳洛酮拮抗大剂量麻醉镇痛药后,由于痛觉恢复,可产生高度兴奋,表现为血压升高、心率增快、心律失常,甚至肺水肿和心室颤动。由于此药作用持续时间短,用药起作用后,一旦其作用消失,可使患者再度陷入昏睡和呼吸抑制,用药需注意维持药效。心功能不全和高血压患者慎用。

第四节　药物的相互作用

在产妇麻醉期间,产科医师会应用一些有助于分娩的药物,这些药物与麻醉药物相互作用的结果,可使原药理效应发生改变。最终的结果可以对产妇有益,也可以有害,药物间发生相互作用的情况错综复杂,尤其是不良反应往往给产妇造成严重后果。本节主要讨论产科麻醉期间伍用某些产科特殊药物时可能出现的药物相互作用。产科分娩时常用药物主要包括两类:子宫平滑肌兴奋药和子宫平滑肌抑制药。

一、子宫平滑肌兴奋药

子宫平滑肌兴奋药是一类选择性兴奋子宫平滑肌的药物,产科经常用以促进子宫收缩来催生和引产,产后则用以加快胎盘娩出、止血或治疗子宫无力。临床上常用的药物有缩宫素,垂体后叶素,麦角生物碱和前列腺素。

（一）缩宫素

1. 药理作用　缩宫素为含有 8 个氨基酸的多肽类激素,临床使用的系人工合成制剂,能直接兴奋子宫平滑肌,增加子宫的收缩力,增加收缩频率。其收缩强度取决于用药剂量及子宫所处的生理状态,小剂量(2~5u)能增加妊娠末期子宫的节律收缩,其收缩的性质类似于正常分娩,故可用于催生、引产。大剂量(5~10u)时,子宫平滑肌产生强直性收缩,压迫子宫肌纤维内血管而止血,临床用于产后止血。

2. 用法用量　缩宫素主要用于引产、催产或宫缩乏力引起的产后出血,可肌内注射或静滴。用于催生或引产时,缩宫素持续静脉滴注,一般 2.5u 稀释于 5% 葡萄糖液 500ml 中,密切监测子宫收缩及胎心情况,随时调整滴速,最快不超过 40 滴 /min。缩宫素用于产后止血时,一般于产后立即皮下或肌内注射 5~10u,使子宫产生强直性收缩,压迫肌层内血管而止血。因其作用短暂,临床上已被肌内注射作用快而持久的麦角新碱所取代。

3. 注意事项和不良反应　缩宫素过量引起子宫高频率甚至强直收缩,应严格掌握禁忌证,凡产道异常、胎位不正、头盆不称、前置胎盘以及 3 次及以上妊娠的经产妇或剖宫产史者禁用,以防止引起子宫破裂或胎儿窒息。大剂量使用可导致抗利尿作用,引起水潴留和低钠血症。

（二）麦角新碱

1. 药理作用　选择性兴奋子宫平滑肌,作用强度也取决于子宫的功能状态,妊娠期子宫对麦角新碱比未妊娠期敏感,临产时或新产后子宫最敏感。与缩宫素不同,它的作用比较强和持久,剂量稍大即引起子宫强直性收缩,对子宫体和子宫颈的兴奋作用无明显差别。利用其收缩子宫的作用,临床上常用于治疗产后出血,加速子宫复原。麦角新碱也能直接作用于动静脉血管,使其收缩,基于此作用可用于治疗偏头痛。

2. 用法用量

（1）静注或肌内注射:每次 0.1~0.2mg,静注时可用 5% 葡萄糖注射液 20ml 稀释。极量每次 0.5mg,1mg/d。

（2）子宫壁注射:剖宫产时直接注射于子宫肌层 0.2mg,产后或流产后为了止血可在子宫颈注射 0.2mg,注射部位为子宫颈左、右两侧。

3. 注意事项和不良反应

（1）部分患者用药后可发生恶心、呕吐、冷汗、面色苍白等反应。静脉给药时,可出现头痛、头晕、耳鸣、腹痛、恶心、呕吐、胸痛、心悸、呼吸困难、心率过缓,故不宜以静脉注射作为常规使用。

（2）如使用不当,可能发生麦角中毒,表现为持久腹泻、手足和下肢皮肤苍白发冷、心跳弱、持续呕吐、惊厥。

（3）患有高血压、血管硬化、血管痉挛、闭塞性周围血管病、冠心病、低钙血症、妊娠期高血压疾病、脓毒症、肝或肾功能不全者慎用。

（4）子宫复原不全时常伴有宫腔内感染,单用麦角制剂有使感染扩散的危险,一般应联合应用抗感染药。

（5）大量吸烟者应用后易发生血管收缩或疼挛。

（三）前列腺素　前列腺素（PGs）是一类有生理活性的不饱和脂肪酸，广泛分布于身体各组织和体液中，最早由人类精液提取获得，现已能用生物合成方法制备并作为药物应用于临床。

1. 药理作用　前列腺素是钙离子载体与钙形成的复合体，将钙离子携入细胞内，进入细胞内的钙离子与肌动蛋白、肌球蛋白结合，引起子宫收缩与缩复，对子宫壁上的血管起压迫止血的作用。同时由于肌肉缩复使血管迂回曲折，血液阻滞，有利于血栓形成血窦关闭。PGs 在引起子宫收缩的化学反应中起着重要的作用，同上述缩宫素和麦角碱类不同，它对未孕子宫和各期妊娠子宫都有明显的兴奋作用，只是分娩前的子宫对它最为敏感，故临床上既可用于早期流产，也可用于中期或足月妊娠的引产。此外，对妊娠毒血症、过期妊娠、死胎不下等均适用。

2. 临床应用与注意事项　前列腺素类药物对妊娠各期子宫均有兴奋作用，增强子宫收缩，主要用于引产。可用于足月引产，终止妊娠时的引产，过期妊娠、葡萄胎和死胎的引产等。给药方法为静脉注射、阴道内、子宫腔或羊膜腔内给药等。主要不良反应为恶心、呕吐、腹痛、腹泻等胃肠兴奋现象。引产时严格掌握静脉滴注速度和用药剂量，凡产道异常、胎位不正、头盆不称、前置胎盘、三次以上妊娠的经产妇或有剖宫产史者禁用，以免导致胎儿窒息或子宫破裂。大剂量使用时，输液速度过多或过快可出现水钠潴留。

二、子宫平滑肌抑制药

早产是围生期婴儿死亡率高的主要原因之一，子宫平滑肌抑制药则具有提高子宫平滑肌对外源性或内源性刺激反应的阈值和抑制子宫平滑肌收缩的作用，它主要用来防止早产。常用的有 β 受体拟交感神经药物，前列腺素抑制药以及乙醇（酒精）等。

（一）β 受体拟交感神经药

有学者早在 1948 年就提出了 α 和 β 两类肾上腺素能受体学说，药理学研究证实人体子宫也存在 α 和 β 受体。有学者发现 β 受体激动剂对妊娠期子宫有抑制作用。临床上较早使用的这类药物有苯氧丙酚胺、对羟苯异丙肾上腺素等。这类药物都有严重的副作用，如低血压、心动过速、充血性心力衰竭、不安、失眠、心悸、母体与胎儿高糖血症引起的代谢性酮症以及酸中毒等，因此目前已很少使用。近年来对具有以 β2 效应为主、β1 效应较少的药物的研究已有长足的发展，对母体和胎儿没有心血管和代谢方面作用的羟苄羟麻黄碱和间羟叔丁肾上腺素已用于治疗早产。

1. 常用药物

（1）盐酸羟苄羟麻黄碱：盐酸羟苄羟麻黄碱系新型的 β 受体拟交感神经药，能选择性地作用于β2 受体。治疗剂量能减少子宫平滑肌收缩的幅度和频率，对心血管和支气管平滑肌的作用则不明显，是近年来治疗早产和分娩期与分娩后宫缩痛的安全有效的药物之一，该药可口服或静滴。

（2）间羟叔丁肾上腺素（特布他林）：间羟叔丁肾上腺素是另一 β 受体拟交感神经药物，鉴于其确切的松弛子宫的作用，若经妊娠妇女同意，可用于早产的防治。

（3）羟甲叔丁肾上腺素（沙丁胺醇）：羟甲叔丁肾上腺素已在欧洲和澳大利亚试用。

2. 副作用　这类拟 β 受体药物的副作用静脉给药比口服给药更明显，能引起母体心动过速、心排出量增加、收缩压升高，因此有心血管疾病或甲亢的产妇不宜使用。剂量过大则可导致母体严重心动过速,继发性心排出量减少。

这类药物能迅速通过胎盘并对新生儿产生影响,使胎心率增快,因此在用药期间要密切监测母体和胎儿的心率。糖酵解和糖分解则使血糖浓度升高,伴有血中胰岛素增加,导致母体和胎儿出现代谢性酸中毒,以及新生儿反应性低血糖。因此,患糖尿病的产妇用此药时应仔细监测其血糖水平。

这类药物通过刺激中枢神经系统也能引起兴奋、心悸、焦虑和失眠等。此外,这类药物单独使用或与肾上腺皮质激素伍用均可发生急性肺水肿,其机制目前仍不清楚。

3. 相互作用　麻醉医师给产妇使用 β 拟交感神经药时应注意下列问题。

(1) 电解质:用拟 β 药物治疗期间要定时检验血钾浓度,以免出现低钾血症而造成麻醉管理方面的困难。

(2) 糖代谢:密切监测血糖水平,尤其是患糖尿病的产妇应用这类药物时更需警惕。

(3) 麻醉方面:拟 β 交感神经药具有兴奋交感神经节的作用,因此有人认为在此期间不宜选用氯胺酮做麻醉诱导药,用氟烷也应慎重考虑,必需选用吸入麻醉药物时,则选择异氟烷、七氟烷比较适宜。

产妇早产手术以区域阻滞麻醉为好,如母体患有严重心动过速或低血压时才选择全身麻醉。

(二) 乙醇　乙醇在美国一度曾是颇受欢迎的静脉输注的宫缩松弛药,鉴于其有引起恶心、呕吐、胃酸增加、头痛和精神失控等副作用,现已很少应用。乙醇的作用机制在于抑制神经垂体释放缩宫素,当血浆浓度达到 800~1 600mg/L 时即抑制子宫平滑肌。乙醇麻醉前和治疗期间应常规给予患者抗酸药,因其增加胃酸和呕吐,可能造成误吸。

(三) 硫酸镁

1. 药理作用　正常血镁浓度为 1.5~2.5mEq/L,当血镁浓度超过 4~5mEq/L 时深层腱反射减弱,达到 10mEq/L 浓度时则反射消失,高于 12~15mEq/L 时则可导致呼吸麻痹。

2. 作用机制　镁主要用来治疗妊娠中毒症(先兆子痫、高血压),其确切的机制和作用部位尚无定论。重要的假说之一是神经肌肉阻滞学说,即镁离子可减少运动神经末梢因神经冲动而释放的乙酰胆碱的总量,从而阻断外周神经肌肉接头的传递。过量的镁离子还减少运动神经终板对乙酰胆碱的敏感性。另一机制是镁离子对中枢神经系统有抑制作用,镁盐对中枢神经系统的镇静作用甚至可以产生类似全麻的现象,有学者曾于 1916 年报道 3 例患者单独用硫酸镁作全麻的经验。近年来的动物研究也表明,在控制呼吸的情况下,硫酸镁可使动物麻痹,人工造成的惊厥也逐渐消失,说明硫酸镁具有中枢抑制作用。

3. 其他效应

(1) 硫酸镁有中度扩张血管的作用,伴有短暂的血压下降。

(2) 增加子宫和脑的血流量,氧耗量也增加。

(3) 减弱子宫的收缩力、减少子宫的血流量。

4. 用法　硫酸镁可肌内注射或静注。用于抗惊厥时,一般先以 5% 葡萄糖注射液将硫酸镁稀释成 1% 浓度进行滴注,直至惊厥停止。或先缓慢静注 25% 硫酸镁 1.25~2.5g/ 次(3min 左右可注 4g),然后在两侧臀部深部注射 25% 硫酸镁 1~2g/ 次。此后,如果膝反射仍灵敏,尿量每 4h 不少于 100ml,又无呼吸抑制,可每 4h 肌内注射 25% 硫酸镁 1~2g。使用时宜配备氯化钙或葡萄糖酸钙注射液,以供过量时作静注拮抗之用。

5. 相互作用　有学者于 1968 年就产妇应用硫酸镁后与神经肌肉阻滞药物的相互影响作过系统的论述,他们发现妊娠中毒症产妇用硫酸镁治疗后行剖宫产手术时,所需琥珀胆碱的量减少。有人证实硫酸镁在神经肌肉接头的阻滞作用相当于筒箭毒碱 1∶1 000 的效能,硫酸镁与筒箭毒碱、琥珀胆碱两药之间有相互作用。

产妇分娩前静注硫酸镁治疗可引起母体及胎儿低钙血症,但胎儿娩出后更可能表现为新生儿高镁血症,临床表现为反射迟钝、软弱、啼哭无力及呼吸微弱等。硫酸镁尚能扩张周围血管,使平均动脉压下降,在做区域麻醉时应当慎重。

第十三章

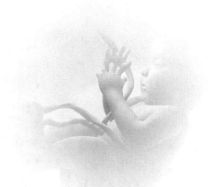

全身麻醉分娩镇痛

目前国内产科无论是剖宫产还是分娩镇痛应用全身麻醉的较少,由于对母体误吸危险性认识的提高,多采用区域阻滞麻醉。与国内相比国外应用较多,这可能与国外全麻时氧化亚氮应用较多有关。据波士顿妇产科医院统计,1961年经阴道分娩的产妇约有30%应用吸入麻醉,而1981年经阴道分娩采用全身麻醉分娩镇痛的已不到0.25%,椎管内麻醉分娩镇痛所占的比例越来越大。在前面分娩镇痛方式的选择中曾经讲过,在保证产妇和胎儿安全的前提下,可以选择麻醉医师最熟悉的麻醉方式进行分娩镇痛。椎管内阻滞分娩镇痛应用越来越广泛可能与新型椎管内麻醉药物的应用有关,新型麻醉药物可以在降低分娩疼痛甚至是无痛的情况下,保持产妇清醒,而且不影响产妇的运动功能,产妇可以自由活动,并配合医师和助产士进行分娩。国内医院以往经阴道自然分娩者均不用麻醉药物,剖宫产根据各个医院习惯不同,采用蛛网膜下腔麻醉,硬膜外麻醉,或者是蛛网膜下腔联合硬膜外麻醉,全身麻醉一般只有在椎管内麻醉有禁忌的情况或者是危急时刻采用。

全身麻醉分娩镇痛可以分为吸入麻醉分娩镇痛和静吸复合麻醉分娩镇痛。

第一节　吸入麻醉分娩镇痛

吸入麻醉分娩镇痛就是应用低浓度吸入性麻醉药物经面罩吸入,以达到分娩时减轻疼痛的目的。吸入止痛法的目的是在产妇保持清醒和喉反射的情况下,分娩过程中无痛,而且将误吸的危险减少到最低限度。但是,妊娠母体生理学改变使吸入麻醉药的最低肺泡有效浓度(MAC)降低40%,功能残气量(FRC)减少20%,肺泡通气量增加了70%,所以在这种情况下,吸入麻醉药进入血液循环加速,产妇可能迅速由止痛状态转为麻醉状态,这就使误吸的危险性明显增加。正因为有这种危险,所以现在吸入分娩镇痛法已经较少应用,目前普遍认为,区域阻滞麻醉能为阴道分娩提供安全、无痛的良好条件。吸入分娩镇痛法对胎儿比较安全,第一产程给产妇吸入低浓度的氧化亚氮对胎儿不会产生明显的抑制作用。下面着重介绍氧化亚氮吸入分娩镇痛法。

一、氧化亚氮吸入分娩镇痛法

(一)氧化亚氮的理化性质　氧化亚氮俗称笑气,作为一种吸入麻醉药至今仍为临床广泛使用,是无色、有甜味、无刺激性的无机气体,在室温下性能稳定,能溶于水及乙醇。氧化亚氮本身不燃烧,在高温下能分解成氮气和氧气,与可燃性全麻药混合时有助燃性,所以在应用时应注意安全。与血红蛋白不结合,其杂质有氮及一氧化氮(NO),后者可与血红蛋白结合引起缺氧,氧化亚氮吸入后有弥散性缺氧的可能,要注意预防。

氧化亚氮的麻醉作用极弱,吸入 25%~50% 时有镇痛作用,50% 以上时有麻醉作用。氧化亚氮对呼吸道无刺激,也不引起呼吸抑制,对心肌无直接抑制作用。

(二)氧化亚氮吸入分娩镇痛的适应证　氧化亚氮常用于第一产程,在宫缩来临时作短暂吸入而达到止痛目的。在第二产程因产妇频繁地屏气,使氧化亚氮不能正常进入产妇体内,单独间断吸入的镇痛效果不理想。在第二、三产程可与阴部神经阻滞和局部浸润联合应用。

(三)氧化亚氮吸入分娩镇痛的禁忌证　氧化亚氮的血溶解度比氧气大 32 倍,高流量吸入后可迅速弥散入体内各气腔,故体内有闭合无效腔时,如肠梗阻、气胸者忌用。当麻醉结束时,血中溶解的氧化亚氮迅速弥散进入肺泡内,冲淡肺泡内的氧浓度,引起弥散性缺氧的发生,所以为防止低氧血症,停止吸入氧化亚氮后要吸入一段时间纯氧,5~10min 为宜。人和动物实验的研究结果表明,氧化亚氮可能对心肌缺血者有害,故妊娠期高血压疾病、高血压性心脏病、围生期心肌病等有明显心肌缺血者应慎用。

(四)器材准备　循环式麻醉机一台,氧化亚氮气源和氧气气源(可为中心气源,也可用钢瓶气源)各一个及连接减压装置。国外预先将 50% 氧化亚氮及 50% 氧加压装入钢筒,钢筒口连接 1 个能随产妇呼吸而启闭的自动活瓣,再用螺纹管接至透明面罩供产妇吸入。

(五)操作方法　一般在第一产程宫口开大至 3cm 以上、产痛比较剧烈时开始吸入。用麻醉机控制采用紧闭法或半紧闭法间断吸入 30%~50% 氧化亚氮(吸入氧浓度为50%~70%),在预计子宫收缩来临前 30~50s 左右,将面罩扣于产妇面部,同时打开氧气与氧化亚氮流量计开关,调节两者浓度(1:1)与流量(每分钟 3~5L),嘱产妇做深呼吸 3~5 次,即产生镇痛作用,子宫收缩高峰过后即可将面罩去除,关闭流量计开关,如此反复进行直至分娩结束。

(六)注意事项　因氧化亚氮无色有甜味,对气道无刺激性,吸入过程中产妇均保持清醒,故产妇乐于接受。氧化亚氮对产妇、胎儿、产程、子宫收缩等均无明显影响,但吸入过程中应严格控制吸入浓度,操作过程中主要应熟练掌握氧化亚氮流量计和氧流量计的正确使用方法,氧化亚氮吸入浓度一般不应超过 50%。关闭流量计开关时,应先关闭氧化亚氮流量计开关,后关闭氧流量计开关。由于氧化亚氮进入体内发挥作用有 30~45s 的潜伏期,而宫缩又先于产痛出现,故必须在宫缩刚开始时吸气,这样镇痛效果更好。

氧化亚氮吸入过程中应随时观察产妇呼吸功能、循环功能及神志是否清醒。必须注意的是产妇对氧化亚氮的耐受力各不相同,如果出现昏睡、烦躁不安或不合作情况,说明氧化亚氮已过量,应减少吸入次数和深度。虽然氧化亚氮吸入镇痛可由产妇自己掌握,但工作人员仍需随时与产妇对话,以便及时发现问题,防止事故发生。镇痛装置必须作定期检修,以确保其安全性。

二、异氟烷吸入分娩镇痛法

异氟烷也是临床麻醉中常用的一种吸入性麻醉气体,浅麻醉时并不抑制分娩子宫的收缩力、收缩频率和最大张力。跟其他吸入麻醉药一样,吸入过程中需特制的挥发器,异氟烷在常温下为液态,特制的挥发器能将液态的麻醉药物气化,并与氧气混合,提供准确浓度的混合麻醉气体。产科镇痛吸入浓度为 0.2%~0.75%,这远远低于手术时所需浓度。异氟烷在吸入过程中既要保持产妇清醒,又要达到适当止痛,麻醉医师必须在场与产妇交谈,防止吸入浓度过高引起产妇嗜睡、神志模糊或兴奋情况,如出现上述情况,应迅速降低吸入药物的浓度。停用麻醉药后,吸入纯氧 3~5min,有助于降低产妇体内的吸入麻醉药浓度。

三、三氯乙烯吸入分娩镇痛法

三氯乙烯难溶于水,溶于乙醇、乙醚等,遇到明火、高热有引发火灾爆炸的危险,使用时需要特制的三氯乙烯吸入器。产妇取侧卧位(最好为左侧卧位),在麻醉医师指导下自持吸入器,当自觉宫缩难受时吸入,待疼痛消失后暂停吸入,或待产妇意识消失而自动滑脱吸入器后停吸,可在第一产程作间断吸入。一般吸入浓度为 0.35%~0.5%,吸入 15s 即可获镇痛效果。有心、肝、肾疾病,重度贫血,重度妊娠期高血压疾病及产道异常者禁用。

四、吸入分娩镇痛的安全性评价

由于产妇的特殊性,应从母体和胎儿两个方面评价吸入分娩镇痛的安全性。

(一)母体方面 前面已经讲过妊娠母体生理改变使吸入麻醉药的最低肺泡有效浓度(MAC)降低 40%,功能残气量(FRC)减少 20%,肺泡通气量增加 70%。在这种情况下吸入麻醉药进入血液循环加速,产妇可能迅速由镇痛状态转为麻醉状态,而妊娠使胃排空的速度减慢,再加上大多数经阴道分娩的产妇在分娩前并不严格禁食禁饮,这就使反流和误吸的危险性明显增加。正因为有这种危险,再加上吸入分娩镇痛需要特殊的挥发装置,所以现在吸入分娩镇痛法应用的并不普遍。

(二)胎儿方面 吸入分娩镇痛法对胎儿来说比较安全。在第一产程和第二产程产妇吸入低浓度的氧化亚氮、异氟烷、三氯乙烯时,对胎儿不会产生明显的抑制作用。

第二节 静吸复合麻醉分娩镇痛法

虽然麻醉医师熟练的掌握静吸复合麻醉这种方法,并大量的运用到临床工作中,但是作为分娩镇痛,这种麻醉方式很少被采用。那么在什么情况下需要采取这种方式镇痛呢?

一、适应证

静吸复合麻醉分娩镇痛法的适应证包括:

1. 滞产或产妇焦虑不安、不合作,不宜采用椎管内阻滞分娩镇痛,但能进行阴道分娩者。

2. 不宜用椎管内麻醉分娩镇痛(例如中枢神经系统病变,穿刺局部感染、畸形,血小板减少),而又能在适度镇痛下经阴道分娩者。

3. 需要使子宫松弛时,如子宫复位、内倒转术、臀位难产、徒手剥离胎盘术等,其实在这些情况下,产妇能够配合的前提下,也是可以考虑椎管内麻醉镇痛的,产后需要剥离胎盘时,椎管内麻醉同样适用。

4. 第二产程出现急性胎儿窘迫,宜迅速娩出者。

二、麻醉方法

先建立静脉通道,进行快速补液,给产妇吸氧,准备好所有药物。皮肤消毒后,铺好无菌单,在此期间,可以先给予产妇氧和氧化亚氮 50%:50% 的混合气体,接着静注丙泊酚使患者神志消失,适当给予麻醉性镇痛药物及肌肉松弛药物。停止吸入氧化亚氮后,可吸入异氟烷或七氟烷等麻醉气体,麻醉深度足够就可以开始手术。待肌松药起效后喉镜显露声门,轻柔气管内插管,向气管导管套囊内充气,以防误吸。在气管内导管未插入气管前,适当压迫环状软骨,并避免过高的正压通气,持续吸入吸入性麻醉气体,直到胎儿娩出结扎脐带为止。手术结束,产妇已经清醒并能听从医师指令时,吸引口腔内分泌物后拔除气管内导管。

三、其他静脉全麻药物

氯胺酮为非巴比妥类静脉全麻药,常用其盐酸盐,为白色结晶粉末,无臭,在水中易溶。氯胺酮选择性地作用于中枢神经系统,是唯一有镇痛作用的静脉麻醉药,对呼吸及循环影响轻微,能使血压升高,心率增快,眼压及颅内压升高,故眼压和颅内压高的产妇不能应用。临床表现为浅睡眠强镇痛,麻醉后可出现谵妄和幻觉。因其有较强的镇痛作用,给产妇间歇静脉注射小剂量的氯胺酮,每次 10~15mg,可以缓解分娩的疼痛,一般注入 30s 即有止痛效果,可维持 4min,因此可以每隔 2~5min 重复一次,30min 内总量不超过 100mg。由于氯胺酮能够升高血压,这种方法特别适用于低血压、低血容量或患有哮喘的产妇,但是对子痫、妊娠期高血压疾病的产妇忌用。单次给药剂量不得大于 1mg/kg,以免抑制新生儿呼吸和子宫收缩。

第十四章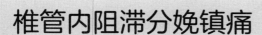

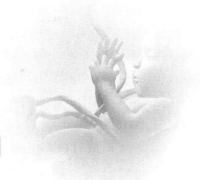

椎管内阻滞分娩镇痛

椎管内阻滞分娩镇痛是将局麻药注入椎管内的不同间隙(包括蛛网膜下腔及硬膜外腔,硬膜外腔还包括骶管,骶管是硬膜外腔的延续),使脊神经所支配的相应区域产生麻醉及镇痛作用。将局麻药液注入蛛网膜下腔,主要作用于脊神经根产生镇痛作用,称为蛛网膜下腔阻滞分娩镇痛。将药液注入硬膜外腔,在硬膜外间隙作用于脊神经,使所支配区域产生镇痛作用,称为硬膜外腔阻滞分娩镇痛。将局麻药液注入骶管,为骶管阻滞分娩镇痛。有时为了能让镇痛效果快速起效并且维持足够长的镇痛时间,也将蛛网膜下腔阻滞与硬膜外腔阻滞分娩镇痛联合应用。

随着围产医学的发展,麻醉医师的积极参与,椎管内阻滞分娩镇痛已经越来越多的应用于临床,成为最常用、最安全、最有效的分娩镇痛方法。但应强调的是分娩期母婴安全是至关重要的,是高于其他一切考虑因素的,凡参与实施椎管内阻滞进行分娩镇痛的单位,所有有关护理人员必须经专门培训后才能担任。培训的内容包括妊娠期的生理改变,分娩镇痛局部麻醉药的药理学和基本的药代动力学,椎管内阻滞的并发症及其处理措施,产妇与新生儿发生意外时的复苏等。有了这些知识才能妥善地制定分娩镇痛计划并确保母婴安全。

第一节　椎管内阻滞分娩镇痛的解剖学基础

一、椎管的骨骼结构

人的脊柱由 7 节颈椎,12 节胸椎,5 节腰椎,1 块骶骨(由 5 节骶椎融合成),1 块尾骨组成,各椎骨之间借椎间盘、韧带和椎间关节等连接成脊柱。成人脊柱有四个生理弯曲,颈曲和腰曲向前,胸曲和骶曲向后,这种弯曲与麻醉药物的扩散密切相关。

典型的椎骨包括椎体、椎弓及其突起(横突和棘突)等部分、它们共同围绕成椎孔,起到保护脊髓的作用。颈椎、胸椎、腰椎、骶椎等椎孔上下连贯而成椎管,椎管内容为脊髓及其被膜、神经节等。相邻的椎骨由三条韧带连接,由内向外依次是黄韧带、棘间韧带和棘上韧带,这 3 层韧带均为纵行弹力纤维。黄韧带几乎全由弹力纤维构成,致密而厚实,是 3 层韧带中最坚韧的一层,由胸段向下逐渐变厚,腰部最坚韧厚实,穿刺时针尖穿透该韧带后有阻力突然消失的感觉,亦称落空感。棘间韧带是比较薄弱的韧带,是 3 层韧带中比较疏松的一层,连接上下两个棘突,位于棘上韧带前方。棘上韧带上下纵贯,连接脊椎棘突尖端,质地坚实,有些老年人棘上韧带钙化,会造成穿刺困难。

在椎管内麻醉穿刺时,需经过皮肤、皮下组织以及棘上韧带、棘间韧带和黄韧带而到达硬脊膜外腔,如再透过硬脊膜则进入蛛网膜下腔。

二、脊髓及脊神经

脊髓上端从枕大孔开始,胚胎期充满整个椎管内,新生儿终止于第 3 或第 4 腰椎,成人终止于第 1、2 腰椎之间。在实施蛛网膜下腔阻滞麻醉或者分娩镇痛时必须选择避开脊髓的间隙,以免损伤脊髓。

脊髓覆有 3 层被膜,由内向外依次为软脊膜、蛛网膜和硬脊膜。软脊膜覆盖脊髓表面,与蛛网膜之间构成蛛网膜下腔。硬脊膜与蛛网膜几乎贴在一起,两层之间的潜在间隙就是硬膜下间隙。而硬脊膜与骨膜之间即为硬膜外腔。

蛛网膜下腔含有无数的蛛丝小梁,内含脑脊液,是蛛网膜下腔阻滞麻醉和分娩镇痛的作用位点。硬膜下间隙为一潜在的、不太连贯的结缔组织间隙,含有少量的浆液性组织液。硬膜外腔内含有脂肪组织、疏松结缔组织、静脉丛、淋巴管等,这些内容物限制了局麻药物的扩散,造成阻滞的节段性。由于硬膜外腔血管丰富,有可能损伤静脉丛引起出血,注入的局麻药物容易被迅速吸收到血管内,造成过量中毒等危险。

第二节   分娩疼痛的神经传导径路

为了消除分娩疼痛,必须了解分娩疼痛的神经传导,只有这些神经传导被阻滞了或部分抑制了才能起到无痛或者是镇痛的目的。在第一产程中,子宫收缩、宫颈扩张和颈管消失所引起的疼痛,是通过 $T_{11\text{-}12}$ 脊神经后根传入纤维和 T_{10} 与 L_1 脊神经的一些传入纤维传递到脊髓的。在第二产程中,由产道、外阴和会阴的扩张所引起的疼痛是通过 $S_{2\text{-}4}$ 脊神经后根的传入纤维传送到脊髓的。在临产与分娩时要求达到良好的镇痛,必须阻断上述神经的传导途径。

在分娩镇痛开始前要有产科医师、麻醉医师及助产人员对产妇进行全面准确的评估,评估的内容包括:

1. 产妇整个妊娠史,有无内科疾病以及妊娠并发症。

2. 产妇是否参加过产妇学校,是否对分娩的过程以及可能出现的问题有初步的了解。

3. 产妇对分娩镇痛是否了解,对阴道分娩镇痛方式或剖宫产麻醉方式是否有充分的了解,对麻醉和镇痛的副作用或者并发症能否接受,是否有接受麻醉的思想准备。

4. 产妇有无麻醉的禁忌证,比如凝血功能异常,穿刺局部感染,中枢神经系统病变,有无麻醉并发症的既往史。

5. 产妇最后一次进食或饮水的情况。

如产妇确定同意椎管内阻滞分娩镇痛,需向产妇解释各操作步骤,以减少产妇的恐惧心理和增强双方合作。

第三节　硬膜外腔阻滞分娩镇痛

一、硬膜外腔的解剖

成人的脊髓上端从枕骨大孔开始,一般终止于 L_1 或 L_2 椎体之间,通常是终止于 L_1,平均长度为 42~45cm,而硬脊膜囊则终止于 S_{1-2}。硬脊膜与椎管的骨膜之间的一个窄腔称为硬膜外腔,其中含有淋巴管、静脉丛、疏松结缔组织和脂肪。硬膜外间隙,上起枕骨大孔,下至尾部骶裂孔,从 C_1 至 S_5 任何间隙均可行硬膜外腔麻醉,但由于高位硬膜外腔麻醉风险较高,可能会出现严重的并发症,现在临床中应用较少。产科硬膜外阻滞的部位通常选用 L_{1-5} 间隙,而以 L_{2-3} 或 L_{3-4} 间隙最为常用。

通过左右两髂嵴对硬膜外麻醉进行定位,即连接左右两髂嵴最高点的连线,通过 L_{3-4} 间隙或 L_4 椎体,其他间隙可以此间隙为准向头侧或尾侧逐一查数。孕产妇 L_{2-3} 间隙最大,是椎管内阻滞最佳的穿刺间隙,穿刺距离在 L_{2-3} 间隙最短。值得注意的是经验性定位往往低于预期的穿刺间隙。

二、穿刺时产妇体位

作硬膜外腔阻滞麻醉或分娩镇痛时,产妇可以采取侧卧位或坐位。侧卧位产妇比较舒适,嘱助手抱住产妇的头部和腿部,充分暴露穿刺点。但是由于有一些产妇比较肥胖,在侧卧时间隙不明显,穿刺困难,这时可以采取坐位穿刺。

三、穿刺时器材准备

硬膜外腔阻滞操作前,必须做好下述器材的准备:无菌手套 1 双、无菌杯 1 个(装消毒液用),无菌消毒刷数把、用作皮肤消毒的消毒液、无菌纱布垫数枚、无菌洞巾(保护术野)。25 号 1.6cm 长的针头 1 个(作皮肤浸润用),21~22 号 3.8cm 长针头 1 个(作深层组织浸润用),15G 针头 1 个(作开皮引导用),3ml、5ml、20ml 注射器各 1 个。带管芯的硬膜外穿刺针 1 个,硬膜外导管 1 根,20μm 孔径过滤器一个,现在都是采用市售的一次性麻醉穿刺包。为了防止可能出现的全脊麻,须备好气管插管装置,呼吸机及其他急救药品。

四、硬膜外腔阻滞步骤及方法

(一)镇痛前用药　产妇行硬膜外腔阻滞镇痛与外科患者的硬膜外麻醉在方法上和麻醉管理上基本相同,但是由于不同麻醉方式和药物有可能会对胎儿产生影响,所以产科硬膜外麻醉时,特别要考虑胎儿的情况以及与妊娠分娩有关的母体各种生理改变,以及麻醉对母体和胎儿的影响,要将不良的影响降到最低。给产妇作硬膜外阻滞前可以口服制酸剂 30ml,准备经阴道分娩者就不再给其他术前药。剖宫产的产妇,术前 30~60min 肌内注射阿托品 0.5mg,并口服制酸剂 30ml。

(二)镇痛中监测　在阻滞前必须对产妇进行常规监护,例如血压监测、血氧监测及心电图监测。产妇因为妊娠的生理变化及巨大子宫的压迫,血流动力学变化可能更大,更应加强监测。阻滞前需要了解患者在仰卧位和侧卧位时血压的变化,如果阻滞之前侧卧位和仰卧位的血压差值就大的话,阻滞后更易出现仰卧位低血压综合征,除了对产妇进行常规监护外,还要对胎儿进行连续胎心监护,并作好记录。

(三)开放静脉　常规在阻滞前开放外周静脉,快速扩容,在 10~20min 内快速输入乳酸林格液或其他晶体液 500ml 左右。扩容有助于预防硬膜外阻滞时因广泛的交感神经阻滞而引起的低血压,同时应备好血管活性药物。持续静脉输液,保持静脉通道,以便补液或静脉给药,直到分娩结束后。

(四)穿刺体位　在摆放穿刺体位前,应再次核查母体生命体征和胎儿心率。产妇侧卧于床沿,左侧卧位与右侧卧位均可,如果可能,产妇尽量取屈膝位,有些产妇由于巨大子宫的阻挡可能会有困难,如实在困难,可选择坐位穿刺。嘱助手面对产妇,抱住产妇的膝部和颈部,产妇两手抱膝,大腿尽量贴近腹壁,双手抱住膝盖,头部尽量向胸部屈曲,下颌朝向胸部,使腰背部向后拱起,棘突间隙张开便于穿刺,背部与床面垂直,并齐手术台边沿,避免前俯或后倾,这样有助于产妇保持体位,便于穿刺置管。

(五)实施穿刺　每一步操作前都要提前告诉产妇,做好解释工作,例如消毒皮肤时可能出现冰凉感,注射皮丘时出现刺痛感,穿刺及置管时出现胀痛,让产妇提前做好心理准备,不会出现突然的体动,不会出现意外的神经损害。如在穿刺时刚好产妇出现宫缩,应暂停穿刺动作,指导产妇作适当的呼吸动作,待宫缩停止后再继续穿刺。

硬膜外腔阻滞必须严格按无菌术进行操作,穿刺前以碘伏消毒皮肤,消毒范围上至肩胛下角,下至尾椎,两侧至腋后线。消毒后穿刺点需铺无菌孔巾,阴道分娩者可选用 $L_{2~3}$ 间隙或 $L_{3~4}$ 间隙穿刺,穿刺成功后向头端置管约 3cm。

1. 穿刺方法　分为直入法和侧入法,选择好穿刺点后在穿刺点皮肤注射一皮丘,用少量局麻药浸润,药液应该适量,如果皮丘过大有可能会影响穿刺时进针点的定位,用少量局麻药逐层浸润皮下组织、棘上韧带、棘间韧带和黄韧带,局部麻醉必须完善,否则疼痛可引起反射性背肌紧张,产妇抵抗,增加穿刺困难。如果硬膜外穿刺针较钝,刺透皮肤和棘上韧带常有困难,可用 18 号针头经皮丘刺入,刺破皮肤和韧带,以便硬膜外穿刺针通过,这样做也可避免硬膜外穿刺针将皮栓带入硬膜外腔。临床常用的硬膜外穿刺针是 17~19 号针尖呈杓状的 Tuohy 针。

穿刺时麻醉医师坐于产妇背侧,右手持穿刺针,左手拇指与示指两指固定穿刺点皮肤。右手持穿刺针在棘突间隙中点,与产妇背部垂直,缓慢刺入,当刺破皮肤后,左手背抵于产妇背部,拇指与示指握住针体尾部,与右手相对抗。当穿刺针穿过黄韧带时,有阻力突然落空的感觉,提示进入硬膜外腔。经测量,腰部硬膜外间隙虽较宽,也仅有 5mm,必须缓慢进针以免刺破硬脊膜而进入蛛网膜下腔引起全脊麻。在硬膜外间隙穿刺术中,应特别强调刺破黄韧带的感觉。

2. 注药　通过各种方法确定穿刺针确实在硬膜外腔时,可每 3~5min 分次追加 3~5ml 局麻药,直到总量全部注完为止,称之为"单次"硬膜外腔阻滞分娩镇痛。

药物配伍为:
(1)布比卡因:0.04%~0.125%。
(2)罗哌卡因:0.062 5%~0.15%。
(3)芬太尼:1~2μg/ml。
(4)舒芬太尼:0.4~0.6μg/ml。

硬膜外间隔脉冲式给药时,镇痛泵内 0.1% 罗哌卡因 +0.4μg/ml 舒芬太尼,根据产妇疼痛程度 8~12ml/h。

每次注药之前都必须作抽吸试验,这样做的目的:一是避免将局部麻醉药误注入蛛网膜下腔,硬膜外腔麻醉所用局麻药的药量比蛛网膜下腔阻滞时的用药量要大得多,如果将大量药物注入到蛛网膜下腔,将不可避免地导致高平面阻滞或全脊髓麻醉,甚至引起产妇的呼吸心搏骤停,应竭力避免。二是避免将局麻药误注入硬膜外腔静脉丛内,大量局麻药快速进入硬膜外腔静脉丛可引起局麻药中毒反应,初期的症状可能是兴奋和惊厥,后期则为抑制作用,严重时也可引起产妇呼吸和心搏骤停,因此必须随时有心肺复苏的器械备用。

硬膜外穿刺针拔除后,让产妇改为平卧位,将子宫推向左侧,通常将上半身略微调高,继续监测各种生命体征。

3. 置管 如需要可留置硬膜外导管,需要时及时补充药液,在置入硬膜外导管之前要仔细检查,检查导管是否通畅、导管上标明的刻度是否清楚。留置导管时,麻醉医师将硬膜外导管盘成圆圈形状,挂于右手小拇指上,右手拇指与示指将导管尖端经穿刺针的尾口插入,当导管的尖端到达穿刺针尖端时会遇到阻力,轻轻推动导管,突破针口的斜面,阻力会突然消失,继续置入导管约 3~5cm 于硬膜外腔。右手继续向硬膜外置管,左手的拇指、示指和中指握住穿刺针稳定地向外拔针,同时向前作"置管"动作,这样反复地协调地操作,直到把针拔出,导管留在体内。

一旦导管的前端超出了穿刺针的斜口,导管就不能向后撤退,穿刺针也不能再向前移动,否则导管有可能会被切断,如果想将导管向后移动的话,应将穿刺针和导管完全拔出,重新操作。导管应留在硬膜外腔 3~5cm,在留置导管成功后,拔出穿刺针,在导管末端安装一个接头,使导管能够跟注射器稳定连接,再次仔细的回抽,确定导管没有在蛛网膜下腔,也没有进入硬膜外腔静脉丛内。

用干燥的纱布擦干穿刺点周围皮肤后再用胶布妥善地将导管固定在皮肤上。值得注意的是,硬膜外腔静脉的管壁很薄,即使导管是在硬膜外腔静脉内,经硬膜外导管抽吸时,也可能因为抽吸时产生负压使静脉壁堵住了导管的末端开口而没有血液吸出。若将导管的接头与注射器分开,再将导管的体外部分置于低于体内导管尖端的位置,由于静脉压的作用血可以自然出现在导管腔内而外溢,由此可诊断为"静脉内置管"。

4. 固定 可从硬膜外导管注入 3ml 试验剂量局麻药,同时密切观察产妇的血压、心率变化,感觉和运动神经的改变,中枢神经系统的反应等,至少要观察 5min,确定导管没有进入蛛网膜下腔及静脉内,无其他异常情况时,才可用干燥无菌的纱布盖上穿刺点,用塑料无菌敷贴妥善固定。因整个产程时间较长,一定要将导管稳固的固定在产妇背部,防止导管脱出、影响镇痛效果。

(六)试验剂量 有学者推荐在硬膜外阻滞前给 3ml 局麻药(内含 1∶20 万肾上腺素)作为试验剂量,是一种行之有效的方法。肾上腺素有使心率增快的作用,若无意中将它直接注入到硬膜外腔静脉内,可能引起血压升高,如果将 3ml 局麻药误注入蛛网膜下腔将出现感觉消失的现象。

因此,给试验剂量的作用就在于能够判定硬膜外导管是否进入了蛛网膜下腔或进入了硬膜外腔静脉,并且认为 1.5%~2.0% 的重比重利多卡因溶液(内含 1∶20 万肾上腺素)是最有效的试验剂量用药。如果将 3ml 这种溶液注入到蛛网膜下腔时,一定会产生感觉阻滞现象,但不至于像轻比重或等比重溶液那样引起高平面阻滞。

试验剂量中是否加入肾上腺素的问题看法不一。有学者观察到,在 1.5% 利多卡因溶液中加入肾上腺素(1：20 万)时,子宫的活动明显减弱,这种减弱主要表现为子宫张力减弱。Wallis 等发现,用含肾上腺素(1：20 万)的氯普鲁卡因给妊娠的母羊作腰麻时,其子宫动脉的血流减少。

在波士顿的几家医院中,作为待产和分娩镇痛,每次注射局麻药的最大允许量是 5ml,也就是说每次给 0.5% 布比卡因最多只能是 25mg,给 1.5%~2.0% 利多卡因 5ml(75~100mg),均不加肾上腺素,医师认为从待产起就开始给局麻药行硬膜外腔阻滞的话,必然将连续注入肾上腺素,这就可能造成肾上腺素蓄积,其结果无疑会影响分娩。所以他们主张作为待产和分娩的镇痛,在局麻药中不加肾上腺素,这需要临床工作中权衡利弊后选择使用。如果仅在试验剂量时加用肾上腺素,这样既能迅速有效识别误入蛛网膜下腔和硬膜外腔静脉血管,在维持剂量时不加用肾上腺素,也避免了影响子宫血流和蓄积的可能。

(七)注药　观察生命体征平稳,无蛛网膜下腔麻醉征象时,再次回吸,无脑脊液及血液流出,可分次追加局麻药(每次 3~5ml),每 60s 1 次,直到全部剂量给完为止。

产科硬膜外阻滞时采取分次追加局麻药的方法,可有效地防止因局麻药误注入静脉所引起的中枢神经系统的毒性反应,分次给药法,这实际上是每次注药都成了试验剂量。局麻药注入血管以后,除了表现出短暂的中枢神经系统症状外,另一个副作用是子宫收缩痛明显增加,这是因为静脉内局麻药浓度增高而引起子宫张力过度增加的结果。有医师曾无意中静脉误注大约 50mg 布比卡因后子宫活动增强,经硬膜外导管给 0.5% 布比卡因 5ml(25mg),过 1min 后,另作一次抽吸试验,再给 0.5% 布比卡因 5ml(25mg),这时产妇表现出了中枢神经系统毒性反应的前驱症状,但没有惊厥。再次回抽硬膜外导管时,出现明显的血液,随后的两次宫缩时,产妇都主诉疼痛难忍和不舒服,然后又消失了,由此判定硬膜外导管误入了静脉,于是重新再作硬膜外置管,并在后来的分娩时获得满意的镇痛效果。

通过神经行为试验检查证明,硬膜外阻滞时局麻药对新生儿的影响极小,但是由于母体的低血压而引起的子宫 - 胎盘血流灌注减少,可能导致胎儿缺氧和酸中毒,必须立即治疗。

(八)阻滞平面　为了使第一产程及第二产程获得良好的镇痛,需提供 T_{10} 到 S_5 的持续麻醉平面,连续硬膜外阻滞的首次剂量与单次剂量法相同,当首次剂量已达到所要求的阻滞平面时,以后可依据产妇的具体情况,每小时追加首量的 2/3,基本可维持原麻醉平面。需要注意的是,每次追加药物之前,都必须作抽吸试验,以防局麻药误注入蛛网膜下腔或硬膜外静脉,每次注入局麻药 5ml,再次回吸,无异常情况再次注药 5ml,直到达到需要的剂量。

操作过程中要努力消除产妇的恐惧心理,讲解操作过程。麻醉操作完毕,用手掌保护背部穿刺固定后的导管,嘱产妇背部不要碰到床面,以免硬膜外导管脱落,协助产妇仰卧并移于产床中心,然后抬高下肢。调节产床,使上半身略微抬高,产妇处于半卧位,产妇右臀垫高使产妇略向左侧倾斜,以减少子宫对主动脉和下腔静脉的压迫,减少仰卧位低血压的发生。

轻轻地针刺皮肤或用湿酒精棉拭子刺激皮肤检查麻醉范围。因为痛觉的丧失和温度觉的消失几乎是同时的,所以用湿酒精棉拭子检查更容易被产妇所接受。

对母体和胎儿生命体征的监测非常重要,必须密切观察母体,阻滞前后均应认真监测产妇的血压、脉搏和胎儿的心率。阻滞起效之后,每 3~5min 重复监测血压 1 次直至分娩结束。

(九)阻滞后并发症　麻醉后低血压或局麻药的毒性反应通常发生于阻滞起效后最初数

分钟内,所以在这一期间尤应注意。麻醉后,如果产妇出现耳鸣、口唇麻木、口中有金属味、眩晕、恶心、昏厥等症状之一,就必须警惕很有可能是局麻药的毒性反应。应该立即经面罩给氧 6~8L/min,加快静脉输液速度,改产床于头低位或抬高产妇下肢以增加静脉回心血量。如血压下降超过 20mmHg 或降低超过阻滞前 1/3,必须积极治疗,加快静脉输液速度,首先快速输入 200~300ml 适当的晶体溶液,例如乳酸林格液,如果不能使血压迅速回升,应使用血管活性药物,例如静脉注射麻黄碱 5~10mg,必要时可重复给予。如产妇血氧进行性下降应面罩加压给氧,必要时气管插管,如发生呼吸心搏骤停应立即心肺脑复苏。

　　阻滞前就应使用胎心监护仪作体表或经阴道连续监测胎心,连续胎心监测应该一直持续到第二产程结束。若施行硬膜外阻滞操作时,产妇正在静滴缩宫素,则应暂停药物滴注,操作完毕后可酌情继续静滴。

五、硬膜外间隙的确定

　　(一)"阻力消失"法　"阻力消失"法是辨认硬膜外间隙常用的方法。进行硬膜外穿刺时,需经过皮肤、皮下组织、棘上韧带、棘间韧带及黄韧带,由于黄韧带极其致密,弹性较大,穿刺针通过时,常常阻力很大,当穿刺者用力穿破黄韧带时,会有突然的阻力消失感觉,提示穿刺针进入硬膜外腔。

　　这时可进一步证实穿刺针的针尖位于硬膜外腔而非蛛网膜下腔。气泡压缩试验,将装有大约 2~3ml 生理盐水及一个小气泡的注射器连接于穿刺针上,用大拇指轻轻推压活塞的末端,气泡应该没有压缩,提示穿刺针在硬膜外腔。如果穿刺针在硬膜外腔,注射药物也应该没有阻力。

　　穿刺针入硬膜外腔后,应无脑脊液流出,但如穿刺针刺入过深,在穿破黄韧带的同时穿破了硬脊膜和蛛网膜,则穿刺针进入蛛网膜下腔,会有脑脊液流出。如回抽有脑脊液回流,则必须更换间隙,重作硬膜外穿刺或放弃硬膜外阻滞。如果回吸有血液回流,可能是误入了硬膜外的静脉血管丛,为了避免大量局麻药进入血管引起局麻药中毒,应变换穿刺间隙或重新操作。

　　(二)"悬滴"法　"悬滴"法是基于硬膜外间隙"负压"的原理。穿刺针达黄韧带时,拔出针芯,于针尾悬一滴液体,然后缓缓推进,穿刺针的斜面一旦穿破黄韧带进入硬膜外腔时,"悬滴"会突然被吸入针腔内(负压作用),有时可连续吸入数滴液体。

　　(三)玻璃管法　玻璃管法的原理与悬滴法基本相同,利用一根内径 0.1mm,长 5cm 的玻璃管,管内充满液体并衔接于针尾。当穿刺针穿过黄韧带进入硬膜外腔时,由于硬膜外腔有负压,玻璃管内的液体被吸入。

　　悬滴法和玻璃管法都是借助于硬膜外腔是负压的原理,硬膜外腔产生负压的可能原因如下:

　　1. 当钝针针尖顶住硬膜稍向前推时,造成一凹窝,而黄韧带的位置不变时,硬膜外腔的空间变大,而内容物并没有改变,这个变大了的而且相对来说密闭的空间产生了负压。

　　2. 硬膜外腔是直立状潜在的间隙,当穿刺时后背呈弯曲状态时,硬脊膜与黄韧带"分离"而形成负压。

　　3. 吸气时胸廓扩张形成负压,这种负压可通过椎旁间隙和椎间孔传递到硬膜外腔。

　　4. 靠近后胸与后腹壁的内脏的牵拉,形成硬膜外"负压"。

　　（四）气泡外溢试验　当穿刺针尖进入硬膜外腔以后，取出针芯，用 5ml 注射器把数毫升生理盐水和 2~3ml 空气从穿刺针快速推入，取下注射器，如见多个气泡外溢，则针尖是在硬膜外腔。需要注意的是硬膜外腔含有丰富的静脉丛，在穿刺的过程中有可能会意外刺破，如果快速的注入大量空气有发生空气栓塞和截瘫的风险，注气时应格外小心。

　　（五）抽吸试验　用注射器作尝试性抽吸，应无脑脊液及血液流出，同时由于硬膜外的负压，抽吸后注射器的活塞应该迅速回到原位。

　　（六）注药试验　在排除针尖在蛛网膜下腔及静脉后，试验性地注入 1.5%~2.0% 利多卡因 3ml 局部麻醉药作为试验剂量，观察 3min，如果不出现麻醉平面或者出现很局限的麻醉平面，则提示已进入硬膜外间隙。如果硬膜已被刺破，而将 3ml 局麻药注入到蛛网膜下腔，则感觉神经和运动神经很快被广泛地阻滞，3min 左右就会出现显著的麻醉作用。因此，这种试验性注药要特别谨慎，严密观察生命体征。

　　（七）判定方法假阳性

　　1. 阻力消失法假阳性　当穿刺针穿破黄韧带时，有阻力突然消失的感觉，如果穿刺针穿刺时没有在棘突间隙的中线上，不论偏上还是偏下，针尖可能触及上一或下一棘突或左右椎板骨即遇到阻力，如果操作者不能判定是否抵达骨组织而认为是黄韧带继续用力，穿刺针以一定角度在骨面上突然向前滑行，会造成错误的刺破黄韧带的感觉。此时应将穿刺针拔出到皮下，调整穿刺方向重新进行穿刺。

　　2. 负压法假阳性　当穿刺针在穿刺过程中，产妇躯干的任何轻微移动都可能造成"负压"（硬脊膜和黄韧带位置发生了相对改变）。在悬滴法试验中，针尾悬滴被吸入，在玻管法负压测定检查中，管内液体被吸入。但此时穿刺针并未进入硬膜外腔，结合无阻力消失感和注射可能有阻力的现象，在确定穿刺针方向正确时，继续进针直到阻力突然消失，穿刺针进入硬膜外腔。

　　3. 抽吸试验假阳性　在穿刺过程中，尚未进入硬膜外腔时，以生理盐水反复试验气泡压缩实验，注入的液体在脊柱软组织中形成一个液体池。当穿刺针重新穿刺，穿刺针针尖进入液池，可有液体自穿刺针尾流出，可与穿破硬膜脑脊液流出相混淆。但液池的液体滴出数滴即止，而脑脊液会源源不断的流出。但有时在临床中，尤其是穿刺困难时比较难辨别。这种情况时穿刺针并没有进入硬膜外腔，也没有穿破硬脊膜，应该将穿刺针拔出至皮下，检查患者的体位、穿刺针是否在正中、穿刺针进针方向，分析未达硬脊膜外腔的原因，加以纠正重新穿刺，如果必要可以重新选择穿刺点穿刺。

　　4. 注射阻力假阳性　穿刺针以较小角度进入硬膜外腔或脊柱畸形时，硬脊膜紧贴于穿刺针斜口，注射时液体不能迅速扩散开，形成一定阻力。当穿刺针穿过黄韧带时用力过猛，可能将硬脊膜向前顶开甚远但未穿破，此时硬脊膜形同一屋脊，将穿刺针斜口覆盖，故注射也有阻力现象。如果穿刺针进入过深，甚至使针斜口紧抵脊髓组织，在此过程中，未细致检查和观察产妇主诉异感、脑脊液流出等可疑征象，注射可能有阻力，这时有可能出现严重的并发症，所以穿刺时一定要仔细体会阻力的变化，并认真细致的观察患者。如果硬膜外腔组织较致密或因反应性炎症有粘连（如脊柱结核患者），注射亦可有阻力现象。

　　5. 导管置入假阳性　硬膜外腔导管置入时，可能被送入疏松的组织或被送入椎间孔等部位，被误认为导管已置入硬膜外腔，尤其是当导管较硬时更易出现这种情况。在这种情况下一般置入导管时都会有阻力，置入过程不顺畅，导管置入一段距离后即遇阻力不能继续放入,可判断尚未进入硬膜外腔,应同时拔出穿刺针及硬膜外导管,重新进行穿刺。

六、硬膜外穿刺时异常情况的处理

(一)穿破硬膜　多发生在初学者,由于初学者对穿破黄韧带的感觉理解不深刻,对突破黄韧带的感觉不敏感,为了对抗黄韧带的韧性用力过猛时,容易发生穿破硬膜的情况。有时也发生在有硬膜外腔或蛛网膜下腔穿刺史的产妇,由于穿刺时可能形成了硬膜与蛛网膜不同程度的粘连,也形成了硬膜与黄韧带的粘连,造成穿破黄韧带的同时,穿破了硬膜和蛛网膜。尤其产妇肥胖时,组织疏松,黄韧带感觉不明显,穿破硬膜的可能性更高。硬膜已被穿破时,可以更改间隙继续穿刺,如果必要也可以放弃椎管内阻滞的方法。

(二)异感　穿刺针或导管进入硬膜外腔后触及神经根或脊髓时,患者可主诉一过性电击感。应将穿刺针或导管略退出或调整方向,如异感顽固地多次出现,应改换间隙再穿刺或放弃此种麻醉方法,以避免术后神经并发症的发生。出现异感后应静脉给与激素类药物,减少神经刺激后的疼痛或炎性改变。

(三)硬膜外腔出血　硬膜外腔含有丰富的静脉丛,而且十分薄弱,穿刺针或导管擦破或穿破硬膜外腔静脉丛,可造成硬膜外腔的出血。出血量较少时,可将穿刺针或导管退出少许,使其离开血管破口,并反复抽吸和以生理盐水冲洗,至无继续出血时方可用药,即使回吸无血后注药也要高度警惕局部麻醉药迅速进入循环所致的局麻药毒性反应。如果出血量较多,则应更换间隙另行穿刺,更换间隙后仍有血液存在时,应放弃硬膜外腔神经阻滞镇痛方法,并于产后严密观察产妇有无硬脊膜外腔血肿形成的并发症。

七、硬膜外腔阻滞分娩镇痛失败的原因

(一)穿刺时失败的原因

1. 产妇体位不当　行硬膜外腔穿刺时,产妇体位的正确与否是穿刺能否成功的重要因素之一,产妇大多比较肥胖,存在穿刺点定位不清的可能,如果产妇一侧肩部向后或向前倾斜,也会造成脊柱扭曲,不易准确确定穿刺方向而致穿刺失败。有时由于增大子宫的阻挡,产妇摆放体位往往不标准,造成穿刺困难,可嘱助手帮助产妇屈膝低头。在施行硬膜外腔穿刺时,不论采取何种体位,都必须按要求将产妇体位摆好,产妇侧卧位时,两肩连线应与产床平面垂直,坐位时腰部不要扭曲。

2. 穿刺针方向错误　这是常见的原因,比较容易被人忽视,特别是初学者更容易出现这个问题。一般来说,分娩镇痛时所选择的间隙各棘突与皮肤几乎呈垂直方向,所以穿刺针应该垂直于皮肤进针。有时产妇侧卧位穿刺时,操作者坐位较高或者较低,视线与穿刺针不在一个水平上,或者产妇侧卧时两肩连线没有与产床垂直,造成针尾部较低或较高而误以为水平,这也是初学者易犯的错误之一。当穿刺针进针时遇到骨质,须改变穿刺针方向,一定要把穿刺针退到皮下组织,使穿刺针保持垂直方向再进针。

3. 棘突间组织钙化　这种情况在产妇比较少见,这类产妇在穿刺前检查时就可发现其棘突间隙很窄,而且脊柱活动不良。当穿刺针进入韧带组织时,即有刺入骨组织的感觉,找不到间隙到达硬脊膜外腔。如果是黄韧带组织的坚韧,可以增加穿刺力量,而对棘上韧带钙化则可以使用侧入法进入硬膜外腔。

4. 穿刺针口顶住硬脊膜　这种情况并非真正的穿刺失败,应该将穿刺针退出少许或旋

转穿刺针斜面,使穿刺针斜口离开硬脊膜,如果没有阻力了就已到达硬膜外腔。

5. 刺破硬膜　多发生在初学者,因为硬膜外腔穿刺技术不太熟练,对穿刺针所通过的各层组织感觉不灵敏,尤其是通过黄韧带的感觉没有体会出来,穿刺针虽然已经通过了黄韧带,还以为是在棘间韧带之中,于是继续向前进针,以致刺破硬膜。

（二）放置导管时失败的原因

1. 穿刺针斜口未完全进入硬膜外腔　某些患者的黄韧带较厚,穿刺针有了明显的黄韧带通过感时就立即停针,此时针尖虽已进入了硬膜外腔,但其斜口可能只是有一半进入硬膜外腔,还有一半留在黄韧带里。这种情况时,注射时也可能有阻力,但较轻微或根本无阻力,但导管却不能放进,应根据穿刺过程的具体情况,穿刺针再深入 1~2mm,使穿刺针斜面全部进入硬膜外腔。

2. 导管过软　有的硬膜外导管质地较软,当穿刺针前方有阻力时,导管置入失败。

3. 导管抵住硬脊膜　如果穿刺针通过黄韧带后未能及时停针,针尖进入较深而顶住硬膜但没有穿破硬膜时,注射气体或液体时阻力不大,但是导管不能通过,此时应稍微退针或稍微转动穿刺针再行置管。

（三）导管置入后失败的原因

1. 导管打折　有的硬膜外导管质地较软,管壁较薄,导管通过穿刺针口后遇阻力时,若强力推入即可能折曲而不能注入药液。这时可轻轻将导管拉出 0.5cm 左右,观察能否注入药液,如果可以,妥善固定导管,如果不可以,继续拉出导管,直至可以注入药液,需要注意的是一定要将穿刺针先拔出再拔硬膜外导管,否则穿刺针有可能会割断导管。如果已将导管全部拉出,仍然不能注入药液,则需重新穿刺置管。

2. 导管漏孔　有时在置管时将导管意外割破而没有发现时,注入硬膜外腔药液时,药液顺导管破孔漏出,导致给药失败。

3. 导管经椎间孔进入椎旁　这种情况是导管进入硬膜外腔后,又经椎间孔而误入椎旁间隙。此时经导管注入常规局部麻醉药的药量,只有一侧脊神经被阻滞。

4. 导管误入硬膜外腔血管　这种情况发生较少。在穿刺时可能并未损伤血管,但在放置导管时,由于导管质地较硬而刺破血管进入硬膜外腔血管之中。此时经硬膜外腔导管注入常规局部麻醉药后无麻醉作用,反而可能出现局麻药中毒的症状。

5. 导管转向　导管在硬膜外腔行程过长,或者在前进过程中遇到软组织阻拦可转变方向。如果没有成角,局部麻醉药仍可注入,但是不能达到预期的麻醉平面,导致镇痛不全。

八、硬膜外腔阻滞分娩镇痛的并发症

具有生命危险的并发症是非常罕见的,但是也有一些非常严重的并发症,所以在穿刺时一定要小心谨慎,密切监测产妇及胎儿的生命体征。如果大剂量的局麻药注入蛛网膜下腔可导致全脊髓麻醉,全脊髓麻醉的先兆症状是恶心与低血压,可能很快进一步发展到呼吸、心跳停止。如果硬膜外腔阻滞的大部分药物,意外地注入到了硬膜外腔静脉,可能引起中枢神经系统的毒性反应,包括惊厥。其他严重而罕见的并发症,包括穿刺部位硬膜外血肿、硬膜外脓肿和穿刺时意外的脊髓损伤等。

（一）低血压

1. 低血压的原因　血压下降是区域麻醉常见的循环系统并发症,其基本原因有以下几个方面：

（1）硬膜外阻滞交感神经,周围血管张力减弱。硬膜外阻滞后,支配微循环血管网的前小动脉括约肌的交感神经节前纤维被阻滞,结果周围血管张力减弱,周围血管收缩功能常降低,血管扩张,循环血容量与血管床容积不匹配,血液淤积造成静脉回心血量减少,有效循环血容量相对不足,心排出量下降,而周围血管张力降低和心排出量减少的最终结果使体循环血压下降。

（2）仰卧位低血压综合征或主动脉 - 下腔静脉受压,妊娠子宫压迫主动脉和下腔静脉,妨碍下肢静脉血回流,使静脉回心血量减少,尤其在母体仰卧位时腔静脉受压更严重,血管内有效循环血容量不足,此时心排出量和体循环血压下降更明显。

有资料表明,产妇有不同程度的仰卧位低血压,45% 的产妇体循环血压较妊娠前降低约 20% 以上。产妇自分娩前 3 个月起,每当从侧卧位转换为仰卧位时,静脉回流受阻,导致心排出量减少,这时靠周围血管张力增加,有时以心动过速来代偿,以维持体循环血压正常。硬膜外腔阻滞时,随着麻醉范围的扩大,交感神经阻滞更加明显,周围血管张力减弱也更为严重,最终出现血流动力学代偿功能失调。

如果 T_{1-4} 节段的心动加速神经阻滞则心率明显减慢,这时往往提示麻醉阻滞平面过高,若在分娩镇痛阻滞过程中发现有心率减慢,在排除其他原因的同时,应警惕麻醉平面过高。若伴发主动脉、下腔静脉受压以及血管舒缩功能失调,则发生严重的低血压,甚至心血管虚脱。此时往往对血管加压药反应欠佳,但解除压迫则血压很快恢复,在解除血管压迫的同时,应用血管活性药物及快速经静脉补液是比较好的方法。

肱动脉血压降低提示下腔静脉受压,而股动脉血压降低则提示腹主动脉受阻。股动脉压的降低始于妊娠 19 周后,而下腔静脉的压迫则随着胎儿的入盆而减轻,主动脉受压只有在胎头挽出后才能完全缓解。

（3）局麻药对心脏的影响,大剂量的局麻药呈负性肌力作用并与剂量相关,此外,局麻药也抑制心脏传导组织和心室心肌的去极化速度。

低血压对胎儿的影响是显而易见的。母体血压轻、中度降低对子宫收缩不构成明显影响,但当收缩压下降超过 20% 以上时,就出现子宫收缩的强度降低和频率变慢,这些都是子宫肌层缺氧所致。子宫和胎盘的血流量亦减少,子宫和胎盘血流减少会增加胎儿乏氧的可能,新生儿脐动脉血 pH 降低。所以一定要加强分娩期间产妇的循环监测,严密观察血压变化情况,如发现异常及时调整。

胎儿对低血压影响的反应随母体血压下降的严重程度和持续时间而改变,还与胎盘功能状态有关,如果胎盘状态本身就已经存在供血不好的情况,低血压无疑是雪上加霜,此外有无先兆子痫或宫缩过频等产科并发症,对此都有影响。是否并用抑制性药物,是否合并心血管疾病等因素亦有影响,如果产妇在硬膜外阻滞之前就已经存在心血管方面的问题,对低血压的耐受能力就会下降,同时对低血压的代偿能力也会减弱。胎儿对低血压影响的反应主要表现为心动过缓,娩出后则表现为新生儿呼吸、肌张力和心跳的明显抑制,还可能有神经行为方面的反应,Apgar 评分降低。

2. 低血压的预防及治疗

（1）低血压的预防　预防低血压的一般性措施包括在开始实施椎管内阻滞分娩镇痛之前,常规开放静脉通道并进行容量扩充,快速输入晶体液 500~1 000ml,以不含糖液体为主。

局麻药应遵循低浓度、小剂量分次注入的原则,力求以最小剂量达到适宜的阻滞平面。

产妇发生仰卧位低血压综合征的易感性,可通过询问病史和不同体位下测量血压的方法预测。因硬膜外阻滞而导致血压下降的发生率较小,程度也较轻,通常可通过改变体位而迅速得到纠正,即左侧卧位或身体向左倾斜 15°,产妇在妊娠晚期及生产时都应避免完全平卧。

(2) 低血压的治疗   硬膜外麻醉后产妇发生低血压的治疗原则与其他原因所致的低血压者相似。首先也是最根本的解决低血压的办法是尽快解除动脉和下腔静脉的压迫,可将产妇由平卧位改为侧卧位,最好为左侧卧位,或者将产床调节成向左侧倾斜 15°,也可将巨大的子宫轻轻推向左侧,解除对血管的压迫。由于解剖的变异,当左侧卧位血压恢复不理想时,可再转为右侧卧位,或采取髋部垫高的方法,也可由产科医师、麻醉医师或者助产士将产妇的子宫推向左侧,并立即静脉快速输入晶体液 200~300ml 和面罩给氧。若上述措施无效,则必须注射血管活性药物,增加血管的收缩力,首选麻黄碱 5~10mg 静注。因为麻黄碱既可增加心排出量,又对周围的血管有轻微的收缩作用。

有些产妇需要使用缩宫素来促进宫缩,加快产程,如果缩宫素静滴速度过快可能引起低血压。预防的方法是将缩宫素稀释后每次 2u 缓慢静滴或间歇使用。

(二) 局部麻醉药误入蛛网膜下腔

1. 局部麻醉药误入蛛网膜下腔的表现   局部麻醉药误入蛛网膜下腔是硬膜外腔阻滞中严重的并发症之一。误入蛛网膜下腔后导致麻醉平面过高,最先出现的症状是呼吸减弱,产妇可能会感觉呼吸困难,并且由于广泛阻滞交感神经后的血压下降,引起恶心、呕吐,随后脑供血不足产妇出现困倦、嗜睡。随即呼吸停止,意识丧失,若不能及时有效处理,可能发生心搏骤停。

2. 局部麻醉药误入蛛网膜下腔的预防及治疗   预防这种并发症的关键在于穿刺时操作仔细,判断准确。对硬膜穿破的任何怀疑都应认真对待、仔细检查、具体分析,以得出正确的结论。如怀疑穿刺针半入蛛网膜下腔,或穿刺针斜口被软组织覆盖,则应旋转穿刺针,每90°角试验一次有无脑脊液吸出,如果不能完全排除误入蛛网膜下腔的可能,应拔出穿刺针重新穿刺。

有时硬膜外腔组织结构比较致密或硬膜张力较高,造成局部麻醉药液不易扩散,或者由于注射速度过快药液未及时扩散,可有液体回流现象。如果回流液体超过注入的局部麻醉药容积,毋庸置疑,穿刺针已误入蛛网膜下腔,应立刻拔出穿刺针,重新更改间隙进行穿刺,并采取措施积极防治穿破硬膜后头疼。如果回流液体量少,或断断续续,是局部麻醉药回流还是脑脊液流出必须正确判断,局麻药只有少量回流,往往会自行停止,脑脊液会源源不断的回流,不经处理不会自行停止。局麻药一般是比较凉的液体,比较接近室温,而脑脊液温度较高,接近体温。局麻药和脑脊液的 pH 也不同,可以通过试纸来测试区分。

对误入蛛网膜下腔并发症的治疗,症状较轻时对症治疗,支持呼吸与循环系统,分别给予吸氧和快速静脉输液。如果呼吸和循环系统抑制程度较重,则应采取辅助呼吸和使用血管活性药物。如发生了呼吸心搏骤停,则应快速实施心肺脑复苏,人工呼吸支持治疗和心脏按压等。

(三) 局麻药全身中毒反应

1. 局麻药全身中毒反应的原因   由于硬膜外阻滞通常需要较大剂量的局麻药物,注射局麻药后,组织吸收率超过其清除率时即可能发生全身毒性反应。吸收率增加的原因,除了注射逾量外,还可能由于硬膜外腔血管丰富而迅速吸收,如果意外注射进入血管内的话,药量过大,则全身中毒反应出现的更快,症状更为明显和严重。有时,即使是使用治疗量,但由于某些原因致血药浓度突然增高时,也可引起全身毒性反应,此外,局麻药毒性反应亦可因机体对局麻药的代谢作用减退而引起。妊娠妇女,尤其是足月产的产妇,硬膜外腔血管更加丰富,而且静脉怒张,所以局麻药的全身毒性反应更高发,更应该引起注意和重视。

局麻药通过稳定注药部位附近的神经纤维的兴奋性膜电位,从而影响神经传导,产生麻醉作用。如果局麻药快速入血,血浆浓度达到毒性水平,其他部位(如大脑和心肌)的兴奋性膜电位也会受到影响,就会产生局麻药的全身毒性反应症状。

2. 局麻药全身中毒反应的表现　局麻药毒性反应的程度与局麻药的药效及其血药浓度呈正相关,如利多卡因中毒反应的血药浓度阈值为 $4\mu g/ml$,而麻醉效力比利多卡因强的布比卡因血药浓度阈值则仅为 $2\sim3\mu g/ml$。大脑比心脏对局麻药更敏感,产妇的早期表现主要有口唇麻木感、耳鸣或视力模糊、恶心、轻微的头昏头痛、意识障碍,原本吐字清晰的人变得语言含糊不清或者多语,有的会骂人,变得难以自控,也不受外界所控制。眼球震颤、肌颤甚至抽搐等,如果血药浓度继续增高,则很快发展为惊厥,肌肉呈强直性阵发性痉挛,随之意识消失,肺通气量下降,发生缺氧、发绀和酸中毒。若局麻药的血药浓度继续升高,可能出现心血管毒性反应,很快转入全身性抑制,延髓的呼吸和心血管运动中枢及外周血管均被广泛抑制,临床表现为惊厥停止后继而转为昏迷,严重的低血压,心动过缓,呼吸抑制或暂停,呈虚脱状,处理不及时最终因呼吸停止而死亡。局麻药也可直接抑制心肌的传递和收缩,最终导致心搏骤停。

局麻药全身毒性反应影响子宫的收缩力,母体发生缺氧和血压增高时,子宫张力增强,而低血压或局麻药本身的作用均直接抑制子宫肌肉的活性。毒性反应终止后,子宫收缩常能恢复正常。

母体发生中毒反应所引起的缺氧、血压改变及子宫强直性收缩,均影响胎盘的血液及气体运输,局麻药亦可通过胎盘直接抑制胎儿。此外,母体惊厥时用大剂量巴比妥类或安定类药物,对胎儿也有抑制作用。胎儿抑制后的症状包括神经系统症状和心血管系统症状,因药物性脑干抑制,娩出后新生儿的局麻药毒性症状表现为嗜睡、瞳孔散大、眼球运动及反射消失和呼吸麻痹,心动过缓和酸中毒。

3. 局麻药全身中毒反应的预防及治疗　对局麻药的毒性反应重在预防,每次注药前应仔细回抽,以免误入血管,注药速度不宜过快,每次不得超过 5ml,并争取以最低的浓度和容量达到适当的麻醉效果。

产妇发生局麻药全身毒性反应,如果症状比较轻微,可先给小剂量的速效巴比妥类药,同时对症支持治疗,面罩给氧、静脉快速补液,并密切观察症状。

如果产妇发生惊厥,证明血药浓度较高,必须立即面罩给纯氧,必要时加压给氧,以防母体和胎儿缺氧。若产妇在应用巴比妥类抗惊厥药后仍继续惊厥,则必须尽快静注快速起效的肌松剂,如琥珀胆碱(1mg/kg),然后气管插管控制呼吸。产妇应取左侧卧位,避免主动脉及下腔静脉受压引起回心血量减少,进一步加重循环负担。可静注硫喷妥钠 50~100mg 或地西泮 5~10mg,并应注意上述药物抑制新生儿肌张力和体温调节等副作用。在产妇惊厥期间应注意监测胎心,迅速经阴道或剖宫产娩出胎儿并进行复苏,娩出前胎儿在宫内能复苏更好。

如果产妇发生呼吸心搏骤停,应立即实施心肺脑复苏。气管插管吸入纯氧,产妇侧卧位,开放静脉通道,应用抗惊厥药,抬高下肢增加静脉回心血量,应用血管活性药维持有效循环,必要时作胸外心脏按压等。如果主动脉、下腔静脉受压严重妨碍复苏时,或胎心监测异常时必须紧急剖宫产结束分娩。

(四)硬膜外腔出血 硬膜外腔穿刺中出血在硬膜外腔阻滞的过程中比校常见,有两种情况,一种是在穿刺过程中经穿刺针流出血液,此时穿刺针可能已入硬膜外腔或者尚未到达,不论到达与否都应考虑改换间隙再行穿刺。另一种情况是在硬膜外腔穿刺时没有出血,置入导管后从导管内流出或抽出血液。这种情况也有两种可能,一种是导管擦破了硬膜外腔血管,这种情况下可改变一下导管尖端的位置,并用盐水冲洗至没有回血再继续注药,并要注意局部麻醉药经破损血管裂孔快速入血引起的局麻药全身毒性反应。另一种情况是把硬膜外腔导管置入了硬膜外腔的血管之中,这种情况要将硬膜外导管轻轻向外拉出 0.5~1cm 左右,冲洗后再次回吸,如果没有血液流出,谨慎的给试验剂量,并密切观察产妇的生命体征。如果回吸依然有血液流出,应再次将硬膜外导管轻轻向外拉出 0.5~1cm 左右,直到硬膜外导管里面没有血液流出,如果一直都有血液流出,应重新穿刺放置导管。

硬膜外腔出血一般不致引起严重后果,但是也应当极力避免,特别是有血液病的产妇,以及正在进行抗凝血治疗的产妇,有产生硬膜外腔出血不止、血肿形成并压迫脊髓神经致瘫的危险。

现在有一种新型的硬膜外穿刺包,里面的硬膜外导管为钢丝缠绕的加强型导管,这种导管非常柔软而且不易打折,大大减少了硬膜外腔置管引发出血的风险。

(五)拔管困难 这种并发症较为少见。使用硬膜外腔阻滞镇痛的产妇,如果发生拔管困难,可将产妇置于与硬膜外腔穿刺时同样的体位进行拔管,或在穿刺的局部进行热敷,减少肌肉强直痉挛引发的拔管困难。

(六)导管被切断 导管被切断一般发生在硬膜外腔放置导管遇到困难的情况下,企图经穿刺针将导管退出的时候,因穿刺针口斜面比较锐利而将导管切断,为避免这种情况出现一旦导管通过穿刺针斜口进入硬膜外腔,就不要往回倒退。如果向腔内置入导管未能成功,又不能继续前进,需要退出导管重新矫正时,要连同穿刺针一起拔出导管,以免将导管切断。

为便于检查退出的导管是否完整,导管前端应带有刻度。万一导管被切断残留于硬膜外腔,不要急于手术取出,但应在产后密切观察产妇,如果出现症状则积极处理。

(七)头痛 头痛是一个比较常见的并发症,由于脑脊液通过硬膜外穿刺孔不断丢失,脑脊液压力降低所致,发生率约为 3%~30%。产妇产后头痛发生率更高,有一些与麻醉相关,如刺破硬脊膜、脑膜刺激或感染等,还有一些并非麻醉因素所引起,如脱水、精神紧张或抑郁等都可引起头痛。

1. 刺破硬膜

(1)原因:硬膜外腔阻滞并发头痛远比蛛网膜下腔阻滞为少,这是因为单纯硬膜外阻滞并不会引起脑脊液外漏。国外报道不用麻醉镇痛的正常分娩,产后头痛发生率为 11%,经硬膜外间隙阻滞后分娩者,若无并发症发生,产妇的头痛率为 13.5%,而在蛛网膜下腔阻滞下分娩的产妇,其头痛发生率为 6.2%~33%,但如果操作中刺破硬膜,则头痛的发生率与蛛网膜下腔阻滞相似。

硬脊膜刺破后头痛的原因是脑脊液自硬膜穿刺孔不断外漏,其流失量若超过了脉络丛滤出脑脊液的速度,脑脊液量将减少,脑脊液的压力亦降低,颅内压下降引起脑下移、颅内血管扩张,这时对疼痛敏感的血管和硬脑膜的支撑体(镰和小脑幕)受到牵拉,因而引起头痛。疼痛多位于枕部、顶部,偶尔也伴有耳鸣、畏光。

头痛的发生率与年龄成反比,与穿刺针的直径成正比。产妇分娩后因硬膜刺破而头痛的发生率比外科女患者高,这可能是因为生产的产程较长,分娩时限制口服液体而且静脉补液不足,机体摄取液体减少。另一方面,出汗和围生期急性失血,机体液体丢失量增加,产后2~5d的尿量多也加重脱水,因此脑脊液的生成量减少,脑脊液由硬膜刺破裂孔处外漏,尤其在分娩期屏气用力和呕吐时颅压升高更加快了脑脊液的丢失。

(2)症状:硬膜刺破后头痛的程度常不一致,其性质多呈钝痛或压迫性疼痛,一般从枕部开始向头顶部伸展到额部,向下延伸至颈部。头痛既可表现为单侧疼痛,也可累及双侧。头痛与体位有关,坐位或站立时发生或加重,平卧或腹部加压时缓解。典型的硬膜刺破后头痛多自产后第2d开始,一般持续1~4d,伴发的其他症状有恶心呕吐、头晕、视觉障碍、听力障碍,耳鸣、耳塞等。

(3)预防:产妇在椎管内阻滞后,除常规平卧位(右臀部可垫高或床面向左倾斜15°,以防仰卧位低血压综合征)、头不垫枕外,穿刺时应尽量选择细穿刺针,并注意穿刺针的斜口与硬膜纵行纤维平行以减少损伤。穿刺时避免脊椎过度屈曲,也可使穿刺孔缩小,减少脑脊液的流失。总之,防止脑脊液外漏是预防阻滞后头痛的关键。一旦硬膜外阻滞时刺破了硬膜,由于穿刺针粗,裂孔大,宜在麻醉结束时用5%葡萄糖10~15ml或自体血2~10ml注入硬膜外间隙,以预防产后头痛。麻醉前或麻醉时的适量输液不仅可减少头痛的发生,而且有助于防止血压过度下降。

(4)治疗:首先是对症治疗,产妇发生硬膜刺破后头痛症状时,即应卧床休息,80%~85%的头痛可在5d内自愈。鼓励产妇大量饮水,加大静脉输液量,补液是为了增加脑脊液的生成量,使其多于漏出的量,脑脊液的压力可逐渐恢复正常。适当饮用含有二氧化碳气体的饮料,有时有很好的效果。用腹带或取俯卧位的方式增加腹内压,口服非甾体抗炎药,也可静脉或口服咖啡因,收缩脑血管。此外,加强对产妇的精神护理,增强其信心也很重要。

硬膜外间隙输注生理盐水也可用于治疗头痛,其目的主要是针对硬膜刺破后头痛的原因,减少脑脊液的漏出。硬膜刺破后头痛的产妇于硬膜外间隙注入盐水后,有69%~87.5%的产妇头痛立即缓解,但是单次注水法疗效并不持久,硬膜外注入盐水后,脑脊液压和硬脊膜外压力立刻升高,头痛缓解,维持约3~10min后,压力又回落到原来水平、头痛复发如前。此法可连续输入,也可反复间断注射,15~25ml/h,24h滴注效果比较持久,然而应用此法后偶尔并发严重的肩背痛,这可能与脊神经根受牵拉有关。

经24h保守治疗无效后,可以选择硬膜外间隙血液充填疗法,在原硬膜外穿刺的邻近椎间隙重新硬膜外穿刺置管后,注入在无菌条件下抽取的自体静脉血10~20ml,通过硬膜外充填血液封住硬膜的穿刺孔,防止脑脊液外漏。此后产妇尽量取屈膝平卧位休息30min,再经静脉输入晶体液1 000ml,产妇头痛常能即刻获得缓解,而且作用比较持久。自体血可能于24h后被溶解吸收,如果24h后疼痛缓解不理想或者疼痛又再次发作,也可重复治疗一次,硬膜外间隙血液充填疗法的成功率为90%~95%。

硬膜外间隙血液充填疗法没有永久性的副作用,在一组118例患者的研究报告中,硬膜外间隙血液充填疗法应用后,短暂的背痛和感觉异常或神经根痛的发生率分别为1.8%和

0.9%，因穿刺时操作引起的轻微腰背痛一般仅持续数天。但是由于硬膜外间隙血液填充治疗是有创伤性的，应该在保守治疗无效的情况下再采用。感染是硬膜外间隙血液充填疗法的主要禁忌证，无论是全身性败血症还是穿刺区域的局部感染，都禁用硬膜外间隙血液充填疗法，其他禁忌证有凝血功能障碍和活动性神经系统疾病等。

2. 脑脊膜炎症　局麻药被细菌、清洁剂或其他化学物质污染可引起神经损伤，用清洁剂或消毒液清洗穿刺针可导致无菌性脑膜炎，使用一次性穿刺用具即可避免无菌性脑膜炎，也可避免细菌性脑膜炎。

（1）无菌性脑脊膜炎：无菌性脑脊膜炎也称假性脑脊膜炎或化学性脑脊膜炎，起病急骤，多发生在椎管内麻醉后数小时，常持续 2~4d，是椎管内麻醉后头痛的另一主要原因。其临床主要表现是严重的、广泛性、非体位性头痛及颈项强直，这与硬膜穿破后头疼不同，脑脊液外漏引起的疼痛与体位直接相关。有时还伴有发热、畏光、呕吐或颅内高压等，诊断性腰穿可见脑脊液压力升高，澄清或微浑，蛋白增加，糖量正常，并有少量多叶核白细胞。硬膜穿破后头疼脑脊液压力降低，多不伴有发热，外周血白细胞增多。

这种罕见并发症的确切病因尚不明了，一般认为是局麻药被皮肤消毒剂污染所致，所以每次进行硬膜外阻滞操作时都应该先配置局麻药液，再倾倒皮肤消毒液，防止皮肤消毒液污染药液。麻醉用具上残留的清洁剂或浸泡局麻药安培的灭菌溶液等被带入了蛛网膜下腔产生不良反应，现在都采用一次性硬膜外穿刺包，这种污染的可能性变小了。无菌性脑膜炎目前仅采取对症治疗，包括静脉补液、镇静、镇痛剂及抗生素的应用等，一般都能恢复。

（2）化脓性脑脊膜炎：化脓性脑脊膜炎是严重的并发症，其症状和体征与无菌性脑膜炎大体相同。诊断性腰穿时除脑脊液压力升高外，尚有脑脊液混浊、糖含量降低，脑脊液培养有致病菌生长，多为球菌或革兰氏阴性杆菌。穿刺后并发化脓性脑脊膜炎的发病率为 0.003%~0.005%，其发生率虽低，但危害却很严重。化脓性脑脊膜炎重在预防，其治疗措施主要为镇静、镇痛、静脉液体治疗及敏感抗生素应用等。

（八）腰痛　穿刺时穿刺针不在棘突间隙正中，刺伤了脊椎骨骨膜、肌肉血肿、韧带损伤、反射性肌肉痉挛均可导致局部疼痛。产床不平或过硬，当患者接受硬膜外阻滞后，肌肉松弛失去保护作用，长时间的过度牵张产生劳损，麻醉作用消失后即出现腰痛。由于妊娠时增大的子宫对腰椎产生一定的影响，可能产妇本身就已经存在腰痛的症状，阻滞后疼痛可能进一步加重。穿刺粗暴，损伤组织较多也可引起术后腰痛。

要预防术后腰痛的发生，穿刺针的方向、角度要正确，操作要细致、轻巧。治疗方法包括理疗和对症止痛。

（九）神经系统的并发症　在早期椎管内麻醉时代，经常可见到神经系统的并发症，随着麻醉药物的不断改进和麻醉技术的日益完善，此类并发症已十分少见。

硬膜外阻滞后出现持久的神经损伤比较罕见，短暂性症状的发生率为 0.35%，永久性损害为 0.02%。据回顾性调查，50 000 例接受硬膜外阻滞的产科患者，仅有 3 例出现严重的神经损伤，1 例为截瘫，1 例为硬膜外血肿，1 例为硬膜外脓肿，后 2 例患者都经过手术而治愈。硬膜外腔神经阻滞引起并发症的原因很多，从产生神经系统并发症的原因分析，有以下几种：

1. 直接损伤　在硬膜外阻滞操作时，穿刺针或导管均可直接损伤神经根，引起神经功能失常，表现为其支配的相应区域功能障碍。患者往往在穿刺时就感到疼痛，有触电感，感觉神经根受损较运动神经根受损更为常见,以感觉障碍为主,有典型的根痛症状,很少有运动障碍。神经纤维的损伤可能导致持久的神经病变,但大多数患者的症状,如截瘫、疼痛、麻木,均可在数周内自行恢复。神经根损伤根痛在伤后 3d 内最剧烈,然后逐渐转轻,2 周内多数患者症状缓解或消失,遗留片状麻木区数月以上,采用对症治疗,预后较好。

若损伤脊髓时,疼痛颇为剧烈,范围也较广,严重时甚至发生感觉丧失,偶伴有一过性意识障碍,此后自行恢复的可能性较小。神经根损伤后感觉缺失仅限于 1~2 根脊神经支配的皮区,与穿刺点棘突的平面一致,而脊髓损伤的感觉障碍与穿刺点不在同一平面。脊髓损伤治疗包括脱水,减轻水肿对脊髓内血管的压迫和减少神经元的损害,皮质类固醇应尽早应用。

如果损伤椎间盘纤维环或髓核,则出现椎间盘突出症状。此外,血管(通常为静脉)损伤也比较常见,如果产妇在近期内曾接受过抗凝治疗或患有凝血功能障碍性疾病,则将出现明显的症状。

2. 缺血性损害

(1)直接原因:脊髓缺血性损害是导致椎管内麻醉后遗症的一个直接原因。脊髓前动脉栓塞可迅速引起永久性的无痛性截瘫,脊髓前动脉是一根终末动脉,容易引起缺血性损害。动脉血压过低、麻醉或其他原因、硬膜外局麻药中肾上腺素浓度过高、产妇伴有全身性动脉硬化、血管持续痉挛(如糖尿病)都可以减少脊髓的血液循环,引起脊髓缺血性损害,缺血性神经损害的程度与脊髓血管受累的范围呈正相关。

(2)间接原因:脊髓受压可间接导致脊髓缺血性损害,神经损伤的程度取决于受压的程度、形成受压的速度和被压组织的功能,脊髓压迫性缺血与麻醉有关的原因包括如下:

1)硬膜外血肿:硬膜外间隙有丰富的静脉丛,穿刺出血率约为 2%~6%,当硬膜外形成血肿后可能对脊髓造成压迫,严重时会有脊髓缺血的可能。常表现为脊髓受压的相应区域剧烈疼痛,多突然发病并迅速发展为截瘫,但不一定出现畏寒发热。椎管造影、CT 或磁共振对于明确诊断很有帮助。曾接受抗凝治疗或有出血倾向的患者容易形成硬膜外血肿,因此,对曾接受部分或完全抗凝治疗者绝对禁忌作硬膜外阻滞,行硬膜外阻滞后则禁止作抗凝治疗。穿刺置管时应轻柔,切忌反复穿刺。硬膜外血肿形成后若能及时手术治疗,促进凝血功能恢复,则神经功能预后良好,手术延迟者常致永久残疾。

2)硬膜外脓肿:为硬膜外间隙感染所致,背部拟穿刺区域或全身有感染灶易继发硬膜外脓肿,应禁行硬膜外阻滞。临床上常表现为头痛、畏寒、白细胞增多,局部症状为下肢神经根痛,疼痛剧烈,咳嗽或曲腿时加剧,并有叩击痛,下肢乏力和弛缓性瘫痪。治疗方法为手术切开排脓减压,只要治疗及时,其神经损害多可减至最低程度甚至完全恢复,但若延误治疗,则可造成永久性后遗症。应强调预防为主,麻醉用具及药物严格消毒,阻滞时严格遵守无菌操作规程。

3)局部麻醉药对脊髓血管的压迫:发生在短时间内注入了大量局部麻醉药的时候,尤其是注入大量药液但扩散范围小时,药液积聚在局部,不仅压迫血管,而且压迫脊髓,甚至影响颅内压。硬膜外用药量一般较大,应分多次给药,防止对血管和脊髓造成压迫。

在椎管内阻滞时,凡直接或间接损伤了脊髓血管,造成其血运障碍,皆可引起神经性损害。常见原因为手术操作时直接干扰脊髓的血运供应,手术时体位不适,牵引器或止血钳使用不当,以及手术时直接误伤或骨盆内胎头的压迫等。压迫性损伤后,其功能多可恢复,但速度较为缓慢,一般要数月之久。

3. 感染　现在比较少见,感染可发生在麻醉穿刺针或导管经过的任何部位。感染的外在原因为器具或药物的污染,现在硬膜外穿刺器具都为一次性硬膜外穿刺包,需要注意的是在打开穿刺包之前检查其完整性及灭菌指示未失效。内在的局部或全身原因(经血运或淋巴系统)也可引起感染。

4. 化学损伤　错误的药物被意外的注入或带入硬膜外腔,如氯化钙、氯化钾误注入硬膜外腔,可引起化学性损伤。神经毒性制剂(如酒精)和各种防腐剂(如苯甲醇、甲基羟苯甲酸盐)在皮肤消毒时不注意就可能随着椎管内麻醉操作或连同局麻药一起被注入硬膜外间隙,从而产生暂时性或永久性损害。为此,皮肤消毒后应用干净干燥的纱布将穿刺区域擦干。

化学损伤引起粘连性蛛网膜炎,是严重的并发症,表现类似轻度感染性脑脊膜炎,患者不仅有截瘫,而且有慢性疼痛。症状一般先有疼痛及感觉异常,逐渐加重后感觉丧失。运动功能从无力开始,逐渐加重发展到完全性迟缓性截瘫。

椎管内麻醉后发生神经损害时,必须立即查清原因。首先要回顾性地检查麻醉操作的难度和麻醉效应,并请神经内科医师协助进行系统的神经学检查,尽可能地作出鉴别诊断。此外,肌电图检查亦很重要,它不但能鉴别病变位于硬膜外还是硬膜下,尚能确定损害的程度和持续时间。

(十)瘙痒　产妇硬膜外腔阻滞分娩镇痛,注入麻醉性镇痛药后发生瘙痒现象者约占80%。一般不发生在镇痛区,而多发生于颜面和颈部,也有严重者全身瘙痒。瘙痒往往出现得较晚,但持续时间长于镇痛时间。用抗组胺药物治疗有效,但是组胺释放并非引起瘙痒的病因。

(十一)尿潴留　硬膜外阻滞分娩镇痛后的产妇,尿潴留发生率较高。椎管内注入麻醉性镇痛药后,各家报道的尿潴留发生率在 15%~40% 之间,尿潴留的持续时间一般不超过24h,必要时可用纳洛酮拮抗。

(十二)恶心呕吐　恶心呕吐的发生率各家报道不一,其发生原因可能与延髓孤立束的核传入改变有关,有时也与阻滞后低血压有关。临床上可用氟哌啶或小剂量纳洛酮处理。

(十三)呼吸抑制　术后发生呼吸抑制是具有潜在危险的副作用,以硬膜外注射吗啡多见,表现为呼吸频率减慢、潮气量减少、肺通气量下降。呼吸深度抑制时可出现不规则的潮式呼吸,呼吸频率每分钟可降至 2~4 次,甚至呼吸停止。呼吸抑制的机制源于脊髓阿片效点,其作用点在脑干呼吸中枢,主要是降低其对二氧化碳张力的敏感性。这可能与吗啡在脑脊液中向头端扩散或经血运产生影响有关,如呼吸抑制有时呈双相,发生在给药后 1~2h 以内,可能是血管吸收后的影响,若延迟发生(有时达 11h 以上),则可能与脑脊液中的吗啡向头端扩散有关。

还有其他因素影响呼吸抑制的程度,如年龄过大、原已有呼吸系统疾病、同时经其他途径给予麻醉性镇痛药及孕产妇给镇痛药后即刻升高床头等,都能加深呼吸抑制的程度。有肺部疾患的临产妇用麻醉性镇痛药时,剂量应减小。总之,椎管内应用麻醉性镇痛药的产妇,分娩后都应严密监测呼吸功能 12h 以上。处理呼吸抑制主要是加强呼吸管理,包括给氧、吗啡拮抗剂(纳洛酮),鉴于纳洛酮的作用时间没有吗啡呼吸抑制的时间长,因而应采取间断重复给药或静脉滴注的方式较为安全。

（十四）空气栓塞 硬膜外穿刺过程中行注气试验,有可能引起空气栓塞并发症。有学者在 17 例健康产妇行硬膜外穿刺过程中,采用胸前多普勒超声探测仪监测,结果有 8 例发现静脉气栓,发生率高达 47%,所幸都无临床症状。但也有作者报道空气栓塞的死亡率达 33%,故仍应引起重视。

1. 硬膜外阻滞并发空气栓塞的原因 硬膜外穿刺中,穿刺者以注气无阻力作为判断穿刺针尖是否已达硬膜外腔的主要依据,这为空气进入循环提供了途径。如果穿刺针粗,针口斜面长,穿刺中损伤组织或血管,加之妊娠后期硬膜外腔血管淤血增粗,则损伤血管的机会倍增。

2. 空气栓塞的发病机制和症状 硬膜外穿刺过程中,气体进入循环的主要部位在椎管静脉丛。有学者认为,气体经静脉进入右心房后,先被心脏搏动搅拌成泡沫而充满于右心房,在右心室舒张期时进入右心室,如果气栓量大即足以导致肺动脉出口部气团阻塞,从而阻碍右心室有效排空,同时部分泡沫状血液被搏入肺动脉,引起肺动脉空气栓塞。临床表现为气体交换障碍、缺氧和发绀,如果患者处于半卧位时,气栓还可能逆流上升到上腔静脉或沿椎旁静脉丛上行达大脑。如果并存房间隔或室间隔缺损,或肺动静脉异常交通,则气栓可进入动脉系统而产生左心及动脉气栓。

静脉栓塞的症状,取决于进气量和进气速度,硬膜外穿刺中,每次注气试验所用的气体量一般仅 2ml 左右,故尚不致出现明显症状。多普勒超声仪是发现气栓的灵敏仪器,气栓检出率相当高。如果试验中注气量过大,即可能出现一系列症状,注气即刻或数秒后突发频繁的深吸气、呛咳、发绀,继以喘息性呼吸,随即意识丧失,呼吸停止,随后血压骤降,心跳停止。如果气栓进入动脉系统,可表现出不同的症状,气团阻塞左心室时,可致心脏无输出而心搏骤停;气栓进入冠状动脉时,先出现心绞痛,继而血压下降,意识丧失,心跳停止;气栓进入大脑动脉时,出现全身强直,阵挛性惊厥,瞳孔极度散大,视网膜血管内气珠。

3. 空气栓塞的预防及治疗

（1）预防:①控制注气量,注气量应限制在 10ml 以内。②提高操作水平,避免穿刺损伤血管。③如果取左侧卧、头低位做硬膜外穿刺,对预防气栓危害比取右侧卧位穿刺更可取。此外,硬膜外穿刺中可采取其他措施代替注气试验判断针尖是否已达硬膜外腔。

对注气试验中即刻或注气后数秒内突发频繁深吸气和呛咳等症状,应想到有静脉空气栓塞的可能,必须立即停止注气。如果注气量小,一般不致有明显后果,但如果进气速度达 2ml/(kg·min)或进气量超过 10ml,则有致死可能。

（2）治疗:一旦诊断为静脉气栓,应立即置患者于头低左侧卧位,既可防止气栓沿椎管静脉丛上行入脑,又可使气栓停留在右心房而被心搏击碎,避免形成气团阻塞。如果患者合并有房间隔或室间隔缺损,应将患者置左侧半俯卧位,使左、右冠状动脉开口处于最低位,以防冠状动脉气栓,同时立即面罩加压吸氧或气管内插管施行间歇正压通气。心脏停跳时,应在上述体位下立即施行胸外心脏按压,如果按压 2~3min 无效,应立即剖胸行心脏按压,并作心室穿刺抽气。其他治疗措施还包括输液、输血,使用升压药和肺血管扩张药以及高压氧治疗等。

（十五）发热 硬膜外镇痛相关母体发热(epidural-related maternal fever,ERMF)是硬膜外阻滞分娩镇痛后比较常见的并发症,有报道发热比例在 11%~33% 之间,但是无法证实硬膜外分娩镇痛与发热之间存在必然或直接联系。ERMF 的确切机制还尚无定论,可能原因包括产妇体温调节功能改变、产热增加、散热减少、但是并非感染引起。炎症机制和妊娠期炎症激活状态可能是其发生的基础,布比卡因在分娩过程中的免疫调节和细胞损伤可促进ERMF 的发生。产妇体温升高概率随着硬膜外阻滞持续时间而增加,且初产妇更常见。目前缺乏特异性的预防和处理措施,临床实践过程中应明确母体发热原因及严重程度,实施安全有效的决策和管理,如物理降温、适量补液等。若体温超过 38.5℃,多与硬膜外阻滞无关,应积极寻找病因,并尽快处理,防止引起母体及胎儿不良后果。

(十六)胎儿心动过缓　硬膜外阻滞镇痛后胎儿心动过缓的确切机制还不明了,可能与镇痛引起的母体低血压有关,也有可能是镇痛快速起效后母体循环内肾上腺素减少引起。胎儿心动过缓一般是短暂的、一过性的,一般 5~8min 内能够缓解,缓解的措施包括改变母体体位、吸氧及静脉输液,β 受体兴奋剂治疗有效。硝酸甘油 60~90μg 静脉注射对子宫张力增加导致的胎心减慢也有效,必要时可重复给药,总剂量不超过 180μg,注意用药过程中短暂的低血压。

九、硬膜外连续注药法

现分娩镇痛多采用连续硬膜外注药法,而非单次硬膜外镇痛。连续硬膜外给药可以是手动连续给药,也可以是通过容量泵持续将药物注入硬膜外,而且后者可以设置患者自控模式,效果较好,所需器材为容量输液泵。

常规进行硬膜外穿刺置管,给与试验量 1.5%~2% 利多卡因 3ml,观察 5min,无脊髓麻醉及局麻药中毒症状就可作连续注药。这时产妇应取仰卧头高 30° 体位,并将子宫推向左侧,以防主动脉及下腔静脉受妊娠子宫的压迫。

硬膜外连续输注时,必须至少每小时检查一次给药速度是否与预定的速度相一致,并排除导管刺入蛛网膜下腔或进入血管内的可能,判断镇痛效果是否合适。此外,每小时必须检查一次双侧的感觉阻滞平面,持续监测胎儿心率及宫缩强度,检查腹部情况,特别要注意膀胱充盈情况,还应检查容量泵内是否有足够的药物。

(一)可能出现的问题

1. 镇痛效果减弱　感觉阻滞进行性减弱或阻滞作用消失,可能是容量泵停止了工作或导管阻塞、贮药器内药物已用完未及时补充、导管已不在硬膜外间隙,此外,还应该排除导管尖端误入血管内的可能。为了鉴别上述情况,应该检查输注装置和判定导管尖端的位置。

2. 明显运动阻滞　如果出现进行性运动障碍,类似蛛网膜下腔阻滞,应立即将硬膜外导管与局麻药断开,并仔细回抽以排除蛛网膜下腔阻滞。如果高度怀疑蛛网膜下腔阻滞,则应果断地拔出导管,如果需要延长麻醉时间,则可改换另一位置重新置管。

对原已开始硬膜外连续输注的产妇,如果改作剖宫产,应该先停用容量泵,检查导管的位置,如果导管位置正确,可以手动给与 1% 利多卡因加 0.5% 罗哌卡因,逐渐加大用量,直到达到能满足手术所要求的镇痛平面。

(二)产妇自控分娩镇痛　产妇自控分娩镇痛(patient controlled analgesia,PCA),医师预先根据药物效果、副作用、安全使用量等设置一定时间内的最大给药限量,采用容量泵以一定的速度持续给药,产妇在自己认为必要时按压手边按钮进行给药,增强镇痛效果,但是即使患者频繁按钮也不会超出预定的给药范围。PCA 能减少麻醉人员的工作量,此方法几乎满足所有产妇的镇痛要求。为了保持娩出力,在进入第二产程时停止 PCA 或者减低容量泵内药物的浓度,PCA 的患者镇痛满意度高。

(三)硬膜外间隔脉冲给药　　硬膜外间隔脉冲给药(PIEB),硬膜外泵被程序性的设置为规律的脉冲式给药模式,而不是连续输注模式。间隔脉冲给药,较高的注射压力使药物快速通过硬膜外导管前端与侧孔注入硬膜外腔,药物分布更加均匀、用药更趋个体化、对产妇爆发痛更加有效、镇痛更加完善。与常规连续硬膜外泵注(continuous epidural infusion,CEI)相比,PIEB 明显减少了麻醉镇痛药物的用量、镇痛时间延长、缩短了第二产程、产妇满意度增加、潜在降低了器械助产率,减少了对麻醉干预的需求。

十、硬膜外腔阻滞分娩镇痛的适应证

硬膜外阻滞的范围包括了从 T_{10} 到 S_5 的整个平面,阻滞了所有产痛的产生平面,适合宫缩较强,产痛特别剧烈者,可使分娩的全过程基本无痛。当产妇每 3min 出现一次强有力的宫缩,宫颈已扩张到 3cm 或更大,可实施硬膜外阻滞,如条件允许也可在规律宫缩开始,产妇有镇痛要求时即实施。连续硬膜外阻滞,除有单次剂量法的优点外,它还能够根据需要延长镇痛的时间,允许根据产妇当时的情况,调整麻醉平面或追加局麻药量。

分娩时,第一产程的疼痛主要是由宫颈的扩张和子宫收缩所引起,而且是通过 T_{11} 和 T_{12} 脊神经以及 T_{10} 和 L_1 脊神经束的某些纤维所传导的,第二、第三产程的疼痛是由 S_2、S_3 和 S_4 脊神经纤维所传导的。硬膜外阻滞可根据分娩的不同阶段采取节段性阻滞,如分娩的第一阶段,可控制阻滞平面在 T_{10} 以下,腰段以上,因为先露部的俯屈和内旋转不受影响,故采用连续硬膜外阻滞麻醉的这种节段性阻滞,既可减轻疼痛,又可使分娩的进程不受影响。

当分娩进展到第二产程时,麻醉可扩展到阻滞骶神经所支配的区域。连续硬膜外麻醉可以获得满意的镇痛效果和保障麻醉的持续时间,所以对处理产科并发症(如难产)或延长分娩是适合的,对加速和协调分娩,采用硬膜外镇痛和静脉内谨慎使用缩宫素,也都是适宜的。行硬膜外阻滞下分娩时还必须强调,对母体的生命体征、胎心率和子宫的收缩情况,应仔细连续监测。

十一、硬膜外腔阻滞分娩镇痛的禁忌证

(一)绝对禁忌证　　硬膜外阻滞分娩镇痛的绝对禁忌证包括:

1. 产妇低血容量　　低血容量时机体通过全身血管收缩来代偿维持血压正常,一旦硬膜外麻醉后,阻滞了交感神经,血管扩张,迅速导致严重的低血压。

2. 穿刺部位皮肤感染及菌血症　　可能导致硬膜外脓肿,不可行硬膜外腔阻滞。

3. 急性中枢神经系统疾病。

4. 凝血功能异常　　可能导致硬膜外血肿,不可行硬膜外腔阻滞。

(二)相对禁忌证　　产妇对穿刺有害怕和担忧等心理,仰卧位低血压综合征患者应谨慎实施。原发性或继发性宫缩乏力、产程进展缓慢者应慎重考虑,也不宜用硬膜外阻滞。

十二、与蛛网膜下腔阻滞分娩镇痛的比较

在产科分娩镇痛中,硬膜外阻滞有许多优点,在第一产程宫缩时基本完全无痛,在第二产程和第三产程中,如果应用连续法,既可无痛,又可使会阴松弛。硬膜外阻滞时血压降低出现缓慢,低血压的程度也远较蛛网膜下腔阻滞为轻。但是在技术上,硬膜外阻滞的要求较

高,即使是有经验的麻醉医师,也有一定的失败率,麻醉作用的出现比蛛网膜下腔阻滞慢,往往需要数分钟至数十分钟才能逐渐缓解产痛,不像蛛网膜下腔阻滞那样立竿见影。

十三、影响麻醉镇痛药效应的因素

硬膜外间隙注入各种麻醉性镇痛药物之后,其效应受下列因素的影响,包括硬脊膜的渗透性、药物的分子形态、亲脂性和电离程度,其中以亲脂性和分子形态尤为重要。芬太尼呈展开形态,脂溶度又最大,因而作用起效最快;吗啡呈球形,脂溶度低,所以作用发生得慢。在局部麻醉药物中加入芬太尼或舒芬太尼能够加速镇痛作用的起效时间。

第四节   蛛网膜下腔阻滞分娩镇痛

蛛网膜下腔阻滞系把局部麻醉药注入蛛网膜下腔,使脊神经根、背根神经节及脊髓表面部分产生不同程度的阻滞,简称腰麻。蛛网膜下腔阻滞比较安全的间隙为 $L_2 \sim L_5$ 之间的椎间隙,这是因为硬脊膜囊延伸到 S_2,而脊髓通常下降到 L_1,很少到 L_2,因此在这个水平下穿刺不会损伤脊髓。

一、蛛网膜下腔阻滞分娩镇痛的适应证和禁忌证

(一)适应证   经阴道分娩需要镇痛者,产钳、臀位或双胎均可采用。

(二)禁忌证   包括椎管内麻醉的禁忌证和经阴道自然分娩的禁忌证。

1. 中枢神经系统疾病   脊髓或脊髓神经根病变,脊髓的慢性或退行性变,脑脊膜感染,颅内高压患者。

2. 凝血功能异常。

3. 全身性严重感染以及穿刺局部有炎症或感染者,败血症。

4. 休克患者,低血容量。

5. 腹内压明显增高者,如腹腔巨大肿瘤、大量腹水。

6. 精神病、严重神经症以及不合作患者。

7. 脊柱外伤或有明显腰背痛病史者,以及脊柱严重畸形者。

8. 已经证实对局麻药过敏者亦应禁用。

9. 腰椎的各种畸形,可能造成腰麻操作上的困难,以致引起严重的潜在性损伤,应权衡利弊后谨慎实施。

10. 如有心脏病的产妇,要权衡腰麻的优缺点,特别要重视腰麻潜在的心血管方面的副作用。

11. 禁忌经阴道自然分娩者。

二、蛛网膜下腔阻滞分娩镇痛的器材准备

做蛛网膜下腔阻滞时应准备下述器材:无菌手套 1 双、皮肤消毒剂、无菌杯 2 个、无菌钳数把、无菌纱布垫数个、无菌洞巾 1 条,皮肤浸润针 1 支,带针芯腰穿针 1 支,3ml、5ml 注射器各 1 个,腰麻器械盘 1 个,用以放置上述器材。现多为一次性无菌穿刺包,包含以上所有物品。

三、蛛网膜下腔阻滞分娩镇痛的产妇体位

经阴道分娩的产妇作蛛网膜下腔阻滞分娩镇痛时,通常采用左侧卧位或右侧卧位,也可采用坐位。侧卧位时,棘突间"连线"与床台平行,为了使椎间隙尽可能张开,应让产妇屈背,双手抱住膝盖,膝盖尽量靠近胸前,然后屈颈,使头部尽量贴近胸部,形成 C 形。

也可采用坐位进行蛛网膜下腔穿刺,这可能比侧卧位更容易穿刺成功,因为产妇大多肥胖,侧卧时,朝上一侧的背部脂肪常向下折叠,有可能遮挡了棘突间连线,不易摸清椎间隙。坐位操作时,让产妇坐在床台边缘,双足下垂放在凳子上,屈颈、头部尽量贴近前胸,双臂交叉叠起放在上腹部,也可在产妇面前放一平乳头左右高度的平台,产妇将双手放在高台上,头下垂,额头置于手臂上,护士或助手立于产妇旁,扶住产妇。

四、穿刺点选择

单纯的阴道分娩镇痛,通常只需作低位阻滞就足够了,即 $L_2 \sim L_4$ 的任何一个椎间隙都可以作为穿刺点。先找到左、右髂嵴最高点,两侧髂嵴最高点连线正对 L_4 椎体或 L_{3-4} 间隙,此间隙通常就被选作蛛网膜下腔阻滞的穿刺点。如做正中入路穿刺,则穿刺针经过皮肤、皮下组织、棘上韧带、棘间韧带和黄韧带,再继续前进越过硬膜外腔,最后刺破硬脊膜和与之相粘连的蛛网膜,进入蛛网膜下腔。

五、蛛网膜下腔阻滞分娩镇痛的操作方法

蛛网膜下腔阻滞分娩镇痛的操作方法与硬膜外腔阻滞分娩镇痛有很多相似之处。实施步骤如下:

1. 麻醉医师的姿势及握针方法与硬膜外阻滞麻醉相同。

2. 穿刺前须严格消毒穿刺区域皮肤。消毒范围应上至肩胛下角,下至尾椎,两侧至腋后线,消毒后穿刺点须铺洞巾或无菌单。

3. 穿刺方法 穿刺法分为直入穿刺法和侧入穿刺法两种。直入法时穿刺点先作皮丘,然后做皮内、皮下和棘间韧带逐层浸润。用左手拇、示两指固定穿刺点皮肤,将穿刺针沿棘突间隙中点与患者背部垂直,针尖稍向头侧作缓慢刺入,并仔细体会针尖端的阻力变化。当针尖穿过黄韧带时,有阻力突然消失"落空"感觉,继续推进时常有第二个落空感觉,提示已经穿破硬脊膜与蛛网膜而进入蛛网膜下腔。如果进针较快速,常将黄韧带与硬膜一并刺透,则往往只有一次落空感。针尖进入蛛网膜下腔后,拔出针芯,观察针尾口是否有脑脊液流出。侧入法时于棘突间隙中点旁开 1.5cm 处做局部浸润,穿刺针与皮肤成 75° 角对准棘突间孔刺入,经黄韧带及硬脊膜而达蛛网膜下腔。本法可避开棘上韧带及棘间韧带,特别适用于棘上韧带钙化或脊柱畸形的患者。

六、蛛网膜下腔阻滞分娩镇痛异常情况的处理

(一)脑脊液流出不畅 其原因可能有以下几种:

1. 穿刺针被凝血块或组织块堵塞 如怀疑穿刺针被堵塞,可反复用针芯通透,必要时更换穿刺针重新穿刺。

2. 硬膜堵住穿刺针口的斜面 判断的方法是首先拔出针芯,然后再试着将穿刺针转动

90°至180°、并对其深度稍进行调整,观察是否有脑脊液流出(转动以后针口堵塞的问题可以解决)。

3. 骨质阻塞　有时突破黄韧带或硬脊膜及蛛网膜的感觉不明显而持续进针,穿刺针进针过深,穿刺针前端被骨质阻塞,无脑脊液流出或脑脊液流出及其缓慢,可以稍微将穿刺针退出少许,直到看到脑脊液流出为止。

4. 脑脊液压力太低　脑脊液不能从针口流出,如果是这种情况,用注射器轻轻回抽便可使脑脊液自由流出,或让患者咳嗽、屏气等增加颅内压,促使脑脊液流出。

5. 穿刺针的斜口部分或全部在硬膜外腔　如果考虑是这种情况,解决的办法是将针芯重新放入针腔,缓慢推针前进一点,然后重复上述的检查方法,进一步判定针尖的位置。

(二)出血　蛛网膜下腔穿刺时偶尔可损伤硬膜外血管,可见血性脑脊液自针尾口流出。有时流出的是脑脊液中混有一些血迹,有时流出的是基本不含有脑脊液的静脉血。如果发生第一种情况,应稍等待片刻,直到见到清亮的脑脊液回流为止,如果脑脊液一直不变清亮,则应重新穿刺。如果是第二种情况,则应将穿刺针拔出重新穿刺。

(三)穿刺针遇阻力较大　如果穿刺针遇到骨质样的感觉,阻力较大,则不能迎着穿刺针阻力强硬穿刺,应改变进针方向,否则穿刺针可能被骨质堵塞和使穿刺针变成鱼钩状,甚至穿入骨质而有造成脊椎骨髓炎的可能,更忌进针过深,否则有刺破椎间盘造成椎间盘脱出的危险,经 3~5 次穿刺而仍未能成功者,应改换椎间隙另行穿刺。

(四)阻滞失败　主要是调节不及时或体位摆放不当所致,对于椎管内阻滞,产妇体位的摆放对于穿刺能否成功是至关重要的,所以一定要在每次穿刺前都认真摆放产妇的体位,不能因为着急穿刺而敷衍了事,这样往往导致穿刺失败,进而阻滞失败。

此外,注入麻醉药时,因针体的移动而脱出或针口一部分在硬膜外腔,也会造成阻滞失败或阻滞效果欠佳。穿刺成功后,在给药之前应妥善固定穿刺针的位置,右手拿着已经配好的药液,左手固定穿刺针,确定在给药的过程中,穿刺针不发生移动。装有无菌药液的注射器与穿刺针相连接时,应旋转注射器进行连接,这样可以减少穿刺针发生移位的可能。局麻药作用不全、未注入蛛网膜下腔、脑脊液酸度过高等原因都会使局麻作用丧失,阻滞失败。

七、蛛网膜下腔阻滞分娩镇痛的药物选择及应用

(一)药物剂量　产妇蛛网膜下腔阻滞所需局麻药的剂量要比外科患者少 30%~50%,其原因为:①妊娠子宫慢性压迫主动脉和下腔静脉,使硬膜外腔静脉充血,硬膜外腔和蛛网膜下腔体积减小。②生化改变使神经元对局麻药敏感性增强。③孕激素改变也使神经元对局麻药敏感。

(二)药物比重　临床上利用重比重液向下扩散,轻比重液向上扩散的特性,把蛛网膜下腔阻滞中的局麻药配制成"重比重"、"等比重"或"轻比重"溶液,配合体位调节平面,使局麻药向一定方向移动,从而有效地控制麻醉平面。例如使用重比重液时,取头高脚低位或坐位,可使阻滞平面不再上升而局限于鞍区,如用轻比重液,其结果相反。目前临床上多主张将局麻药配成含 5%~8% 葡萄糖的重比重溶液,其比重可增加到 1.024~1.026(脑脊液比重为1.003~1.009)。葡萄糖的含量越少,可能对神经的毒性越小,所以尽量在满足比重的情况下,选择葡萄糖浓度较低的药液。轻比重和等比重局麻药不用于产妇分娩镇痛,因其麻醉平面不好控制。

（三）药物注射　所有腰麻药液应无菌配制，抽入无菌注射器，妥善连接在腰穿针上。这时麻醉者的手背要紧贴产妇背部，在给药之前将注射器活塞轻轻向外拉，观察有无脑脊液流出，还要观察脑脊液流出是否通畅，即观察穿刺针口位置是否恰当。将麻醉药以大概每 7s 1ml 的速度缓缓注入蛛网膜下腔，注入 2/3 药液后再次回吸，确认脑脊液回流通畅后再全部注入余下药液，随后将穿刺针与注射器同时拔出，将无菌纱布贴于穿刺点并妥善固定。

撤除穿刺针后，帮助产妇逐渐仰卧，垫高其右臀部，使子宫左移，面罩给氧 6~8L/min，密切观察血压的变化，特别前 5min（阻滞固定时间），同时静脉快速输注液体。

（四）阻滞平面　用硬膜外穿刺针内的塑料管芯，轻柔的测量阻滞平面，测出一点也不感到疼痛的绝对平面，和疼痛减轻的相对平面，当局部麻醉药作用于神经元部分，并经过 5min 左右的"固定"时间之后，阻滞平面通常就不会进一步扩散。一般剖宫产平面最好到达 T_6 左右，才不至于产生由于牵拉子宫引起的不适感。若是分娩镇痛，T_{10} 水平的镇痛基本即可满足要求。

八、蛛网膜下腔阻滞分娩镇痛平面的调节

阻滞平面是指皮肤感觉消失的界限，临床上常以针刺皮肤测痛的方法来判断。一般运动神经阻滞的平面要比感觉神经阻滞的平面低两个脊神经节段。

影响蛛网膜下腔阻滞平面的因素很多，如穿刺间隙的选择产妇穿刺时的体位，产妇身高，麻醉药物本身的性能、剂量、浓度、容积和比重，以及注药速度和注药时针尖斜口方向等。如果麻醉药的配制方法和剂量已经确定，则穿刺部位、产妇体位、注药速度和针口斜面方向就成为调节阻滞平面的重要因素。

（一）脊柱有 4 个生理弯曲，仰卧位时，L_3 最高，T_6 最低，如果经 $L_{2\text{-}3}$ 间隙穿刺注药，患者转为仰卧后，药液将沿脊柱的坡度向胸段移动，阻滞平面偏高。如果在 $L_{3\text{-}4}$ 间隙穿刺，患者仰卧后，大部分药物向骶段方向移动，骶部及会阴阻滞效果较好，因此，阴道分娩第二产程镇痛，穿刺点不宜超过 $L_{3\text{-}4}$ 间隙。

（二）产妇体位和麻药比重是调节阻滞平面的两个重要因素，重比重液向低处移动，轻比重液向高处移动。注药后一般应在 5min 内调节患者体位，超过此时限药物已与脊神经充分结合，体位调节就会无效，因此对阴道分娩者的镇痛采用坐位下蛛网膜下腔穿刺注药可能会更为理想。

（三）一般地讲，注药速度愈快，阻滞范围越广；相反，注射速度越慢，药物越集中，阻滞范围越小。阴道分娩鞍区麻醉时，可使药物集中于骶部。

（四）穿刺针斜口方向对麻醉药扩散和平面的调节有一定影响。斜口方向向头侧，阻滞平面易升高；反之，阻滞平面不易过多上升。因此，阴道分娩鞍区麻醉时，穿刺针斜口方向应对向骶部。

九、蛛网膜下腔阻滞分娩镇痛的并发症

（一）母体低血压　蛛网膜下腔阻滞分娩镇痛时最常见的并发症是母体低血压，其原因是阻滞的平面以下交感血管紧张性被阻滞，外周小动脉扩张，阻力降低。其次是平卧位时增大的妊娠子宫对下腔静脉的压迫，使回心血量减少。

治疗低血压，除开放静脉通道外，常用血管加压药，但应避免单纯的 α 受体兴备剂。因

为这些药物可通过收缩外周血管而使血压升高,同时该作用往往使子宫-胎盘灌注减少,从而影响胎儿的血供,因为处理低血压的目的除了是要保证母体的重要器官血液供应,更重要的是要保证胎儿的血液供应。

目前对低血压的治疗,多主张静脉内注射麻黄碱,因为麻黄碱纠正低血压是通过兴奋心肌的作用而使血压升高,不影响胎盘的血流灌注。

(二)产后尿潴留　产后尿潴留可能是由于 S_2~S_4 神经被阻滞,支配膀胱的骶神经恢复较晚,或产后麻醉作用消失后会阴部疼痛及产妇不习惯卧床排尿所导致,一般可自行恢复。针刺足三里、三明交、阴陵泉、关元、中极等穴位均有一定治疗作用。必要时可予导尿,导尿管可一直保留到膀胱功能恢复为止,但应注意严密消毒,且留置时间不宜过长,以免导致泌尿系感染。

(三)蛛网膜下腔阻滞分娩镇痛后头痛　蛛网膜下腔阻滞分娩镇痛后头痛是常见的并发症之一,是产妇最感苦恼的问题。它也使麻醉医师产生顾虑,蛛网膜下腔阻滞后头疼的平均发生率外科手术为 13%,妇产科发生率为 18%。

1. 症状及体征　典型头疼可在穿刺后 6~12h 内发生,多数发生于穿刺后 1~3d,疼痛多位于枕部或顶部,这与硬膜外穿刺刺破硬膜后头疼的部位相一致,也可发生于额部或颈项。

疼痛特点是受体位影响,抬头或坐起时加重,平卧时减轻或消失。有时颈部肌肉出现痉挛性疼痛,重者伴有眼痛、昏眩及畏光,以致患者经常闭目,偶尔伴有听力或视觉障碍。这些症状都与穿破硬膜后头痛的症状相一致,因为其原因都是硬膜上的漏孔引起脑脊液外漏,颅内压力下降以及颅内血管扩张所致。若出现颈项强直,喷射状呕吐,脑脊液内淋巴细胞和白细胞增多,提示存在假性脑膜炎,可能为药品化学性刺激或穿刺损伤引起脑脊液内血液浸染所致。若产妇体温升高,应警惕化脓性脑膜炎或蛛网膜炎的可能。

2. 发生率　阴道分娩的蛛网膜下腔阻滞分娩镇痛患者中头痛发生率超过 20%,可能与分娩时脱水、失血、腹内压迅速改变及分娩后未适当补液有关。所以无论是分娩镇痛的患者还是剖宫产的患者都应在穿刺开始之前,通过静脉通路进行快速补液。

3. 有关因素

(1)精神因素:蛛网膜下腔阻滞分娩镇痛后头痛与精神因素有关,情绪过分紧张者头痛发生率明显升高。故麻醉前后均不宜与产妇讨论或暗示蛛网膜下腔阻滞分娩镇痛后头痛的可能性,但是需要在麻醉前与产妇家属进行充分的沟通,让产妇家属有充分的认识,能够认可麻醉后头痛的可能性,能够在产妇分娩后发生头痛时准确快速的识别,并报告临床医师和麻醉医师,医师可以快速的处理。有头痛或偏头痛病史者蛛网膜下腔阻滞分娩镇痛更易引起头痛,应尽可能避免选用。

(2)与穿刺针口径的关系:蛛网膜下腔阻滞分娩镇痛后头痛的主要原因系脑脊液经穿刺孔漏出所引起,穿刺针越粗,漏孔越大,漏出的脑脊液越多,头疼就越明显,穿刺针越细,漏孔越小,漏出的脑脊液越少,头疼就越轻。穿刺针粗细与头痛明显相关,操作时宜选用较细的穿刺针。

(3)与穿刺操作的关系:穿刺时若产妇背脊部过度弯曲,硬膜绷得过分紧张,刺破硬膜便会遗留较大的穿孔;若背部采取自然弯曲,硬膜便具有一定弹性,穿刺孔可能较小。穿刺针斜面与脊柱长轴平行时,便与硬膜的纤维结构平行,穿破硬脊膜时切断的纤维较少,若针斜面与纤维垂直时,切断纤维多,穿刺孔较大,脑脊液漏出量多。

4. 蛛网膜下腔阻滞后头痛的原因　真正的蛛网膜下腔阻滞分娩镇痛后头痛乃低压性头痛,主要因腰穿引起。硬膜的血管较少,血供应差,穿刺留下的针孔需要两周才能愈合,闭合前脑脊液不断流失,当脑脊液损失量大于生成量时,脑脊液压力降低,颅内压下降,因而引起颅内血管扩张,这时对疼痛敏感的血管和硬脑膜的支撑体(镰和小脑幕)受到牵拉刺激,故而引起头痛。

穿刺过程中如将致热原、滑石粉或消毒溶液带入蛛网膜下腔,或因穿刺出血,化学性刺激发生假性脑脊膜炎,则脑脊液生成增快,颅内压升高。临床表现为严重头痛,并有反复喷射状呕吐及颈项强直,此种类型的头痛乃高压性头痛。在头疼产生后,应该仔细询问有没有头疼伴发的一些症状,以便于判断头疼产生的原因,对症治疗,针对病因治疗,以免延误病情。

5. 预防

(1) 操作注意事项:①麻醉器具的消毒应采取高压蒸汽灭菌,不主张浸泡于酒精或其他消毒液中,在使用穿刺套包之前应检查在可使用日期之内,并且消毒合格。避免消毒液经安瓿裂缝进入局麻液中。②如毛发较重穿刺前穿刺部位皮肤应备皮,皮肤消毒液应用灭菌纱布擦净,待干燥后进行穿刺。③产妇采取自然侧卧位,背脊略弯曲,使棘突适当分离,不过度屈背。④穿刺及注药应严格无菌操作。⑤穿刺针不宜过粗,针口斜面应与硬脊膜纤维平行。最好采用笔尖式穿刺针,以减少对硬膜的破坏。

(2) 产妇的准备:①阻滞前对产妇作必要的解释,消除产妇顾虑,切忌暗示蛛网膜下腔阻滞分娩镇痛后头痛的可能性。②阻滞前静脉快速输液。③产后口服或静脉补液。④产时及产后及时纠正低血压。

6. 治疗

(1) 轻微头痛:卧床休息 2~3 日即自行消失。

(2) 中度头痛:产妇平卧或采用头低位,冰袋敷头部,每日输液 2 000~3 000ml,可口服非甾体抗炎药。

(3) 严重头痛:除上述治疗措施外,还可以采用其他特殊治疗方法,包括①蛛网膜下腔注入生理盐水,用细穿刺针刺入蛛网膜下腔,分次注入生理盐水,每次 5ml,注入 15~20ml 可立即解除头痛。②硬膜外间隙注入生理盐水 10~15ml,对解除蛛网膜下腔阻滞分娩镇痛后头痛有效。③硬膜外间隙注入自体血。先抽取自体血 10ml,在 10s 内注入硬膜外间隙,疗效肯定。

(四) 脑神经受累　蛛网膜下腔阻滞后脑神经受累的发生率,文献报道很不一致。其发生原因与蛛网膜下腔阻滞分娩镇痛后头痛的机制相似,脑脊液从硬膜破孔溢出,脑脊液量减少,降低了脑脊液对脑组织的衬垫作用。当患者直立或坐位时,头处于高位,脑组织因重力作用向足端下垂,脑神经受直接牵拉而引起缺血,神经功能受到损害。本病的预防与蛛网膜下腔阻滞分娩镇痛后头痛的预防大致相同,可采用对症治疗。

(五) 背痛　蛛网膜下腔阻滞分娩镇痛后腰背痛主要与产妇产时位置摆放不当或背部肌肉及韧带劳损有关,妊娠后期增大的子宫和胎儿也加重腰部肌肉的负担,穿刺损伤骨膜、腰背部韧带,反射性肌肉痉挛也是发生背痛的原因之一。

蛛网膜下腔阻滞穿刺后背痛须排除神经损伤的可能性。预防措施着重于安置好产妇体位,力求舒适,穿刺时动作力戒粗暴,穿刺困难时应冷静寻找原因,切忌盲目滥行穿刺,以免损伤背部软组织。

治疗主要是休息及对症治疗、理疗等,也可口服非甾体抗炎药,如背痛由肌肉痉挛所致,可在痛点行局麻药注射封闭治疗。通常背痛持续时间较短暂,经保守治疗后48h可缓解。

(六)感染　蛛网膜下腔阻滞穿刺引起的局部感染,主要是消毒不彻底(包括穿刺部位皮肤及穿刺用具),现多采用一次性麻醉穿刺包,因穿刺用品不合格引起的感染已经少见,但需要注意的是在穿刺前应该检查穿刺包的完整性以及是否在灭菌有效期内。穿刺时未严格执行无菌操作技术,穿刺部位及邻近部位有感染灶,全身性感染尤其有菌血症时施行蛛网膜下腔穿刺,均可引起局部感染。

1. 皮肤及皮下感染　皮肤局限性感染易被控制,但有可能发展为皮下脓肿,若沿穿刺径路蔓延便可累及深层组织,处理将困难得多。

2. 深部感染　多因损伤椎旁组织及出血,加上无菌操作技术不严格所致。大多数患者有因穿刺困难而反复穿刺史,穿刺后背部剧痛不能活动,有畏寒发热及白细胞增多等全身感染症状。

3. 硬膜外脓肿　多在穿刺数天内出现全身感染症状,腰背部剧痛及肌肉僵直,继而出现截瘫。如果出现这种并发症决不能寄希望于抗生素的疗效上,应及时切开椎板引流,否则预后不好。

4. 细菌性脑膜炎　是严重的并发症,虽然少见,但是一旦出现,往往引起患者部分神经功能丧失,所以应竭力避免。除穿刺时未严格按无菌技术操作外,误将细菌污染的局麻药或其他溶液(如稀释局麻药的溶液及葡萄糖溶液等)注入蛛网膜下腔是引起化脓性脑脊膜炎的主要原因。

本病起病急骤,多在腰麻后48h内,患者主诉严重头痛,体温升高,颈项强直,抽搐,肢体麻木,意识可能逐渐丧失。诊断性腰穿可见到脑脊液混浊,白细胞数增加甚多,细菌培养阳性,菌株多为链球菌、铜绿假单胞菌、脑膜炎球菌或葡萄球菌,病情严重时可致死亡。使用一次性穿刺包可避免因麻醉器具污染而引起的化脓性脑脊膜炎。

(七)全脊髓麻醉　这种并发症比较罕见,大多数是由于麻醉平面没有及时调节,局麻药过多地向头端扩散而产生异常广泛的阻滞。麻醉开始后出现恐惧、忧虑、恶心呕吐和低血压,呼吸困难甚至呼吸暂停、意识不清。脊神经支配区域均无痛觉,此时应警惕全脊髓麻醉,否则可发展到意识丧失,呼吸及心跳停止。预防上最重要的一点是仔细监测生命体征和认真观察阻滞后麻醉平面的情况。

全脊髓麻醉的处理原则是维持产妇循环及呼吸功能。产妇神志消失时,应行气管插管人工辅助通气,加速输液速度以及使用血管收缩药以升高血压,若能维持循环功能稳定,约30min后产妇可清醒。

(八)神经并发症

1. 脊神经损伤

(1)局麻药的组织毒性:主要由局麻药浓度过高所造成。

(2)意外地带入有害物质:如消毒皮肤的溶液(苯扎溴铵、碘酊、乙醇等),手套上的滑石粉末等,如被带入蛛网膜下腔均足以引起不良反应。

(3)穿刺针损伤:腰麻穿刺均在L_2棘突以下施行,不致损伤脊髓,故穿刺针损伤多位于脊神经根。脊髓圆锥以下为马尾神经,漂浮于脑脊液中,比较浮动,穿刺针不易伤及,脊神经离开硬脊膜到椎间孔处,结构比较固定,当进针方向偏外侧时,可刺伤神经根。脊神经被刺伤后表现为 1 根或 2 根脊神经炎的症状,治疗方面主要是对症治疗、维生素、理疗等。

2. 脑脊膜炎　与硬膜外穿刺所引起的并发症原理与治疗原则基本一致,局麻药被细菌、清洁剂或其他化学物质污染可引起神经损伤,清洁剂或消毒液可导致无菌性脑膜炎,使用一次性穿刺用具即可避免无菌性脑膜炎,也可避免细菌性脑膜炎。

(1) 无菌性脑脊膜炎:无菌性脑脊膜炎也称假性脑脊膜炎或化学性脑脊膜炎,起病急骤,多发生在椎管内麻醉后数小时,常持续 2~4d,是椎管内麻醉后头痛的另一主要原因。其临床主要表现是严重、广泛性、非体位性头痛及颈项强直,这与硬膜穿破后头疼不同,脑脊液外漏引起的疼痛与体位直接相关。有时还伴有发热、畏光、呕吐或颅内高压等症状,诊断性腰穿可见脑脊液压力升高,呈澄清或微浑,蛋白增加,糖量正常,并有少量多叶核白细胞。

无菌性脑膜炎目前仅采取对症治疗,包括静脉补液,镇静、镇痛剂及抗生素的应用等,一般都能恢复。

(2) 化脓性脑脊膜炎:化脓性脑脊膜炎是严重的并发症,其症状和体征与无菌性脑膜炎大体相同。诊断性腰穿时除脑脊液压升高外,尚有脑脊液混浊、糖含量降低,脑脊液培养有致病菌生长,多为球菌或革兰氏阴性杆菌。蛛网膜下腔阻滞后并发化脓性脑脊膜炎的发病率为 0.003%~0.005%。其发生率虽低,但危害却很严重。重在预防,其治疗措施主要为镇静、镇痛、静脉液体治疗及敏感抗生素应用等。

3. 粘连性蛛网膜炎　急性脑脊膜炎反应多为渗出性变化,若刺激严重则继发出现增生性改变及纤维化,此种增生性改变名为粘连性蛛网膜炎。粘连性蛛网膜炎的症状一般在蛛网膜下腔阻滞后数周或数月逐渐出现,先有疼痛及感觉异常,以后逐渐加重,进而感觉丧失。运动功能的改变从无力开始,最后发展到完全性弛缓性瘫痪。这类反应并不一定由麻醉药引起,穿刺过程带入的具有刺激性异物及化学品、高渗葡萄糖和蛛网膜下腔出血均可引起。

4. 马尾神经综合征　发生原因与粘连性蛛网膜炎相同。患者于腰麻后下肢感觉及运动功能长时间不能恢复,神经系统检查发现骶神经受累,大便失禁及尿道括约肌麻痹,恢复异常缓慢。

5. 脊髓炎　此类脊髓的炎性反应并非由细菌感染所引起,而是局麻药对含髓磷脂组织的影响。患者表现为感觉丧失及弛缓性麻痹,患者可能完全恢复,也可能只有部分恢复,终身残疾。

第五节　骶管阻滞分娩镇痛

骶管阻滞是经骶管裂孔穿刺将局部麻醉药注射于管腔以阻滞骶脊神经的方法,实际上骶管阻滞也属于硬膜外腔阻滞中的一种,因为骶管就是硬膜外腔向下延伸的一部分。

一、骶管阻滞分娩镇痛的适应证和禁忌证

(一) 适应证　骶管阻滞能通过阻滞骶管神经使骨盆和产道松弛,能够使外阴和会阴部痛觉消失,但因为阻滞的平面比较低,所以不能消除因宫缩引起的疼痛,故不适用于第一产程,只适用于第二、三产程。一般在初产妇宫口开至 9~10cm,胎头位置在 S+1 或 S+2 时,经产妇宫口开至 4cm,胎头位置在 S+ 1 时开始施行。

(二) 禁忌证　骶管阻滞的绝对禁忌证与硬膜外阻滞的绝对禁忌证相同,包括穿刺部位

皮肤或深层组织的感染、全身性败血症、血液系统凝血异常和活动性中枢神经疾病。

二、骶管阻滞分娩镇痛阻滞时产妇体位

骶管穿刺术可取侧卧位或俯卧位。侧卧位时，腰背应尽量向后弯曲，双膝屈向腹部，与硬膜外穿刺时体位相同。俯卧位时，髋部须垫厚枕抬高骨盆，以便充分暴露骶部。

三、骶管阻滞分娩镇痛的穿刺点选择

骶裂孔和骶角是骶管穿刺的重要解剖标志。其定位方法是先摸清尾骨尖，沿中线向头侧方向摸，成人在约 4~5cm 处可触及一个有弹性的凹陷，即为骶裂孔，在孔的两旁可触到蚕豆大的骨质隆起，为骶角，两骶角连线的中点即为穿刺点。

成人的硬膜间隙通常延伸达 S_2 平面，因此穿刺针不能超过此平面。否则就有刺破硬膜误入蛛网膜下腔的危险，可能会产生全脊髓麻醉引起严重后果。

四、骶管阻滞分娩镇痛的操作方法

（一）穿刺步骤　首先做穿刺点周围皮肤的消毒准备，然后用局部麻醉药于骶裂孔中心做皮内小丘，但不做皮下浸润，否则将使骨质标志不清，妨碍穿刺点穿刺定位。用带针芯的骶管穿刺针经皮肤刺入，穿刺针进入的角度为 70°~80°，一直前进到骶骨水平，感到有骨样阻力时应退针少许，并将进针角度减少几度，再进针到骶裂韧带水平。根据产妇的体型，深度大约是 2.5~3.8cm，若遇到骶裂韧带，会感到有阻力，此时将针口斜面转向腹面，再选择一个合适的进针角度，一般产妇应取 30°~40°，按照上述方向，穿刺针穿过骶裂韧带推进大约 2.5~3.8cm，即可到达骶管。在穿刺过程中，穿刺针透过骶裂韧带后，如较垂直，针尖容易碰到骶腔前壁，如穿刺针与皮肤角度过小，近乎平行，则针尖可能碰到骶腔后壁，因此，应该根据具体情况进行角度调整，以使穿刺针接近与骶骨轴线一致的角度。

（二）抽吸试验　穿刺成功后回吸无脑脊液及血液，气泡压缩实验气泡无压缩，也无局部皮肤隆起即可注入实验剂量，无蛛网膜下腔阻滞及局麻药中毒表现，即可分次注入局麻药物。

注药前作抽吸试验的目的是：①避免药物意外地误入蛛网膜下腔，骶管阻滞所用局麻药的量比蛛网膜下腔阻滞所用局麻药的量要大得多，万一误入蛛网膜下腔，将有可能导致高平面阻滞或全脊髓麻醉。②避免药物误入硬膜外静脉丛，如果大量局麻药误入血管内，会导致中枢神经系统兴奋和抽搐惊厥。

确定穿刺针的位置后，如果抽吸试验发现有脑脊液回流，就应当考虑改变麻醉方法。如果抽吸有血性液体回流，则需要改变骶管穿刺针的位置，放入针芯后撤退穿刺针约 1.5cm。硬脊膜外腔静脉丛损伤的止血至少需要 2min，2min 后再作抽吸试验，若仍然有血性液体回流就应放弃骶管阻滞，考虑更换其他麻醉方法。如果再次抽吸试验阴性，亦无脑脊液回流，亦无局部皮肤隆起，提示穿刺针已处于恰当的位置，可以继续给药。

五、连续骶管阻滞分娩镇痛

骶管腔内置入导管即可实施连续骶管阻滞。导管置入骶腔前，应仔细检查导管的质量和深度标记，并与骶管穿刺针的长度进行比较，右手持导管尖端并插入骶管穿刺针的尾孔，

推进导管通过针口斜面,进入骶管腔约 2~3cm,推进时用力绝不能粗暴,否则可能导致神经根和血管的损伤或穿破硬脊膜。拔穿刺针时,与硬膜外置管时基本相同,可用右手在距尾口 2~3cm 处握住导管,同时用左手的拇指、示指和中指握住穿刺针,在左手小心向外拔针的同时,右手轻轻施压将导管推向前保持原进度,反复上述操作直至穿刺针完全拔出,关键是退针时要防止导管也随之带出。

值得注意的是,导管前进超过针口的斜面后,就不能再向前改变穿刺针的位置,需要变更位置时,必须把针和导管同时拔出再重新穿刺。导管超出针的斜口时不能拉导管后退,否则导管会被针口斜面切断。

六、骶管阻滞分娩镇痛的并发症

造成生命威胁的并发症罕见,但是大量局麻药误注入蛛网膜下腔所引起的全脊髓麻醉是危险的。全脊髓麻醉的先兆症状是产妇首先表现恶心,说话无力,低血压随后可迅速发展为呼吸及心跳停止。骶管有丰富的静脉丛,除容易引起穿刺损伤出血外,对局麻药的吸收也快,使用的药量部分误注入骶管静脉,就会引起中枢神经系统的毒性反应,如抽搐惊厥等。其他的并发症有骶管血肿、穿刺针携带组织碎片进入骶管等,空气栓塞亦可见到。

由于交感神经被阻滞而引起的低血压在产妇比较常见。尽管骶管阻滞分娩镇痛时低血压的发生率和程度都比蛛网膜下腔阻滞为低,但有一定数量产妇的低血压发生率随着骶管的阻滞平面而变化。骶管阻滞可能发生暂时性的尿潴留,可给产妇导尿 1~2 次,以后能恢复自行排尿。

第六节　三种椎管内阻滞分娩镇痛方法的比较

(一) 硬膜外腔阻滞分娩镇痛　目前在产科分娩镇痛中,硬膜外阻滞镇痛效果最佳,应用较广,它在第一产程可使宫缩痛完全消失,同时不影响子宫收缩的频率及强度。对于产妇而言,硬膜外阻滞时血压降低出现缓慢,低血压的程度也远较蛛网膜下腔阻滞为轻。穿刺后头痛出现概率较少,只要用药适量,硬膜外阻滞分娩镇痛对胎儿无明显影响。

硬膜外阻滞分娩镇痛在第二产程中对会阴部肌肉松弛不理想,且影响腹直肌的收缩致部分产妇第二产程延长,增加手术助产率,因此在第二产程助产人员应指导产妇有规律地屏气和运用腹压,以减少产程延长及手术助产率。此外,国内亦有学者报道,活跃期或第二产程因胎头下降,合并轻度胎头位置异常(枕横位、枕后位)而采用 0.25% 丁卡因作硬膜外阻滞分娩镇痛时发现:①硬膜外阻滞可改善宫缩性质,使子宫收缩协调,宫口扩张加速,尤其适用于高度紧张和高张性子宫收缩乏力者。②硬膜外阻滞可松弛盆底肌肉,减轻产道对胎头的压迫,有利于克服轻度头盆不称,使阻滞的胎头下降。③硬膜外阻滞的产后出血显著低于对照组。

从技术上来看,硬膜外阻滞的技术要求较高,麻醉作用的出现比蛛网膜下腔阻滞慢,即使有经验的麻醉医师也有一定的失败率。

持续硬膜外给药方法近年来引起了极大的关注。目前认为它对分娩镇痛是一种更为安全可靠的方法。硬膜外连续注药较间断注药的优点在于:①镇痛效果平稳,总给药量少。②血中局麻药浓度大体恒定,不易中毒。③交感神经阻滞轻微,低血压发生率低。④节省人力。⑤因患者体位改变致导管误入蛛网膜下腔或血管时的轻微症状也能及时发现。

（二）蛛网膜下腔阻滞分娩镇痛　蛛网膜下腔阻滞分娩镇痛操作比较简便，但麻醉平面不易控制。此法进入蛛网膜下腔，有脑脊液的丢失，蛛网膜下腔阻滞约有 15% 的产妇发生头痛或呕吐，且产后常有数小时尿潴留。近年来发现以阿片类药物注入蛛网膜下腔用于产科镇痛亦可产生良好的效果。

（三）骶管阻滞分娩镇痛　骶管阻滞可使产道松弛，外阴和会阴部疼痛消失，但不能消除因宫缩引起的疼痛，故只适用于第二及第三产程，目前应用并不普遍。

第七节　硬膜外腔和蛛网膜下腔注入的麻醉性镇痛药

一、常用药物

（一）β- 内啡肽　最早被注入蛛网膜下腔作分娩镇痛用的多肽是 β- 内啡肽。β- 内啡肽是人体中内源性吗啡样物质的一种，与脑啡肽、强啡肽共同组成阿片肽家族。β- 内啡肽为由 31 个氨基酸组成的多肽，不同种属动物的 β- 内啡肽化学组成基本相似。

给药后数分钟镇痛效果即很满意，可同时获得第一和第二产程镇痛，经 Apgar 评分证实对胎儿没有影响，副作用小，β- 内腓肽分子量大（3 300，吗啡为 285），不能通过胎盘和血 - 脑屏障，可在脑脊液中保持较高浓度，镇痛效应相应提高且持久，会阴区镇痛可持续到产后 12~32h，所以被认为是比较理想的药物。

近年来又发现它在体内的分布是广泛的，已在神经系统、内分泌器官、消化道以及胎盘和羊水中发现 β- 内啡肽及其前体蛋白的广泛存在。它具有很强的镇痛效应，能促进生长素、催乳素、生长抑素和胰高血糖素等的释放，应激时 β- 内啡肽释放增多，只是目前此药十分昂贵，不能常规临床应用。

（二）吗啡　盐酸吗啡是临床上常用的麻醉剂，有极强的镇痛作用，而且它的镇痛作用有较好的选择性，多用于创伤、手术、烧伤等引起的剧痛，也用于心肌梗死引起的心绞痛，还可作为镇痛、镇咳和止泻剂。硬膜外注射吗啡术后镇痛临床应用已相当普遍，副作用不多，即使出现也容易处理。

分娩过程中在硬膜外注射吗啡镇痛已有较多的研究报道，应用吗啡 2~4mg 溶于生理盐水 10ml 中作硬膜外间隙注射，起效缓慢，一般在 1h 以内产生镇痛效应，分娩时镇痛效果完全，维持约 8~12h，个别产妇可达 21h，也无不良反应，神经行为评分也未见异常。吗啡脂溶度低（吗啡为 0.36、哌替啶为 0.9、芬太尼为 4.05），穿透硬膜性能弱，因此有脑脊液吗啡峰值出现迟缓、消逝亦慢等药代特性。硬膜外注射吗啡中加或不加肾上腺素对血药浓度的峰值没有显著影响。

硬膜外腔注入吗啡分娩镇痛宜于宫口开大至 2~3cm 时开始用药，剂量至少应为 7.5mg，可考虑再适当增大。心血管功能稳定为其独特优点，尤其适用于合并心脏病、先兆子痫和慢性低血容量的产妇。

1979 年首次报道分娩期蛛网膜下腔内注入吗啡 0.5mg，可获得第一产程满意镇痛。特点为：①第一产程镇痛有效，止痛时间持久（10~21h），产妇仍有宫缩感觉，不伴交感和运动神经阻滞。②第二产程镇痛效果较弱，产道松弛不够，会阴膨胀后或阴道手术助产、会阴切开需辅用局麻药。③起效慢,蛛网膜下腔注射吗啡 0.1~0.2mg,达镇痛高峰时间需要 45~60min,对已频发宫缩痛和宫颈扩张痛者不能及时缓解。④腰穿后头痛发生率可达 3.3%~16% 以上。⑤吗啡剂量 0.25~0.5mg 即可,加大至 3~5mg 并不能改善镇痛效果,而副作用发生率则有所增高。

（三）哌替啶　哌替啶是人工合成的阿片受体激动剂,是一种临床常用的合成镇痛药,其作用机制与吗啡相似,具有与吗啡类似的性质。药理作用与吗啡相同,临床应用与吗啡也相同。其分娩镇痛效率比吗啡低,有量 - 时关系,将无防腐剂的哌替啶 100mg 稀释于生理盐水 10ml 中注入硬膜外间隙,起效时间在 1h 之内,镇痛时间平均 160min,镇痛时间较长,50% 的产妇有短暂的胎心率改变。不伴交感和运动阻滞,对母婴副作用甚少。已用哌替啶的情况下再用布比卡因,则效果更佳。

（四）芬太尼　阿片制剂是椎管内分娩镇痛常用的镇痛药。椎管内注入阿片制剂的镇痛机制是抑制脊髓后角胶质中 P 物质的释放,从而阻滞传导痛觉的 C 纤维和 Aδ 纤维在脊髓中的传导。由于是选择性镇痛,故对感觉、运动和自主神经功能无影响,椎管内注入阿片制剂镇痛的特点是药量小、起效快,节段性、长时间疼痛缓解而不伴感觉、运动和自主神经的阻滞。椎管内注射麻醉性镇痛药于 1979 年起即用于产科分娩镇痛,至今仍是国内外学者研究的热点之一。

芬太尼为阿片受体激动剂,属强效麻醉性镇痛药,药理作用与吗啡类似。镇痛作用产生快,但持续时间较短,静脉注射后 1min 起效,4min 达高峰,维持作用 30min,肌内注射后约 7min 起效,维持时间约 1~2h。产妇硬膜外腔注入芬太尼 100μg,6min 起效,镇痛满意率为 77%,维持时间为 140 ± 5min。副作用甚少,如分娩开始即用药,镇痛满意率还可提高。该药维持时间短,全程需多次用药,有蓄积抑制呼吸的危险,故不主张单独用于分娩镇痛。在第一产程中给 0.3% 布比卡因硬膜外镇痛与先单次注射芬太尼 80μg 再加 0.3% 布比卡因进行比较,结果硬膜外注入布比卡因加芬太尼组的产妇较快出现宫缩无痛,镇痛时间也长。

将吗啡与芬太尼两者结合,具有起效快、作用时间长的特点,将吗啡 0.25mg 与芬太尼 25μg 合并注入蛛网膜下腔用于分娩镇痛,几乎立即显效,自然分娩的产妇比用催产素的产妇效果更好。

蛛网膜下腔内注射吗啡、芬太尼或舒芬太尼不产生交感神经阻滞作用,因而是低血容量、艾森曼格综合征、二尖瓣或主动脉瓣狭窄、未矫正的法洛四联症产妇的理想分娩镇痛药物。

硬膜外腔注入麻醉性镇痛药的分娩镇痛效果逊于蛛网膜下腔注射法,但连续硬膜外注药法用药灵便,亦较安全,更适用于产程冗长,或临时需要改变分娩计划（如产钳、会阴侧切、剖宫产术）的产妇。

局麻药和阿片类药物分别作用于疼痛传导通路的不同点（神经轴突和阿片受体）,两者结合具有起效快、镇痛完全、作用时间长和运动阻滞轻微的特点,主要用法有以下几种:

1. 舒芬太尼 - 罗哌卡因复合　0.1% 罗哌卡因 +0.4μg/ml 舒芬太尼。

2. 芬太尼 - 丁卡因复合　有研究认为丁卡因加芬太尼能显著增强止痛效果,局麻药剂量可减少 1/2~2/3。

3. 舒芬太尼 - 丁卡因复合　舒芬太尼比芬太尼更能强化丁卡因的作用。

4. 阿芬太尼 - 丁卡因复合　小剂量阿芬太尼(500μg)与 0.125% 丁卡因合用,能提高分娩镇痛效果,缩短起效时间。

5. 布托啡诺 - 丁卡因复合　在脊髓后角已发现 κ 阿片受体,硬膜外腔注射 κ 受体竞争剂,在临床上可产生止痛作用,特别是对内脏痛效果较好。布托啡诺是有 κ 受体竞争活性的麻醉性止痛药。有学者将输注速率均为 12ml/h 的 0.062 5% 丁卡因加 0.002% 布托啡诺,与单独用 0.125% 丁卡因进行双盲对照,发现实验组丁卡因用量少,运动阻滞发生率低,而产程进展和分娩方式没有明显差异。新生儿神志、酸碱状态和新生儿适应能力评分正常。

蛛网膜下腔注射麻醉性镇痛药一般剂量较小,可重复给药,但由于反复穿刺的不便以及可能引起副作用等,因此应权衡得失。特别是伴有心脏疾患者应慎用,因为任何原因引起的全身性血管阻力减低对母体都是有害的。

值得注意的是,椎管内注射麻醉性镇痛药,对会阴部无镇痛作用,也不产生肌肉松弛,因此分娩时,特别是产钳助产时,应辅助阴部神经阻滞或骶管阻滞。

二、椎管内注入麻醉性镇痛药的副作用

水溶性的吗啡以非离子形式缓慢透过硬膜而进入脑脊液,然后再以极缓慢的速度向颈髓及脑内扩散(约需 4~6h 或更长)。吗啡在向头端扩散过程中,自下而上地依次与相应的阿片受体结合,由此产生各种效应或副作用。例如与脊髓背角的阿片受体结合,抑制突触前后神经元细胞兴奋,可产生镇痛效应;与颈髓感觉调整区亲和可出现瘙痒;与脑干孤立核阿片受体亲和,可出现镇咳效应;与化学感受靶区亲和,可出现恶心呕吐;与脑桥腹侧呼吸中枢结合,可出现呼吸抑制,一般发生于用药后 4~6h,故称之为"延迟性呼吸抑制"。脂溶性的哌替啶或芬太尼亦同样诱发副作用,但程度较轻。有学者观察,有些副作用并非麻醉性镇痛药所特有,同样可发生于局麻药,且有的发生率更高,硬膜外注入麻醉性镇痛药在产科分娩镇痛中有个别副作用,最显著的是瘙痒。

(一)瘙痒　是产妇椎管内注入麻醉性镇痛药最常见的副作用,发生率可达 80%,出现瘙痒提示麻醉性镇痛药已布及整个脊髓,镇痛效应亦同时出现,一般瘙痒不发生在镇痛区,而发生于颜面和颈部。在分娩镇痛或剖宫产术后应用吗啡的产妇,在术后回访时经常会发现有面部及颈部瘙痒的发生,严重者全身奇痒难忍并有疹块,可用苯海拉明、氟哌啶或纳洛酮治疗。

(二)尿潴留　椎管内注入麻醉性镇痛药后,尿潴留发生率在 15%~40% 之间,机制尚不清楚。由于纳洛酮可拮抗排尿困难,提示与脊髓阿片受体功能有关。

(三)恶心呕吐　其发生率报道不一,约介于 17%~50% 之间。其发生原因可能与延髓孤立束的核传入改变有关,临床上可用氟哌啶或小剂量纳洛酮处理。

(四)延迟性呼吸抑制　是应用椎管内注射麻醉性镇痛药的一项最主要顾虑,须加以重视和预防。其发生以硬膜外注射吗啡时最多见,发生率介于 0.33%~5.5% 之间。临床表现为渐进性呼吸频率减慢,潮气量减少,肺通气量下降,呼气末二氧化碳分压增高,呼吸中枢二氧化碳反应阈值增高。呼吸深度抑制时可出现不规则的潮式呼吸,呼吸频率可降至 2~4 次 / min,甚至呼吸停止。一般发生于用药 4~6h,可持续 24h。呼吸抑制的机制源于脊髓阿片效应,其作用位点在脑干呼吸中枢,主要是降低其对二氧化碳张力的敏感性,这可能与吗啡在脑脊液中向头端扩散或经血运产生影响有关。

三、椎管内注入麻醉性镇痛药副作用的预防及治疗

椎管内注射麻醉性镇痛药时,必须常规实施呼吸监测,并遵循下列原则:①椎管内注射麻醉性镇痛药前、中或后避免其他任何途径使用麻醉性镇痛药。②麻醉结束后监测呼吸频率。③呼吸频率减慢至 10 次 /min 时给氧并使用纳洛酮对抗。

纳洛酮的使用方法:纳洛酮具有拮抗和预防麻醉性镇痛药多数副作用的功效,如能恰当掌握纳洛酮剂量,在拮抗副作用的同时,麻醉性镇痛药的镇痛效应仍可有效保留,这可能与纳洛酮在体内不均匀分布有关,后者取决于脏器的血流大小。脑血流量最大,纳洛酮分布亦最多,因亲和脑阿片受体所产生的各种副作用可能直接被逆转而消除。相比之下,脊髓背角胶质层的血流量最小,纳洛酮分布量亦最少,因亲和脊髓阿片受体所产生的镇痛效应不至被拮抗,因此镇痛仍然有效。

另一方面亦已证实,通用剂量纳洛酮对胎儿和新生儿都无影响,实践证明,逆转硬膜外腔注射吗啡副作用的合理剂量,只需通用剂量(0.4mg)的 1/10 即可满足,需要时可重复使用数次。

第八节　局麻药中添加肾上腺素

硬膜外腔阻滞所用局麻药中是否应加入肾上腺素,目前认识并未完全统一,其作用主要有以下几点:

1. 延长麻醉作用时间　大多数的局麻药,特别是短效局麻药加入肾上腺素后,可延长麻醉作用时间。有学者对 32 例剖宫产用 0.5% 丁卡因加用 1:30 万肾上腺素与不加用组作对照观察,不加肾上腺素组作用时间为 85min ± 6min;加肾上腺素组作用时间为 186min ± 11min,麻醉作用时间延长 1~1.5 倍。

2. 预防意外　硬膜外置管可能误入两个具有潜在危险的部位,即误入蛛网膜下腔(占硬膜外麻醉的 0.25%~2.5%)或误入血管中(占产科硬膜外麻醉的 5%~15%)。误入蛛网膜下腔产生的后果将是高平面阻滞或全脊髓麻醉;误入血管将引起兴奋和惊厥,甚至心脏停搏。

在硬膜外阻滞前注射 3ml 局麻药(内含 1:20 万肾上腺素)作为试验剂量是一种行之有效的方法。肾上腺素有使心率增快的作用,若无意中将它直接注入硬膜外静脉,可能引起血压升高,如果将 3mL 局麻药误注入蛛网膜下腔,也必将出现感觉消失现象。因此,给试验剂量的作用就在于能够判定硬膜外导管是否置入了蛛网膜下腔或硬膜外腔静脉,1.5%~2.0%的重比重利多卡因溶液(含 1:20 万肾上腺素)是最有效的试验剂量用药。

3. 延缓吸收中毒　加入肾上腺素后,利多卡因在血内浓度峰值减少 30%,达到峰值时间延长 50%~100%。有人认为丁卡因合用肾上腺素吸收后,特别是意外地注入血管内,肾上腺素可增加丁卡因的全身毒性反应,这也是丁卡因用药时不主张加用肾上腺素的理由之一。近来的一些报道则认为,无论是利多卡因还是丁卡因加入肾上腺素,吸收后或意外注入血管内,局麻药对心血管系统有毒害作用,但肾上腺素则有保护作用,因为肾上腺素可使心排出量增加,从而使肝血流量增加,促使酰胺类局麻药代谢加快,减少全身中毒症状。由此看来,局麻药中加入肾上腺素既能减少局麻药的吸收,又能对抗吸收后对心脏的毒害作用。

4. 对子宫的作用　子宫血管仅有 α 受体,兴奋时使血管收缩,胎儿缺氧,发生宫内窒

息,以致产生呼吸动作而吸入羊水,甚至因缺氧而肠蠕动增加,排出胎粪并随羊水吸入。子宫肌肉具有 β 受体,兴奋时使子宫肌松弛、延长产程、胎儿娩出后子宫收缩乏力,增加产后出血量。肾上腺素具有 α 和 β 受体作用,因此过去有许多麻醉医师和产科医师不主张用。

有学者使用 1∶30 万肾上腺素后发现该药对子宫收缩、第一、第二产程以及胎儿心率均无明显影响,母婴均较安全。还有学者观察 66 例自然产和剖宫产,也发现加或不加肾上腺素对产程、宫颈口的扩张和新生儿 Apgar 评分均无影响。要注意的问题是肾上腺素的用量,超过 $100\mu g$ 可减弱子宫收缩,延长第一产程,超过 $50\mu g$ 可减少子宫血流,但不使胎儿缺氧。为减少局麻药用量,在不影响子宫收缩和子宫血供情况下,加小剂量肾上腺素是可取的。

5. 增强麻醉作用　加入肾上腺素可使局麻药吸收减慢,局麻药与神经作用时间延长,使阻滞作用完全。同样浓度局麻药对运动神经的阻滞效果,加肾上腺素后可增加 50%~100%,加用肾上腺素能提高麻醉质量,用低浓度局麻药达到高浓度的阻滞作用,如 0.5% 丁卡因加入肾上腺素可产生相当于 0.75% 丁卡因的阻滞作用。

6. 肾上腺素可减少硬膜外出血　局麻药有扩张血管作用,特别是在穿刺或置管过程中发生出血时,可使破损的血管继续出血而有诱发硬膜外血肿的危险,加用肾上腺素则使血管收缩,加快凝血。但有人认为加用肾上腺素有引起椎前动脉综合征的危险,多数人认为只要不发生全身低血压时间过长,不用高浓度肾上腺素,不会发生脊髓动脉缺血的改变。就目前的临床观察及实验资料表明,硬膜外阻滞所用局麻药加入肾上腺素对提高麻醉效果是有益的,在一定程度上保证了患者的安全,其利大于弊。所需强调的是在临床应用中,应根据具体情况权衡利弊决定采用与否,以防意外事故发生。

第十五章

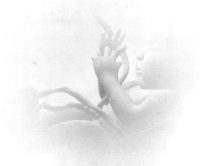

局部麻醉分娩镇痛

第一节　宫颈旁神经阻滞分娩镇痛

宫颈旁神经阻滞术主要用于阴道分娩镇痛、人工流产术等。在两侧阔韧带的基底部,有来自子宫体和宫颈神经丛及骨盆神经丛的丰富神经分支,经过与交感神经链相关的感觉神经到达脊髓,进入脊髓的 T_{10}~T_{12}。通过阴道穹隆进入宫颈附近注射局部麻醉药,能阻滞走向子宫下段和阴道上段的神经分支及子宫颈大神经节,从而消除分娩时由于宫颈及子宫下段扩张和子宫体收缩所致的第一产程产痛。

宫颈旁神经阻滞分娩镇痛的实施:

1. 阻滞方法　当第一产程进入活跃期,宫口开大 3cm 左右,先露位于 0~+2 时,产妇取膀胱截石位,外阴及会阴常规消毒铺巾,戴无菌手套,用一细长穿刺针,操作者左手示指和中指进入阴道引导,在宫颈与阴道穹隆交界处,相当于 4 点及 8 点位置处注射。穿刺针应避开胎头,刺入阴道黏膜即可,深度不超过 0.5cm,注射局麻药液前需要小心地回吸无血后每点注射 1% 利多卡因 10ml,局麻药物在阔韧带基底部扩散即达到镇痛的目的。在对侧重复此方法,注药过程中应避免损伤子宫动脉。

2. 副作用　此方法最主要的副作用是可引起胎儿心动过缓,甚至胎儿窒息。其原因可能为:①麻醉药在阔韧带基底部的疏松结缔组织内迅速被吸收,透过胎盘屏障进入胎儿循环,使胎儿血液内麻醉药物浓度达到了抑制水平;②被吸收的麻醉药物使子宫血管收缩致子宫血流量降低。

3. 禁忌证　①阴道感染;②早产儿;③胎儿宫内窘迫;④过期妊娠等高危妊娠。

4. 注意事项　①穿刺不宜过深,防止刺穿动静脉,更要防止刺伤胎儿;②注射前必须反复回抽,防止局麻药中毒,每次注药不得超过 10ml;③因附近有输尿管,回吸无尿液方可注药;④阻滞过程中要连续监护胎心。注射后观察 5~10min,无胎心变化再阻滞另一侧。

第二节　阴部神经阻滞分娩镇痛

一、阴部神经组成

阴部神经由 S_2~S_4 神经的前支组成,经坐骨大孔出骨盆,绕过骶棘韧带后经坐骨小孔重新进入骨盆达坐骨肛门窝内,行至坐骨结节内侧分支为会阴神经、痔下神经、阴茎背神经等,分别支配肛门周围皮肤、肛提肌及大小阴唇。阴部神经常有阴部动脉和静脉密切伴行,阻滞时要多加小心。

第二产程中的疼痛主要是由于子宫收缩、软产道及盆底被迫扩张、膨隆所致。阴部神经阻滞镇痛可减轻分娩过程中由于产道和盆底扩张及外阴手术所致的疼痛,使阴道、会阴松弛,缩短第 2 产程。阻滞此神经可使会阴肌肉松弛,大大减少了会阴撕裂伤的机会,达到第二产程中分娩及会阴切开、缝合、产钳、胎头吸引等手术操作时无痛。

由于本法操作简单、发挥作用迅速、对宫缩无影响、对胎儿较安全、易于掌握应用,因此每位产科工作者都应熟练掌握。

二、阻滞方法

(一)经阴道途径　产妇取膀胱截石位,操作者左手示指和中指伸入阴道扪及坐骨棘,右手持长阻滞针,针头通过阴道壁直接推进到坐骨棘后方约 1.5cm 处,当针头穿过骶棘韧带时有突破感,其前方即为阴部神经,穿刺成功后,认真回吸,注射器无回血后注入 2% 利多卡因 10ml,对侧同法操作。

(二)经会阴途径　一手中、示指伸入阴道,触及坐骨棘及骶棘韧带,用细针自坐骨结节及肛门间的中点处进针,向坐骨棘尖端内侧约 1cm 处穿过骶棘韧带,体会到落空感后抽吸无回血注入 2% 利多卡因 10ml,对侧同法操作。

第十六章

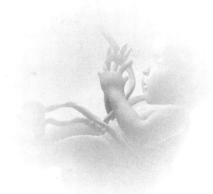

其他分娩镇痛方法

第一节　精神预防性分娩镇痛法

一、定义

（一）定义　精神预防性分娩镇痛法是非药物性分娩镇痛法,他的主要内容是建立正确的新条件反射,消除不正确的旧条件反射,使大脑皮质处于正常状态,进而消除产程中的疼痛感觉,起到分娩镇痛的作用。

产妇的性格特征、情绪状态对于分娩有重要影响,产妇紧张、焦虑、恐惧的心态可导致害怕 - 紧张 - 疼痛综合征,精神预防性分娩镇痛法是在分娩前的一段时间内向产妇及家属通过产妇学校或其他途径讲解妊娠及分娩的相关知识,使他们能够充分地了解分娩的过程以及机制,还有在整个分娩过程中可能发生的问题,以及针对这些出现的问题,产科医师及麻醉科医师将会采取什么样的应对措施,这样做的目的是消除产妇恐惧与焦虑的心理,防止形成焦虑 - 疼痛的恶性循环,以达到减少产痛的目的。前苏联产科医师普洛吉契、舒商姆和神经精神科医师维里沃夫斯基,根据巴甫洛夫学说,创造了精神预防分娩镇痛法。

由于穿刺技术及镇痛药物发展的限制,药物分娩镇痛还没有发展得很好的早期阶段,就有人提出很多非药物性镇痛方法,其中就包括精神预防性分娩镇痛法,即产妇可以在没有任何镇痛药物的情况下进行分娩镇痛,而且这种镇痛方式在一段时间内还相当流行。

（二）理论基础　理论的创始人认为分娩是正常的生理过程,对于一个没有其他问题的正常健康产妇,只要是属正常分娩,分娩的过程就应该没有痛苦。笔者认为这种理论还是有一定片面性的,因为分娩疼痛是真实存在的,但是精神状态确实对产痛会产生一定的影响。理论提出者认为有些产妇分娩时感到疼痛是由于焦虑和害怕,他们提倡对产妇进行妊娠和分娩的教育,通过产前教育和授课的方式让她们知道分娩的全部过程,分娩时会有哪些情况发生,解除由于对所发生事情的不确定而引起的无安全感,进而减少对分娩的焦虑和对疼痛的恐惧。理论倡导者竭力反对在待产和分娩时使用任何药物,主要通过讲解产程的知识帮助产妇解除精神紧张,因为精神紧张会加重疼痛,形成紧张 - 疼痛 - 更加紧张 - 更加疼痛的恶性循环,他们希望经过这样的产前分娩教育,产妇可以在不需要任何药物支持下自然无痛地分娩。这种方法曾于 20 世纪 50 年代在我国盛行一时。

二、方法

（一）主要方法　精神预防性分娩镇痛法强调欲使分娩无痛,必须扭转产妇及家属对分娩必痛的概念,改变产妇心理状态、改变影响分娩的神经 - 内分泌 - 免疫调控网络,达到控制产妇紧张情绪、减轻宫缩疼痛的目的。精神预防性分娩镇痛主要在于使大脑皮质主动地参加完成分娩动作,这通常需要在孕期对产妇及其家属进行解剖生理和妊娠分娩知识宣教,使产妇及家属了解整个分娩过程,以及在分娩过程中可能出现的问题,训练产妇掌握特殊的呼吸技巧、心理暗示和想象、转移注意力、松弛肌肉、消除紧张焦虑,以减轻疼痛的身心放松技术,提高大脑皮质疼痛感觉阈,使来自生殖道的刺激不致引起疼痛反射。

要做到精神预防性分娩镇痛必须在产前利用多种途径以及语言、文字及图画等多种方式对产妇进行教育,其主要目的就是使产妇消除顾虑,正确进行产前教育是精神预防性分娩镇痛法获得成功的决定性条件。而且这种系统性的产前教育应于妊娠初期即开始进行,然后在预产期前 4~5 周加强训练,要多次地对产妇进行有关分娩过程及在分娩中有可能遇到的各种问题进行解释,并同时了解产妇的年龄、文化程度、职业、生活经历、精神情况等,这有助于有针对性的对产妇进行课程培训。

如果产妇对分娩存有顾虑或恐惧心理,必须了解此种情绪的来源和程度,并针对产生的原因进行疏导,精神预防性分娩镇痛教育的主要任务是消除恶劣情绪而建立良好情绪。对产妇及家属进行宣教时房间必须保持安静,座位舒适,授课人员态度和蔼,说明问题时须备有容易理解的图表,因为单纯的讲解比较晦涩难懂,而且枯燥,讲解可分次进行,利于产妇吸收理解和掌握。

除外对分娩知识的讲解,还要以简单而容易理解的语言,讲解分娩过程有助于解除不适感的手法,这些手法能够在一定程度上缓解产程中的疼痛,事先掌握这些手法,并且在产前多加练习,分娩时才可以运用自如。由此可见,产前教育对于达到精神预防性分娩镇痛是很重要的,内容也是很丰富的。

产妇学校可以讲授的内容很多,包括孕期所有相关问题。首先用图表或模型向产妇讲解女性生殖器的构造,女性机体内因妊娠而发生的生理改变,让产妇对自己的身体有个初步的了解。向产妇介绍分娩这个正常生理过程,说明产程分为 3 期,使产妇明白自己处于产程的哪个阶段,有什么样的感觉才是正常的。然后向产妇详细说明第一产程的特征,在此期内产妇主观方面应有的精神准备,因为第一产程是整个产程中疼痛比较严重的阶段,也是分娩镇痛主要作用的阶段,让产妇对子宫阵发性收缩的持续和节律性获得充分了解。同时也要让产妇了解在分娩开始时要养精蓄锐直到娩出胎儿时再用力,在第一产程中戒除紧张焦虑的情绪,不急不躁,严格听从医师或助产士的指导。

（二）辅助方法　在第一产程中产痛十分明显,为了更好地利用非药物的方法镇痛,应该同时授与产妇解除疼痛的一些操作方法,这些操作方法应用起来还是很有效的,可以配合精神预防性分娩镇痛法同时应用以达到分娩无痛的目的,这些方法还可以减少不适感,具体方法如下:

1. 深呼吸法　通过呼吸调节自主神经的平衡状态,从而改善内脏器官的血供与氧供,同时减少大脑皮质对疼痛的敏感性,达到减轻疼痛和增加疼痛耐受的目的。此法用在第一产程,子宫规律性收缩开始时。

在第一产程,产妇容易焦虑不安,这时可以尝试做腹式深呼吸,在每次子宫收缩时大口吸气和呼气,在吸气时用鼻子缓慢吸气,尽量使整个肺部缓慢的充满空气,呼气时用嘴呼出,慢慢的呼出,做得越自然越好,不要紧张。随着子宫收缩的加强,应逐渐加深呼吸,宫缩间歇时即休息。反复进行深呼吸,可以减弱因宫缩引起的强烈疼痛,而且腹式深呼吸有镇静效果,可以减轻产妇紧张焦虑的情绪,深呼吸可增加体内的氧气循环,增加全身力量和子宫的收缩力,缩短产程,减少婴儿窒息。

当子宫颈口开大到 4cm 时,宫缩频繁,产痛加剧,这时已经不能单纯通过呼吸的方法来减轻产痛,应同时进行按摩法或压迫法。

2. 按摩法　此法是在子宫口开大 4cm 以上到宫口开全过程中的宫缩时,与深呼吸法结合使用的方法,产妇两腿弯曲或伸直,用自己手指的指腹,轻轻按摩下腹部皮肤,吸气时从两侧到中央,呼气时从中央到两侧,反复按摩,宫缩间歇时停止。

在分娩过程中,有些产妇感觉腹部疼痛明显,而有一些产妇则感觉腰骶部疼痛明显。对那些腰骶部疼痛明显的产妇,在第一产程后期,必要时取侧卧位施行腰部按摩,此手法可根据产妇的要求,由助产人员协助进行。助产士可以根据产妇的描述,确定疼痛最明显的部位,用一定的力量进行按摩,可以根据产妇的要求适当的调整按摩的力度。

3. 压迫法　此法用在子宫颈口开大 4cm 以上到开全过程中的宫缩时,与深呼吸法并用,与按摩法交替使用,三法结合起来。

(1) 压迫髂前上棘或耻骨联合:产妇的两腿伸直,两手掌各放在髂嵴部,用拇指压迫髂前上棘,手掌沿股部展开或用手指压迫耻骨联合。

(2) 压迫腰部:在吸气时产妇用两拳压迫两侧腰部,压至腰椎菱形窝外角。

在子宫收缩间歇期间尽量休息,也可以小睡,这样有利于在第二产程有充足的体力进行分娩。减轻分娩疼痛的这些手法目的在于使大脑皮质的注意力集中于下腹部,协调子宫收缩,同时这些动作也可加强大脑的活动力,对皮质下部其他各中枢有加强抑制作用,减轻产痛的产生。

在解剖学上,子宫收缩的感觉是由 $T_{11} \sim L_1$ 神经根向上传导的,而此处神经根正是支配下腹部的主要皮神经进入脊髓处。通过轻轻地按摩这些神经末梢,使大脑皮质的注意力集中到支配区域,以此来分散宫缩疼痛的传入。按摩背部的道理与此相同,因后背的神经与子宫体下段及子宫颈的神经是同源的。

最后必须向妊娠妇女讲解清楚,在分娩之前要对这些手法多加练习,熟练掌握,这样才能在分娩时应用各种方法,按照助产士的指导顺序执行。有很多因素能够增加痛感,如恐惧、情绪不安、膀胱过度充盈等,要针对每一种可能采取不同应对措施,如精神安慰,手法按摩,导尿等,尽量减少产痛。产妇则要尽量保持冷静,认识到焦虑和恐惧对分娩是有害的,痛哭和喊叫于事无补,唯有努力配合医师和助产士才能使整个分娩过程顺畅、舒适。

在第二产程需要产妇保持冷静合作,要训练产妇在子宫强烈收缩时作屏气动作,即屏住呼吸。屏气应与宫缩同时进行,产妇屈膝仰卧,两腿稍分开,臀部和两脚紧紧靠住床面,两手拉住床边扶手,每遇子宫收缩时先吸一口气,然后将气屏住达 10~15s,在屏气时,必须使腹腔各肌肉向下用力,形同排便,宫缩间歇时休息。在第二产程的最后阶段,胎头马上就要娩出,这时如果用力过猛,可能会造成产道的损伤,所以产妇要进行呼气动作把嘴张开,全身肌肉松弛,减轻娩出力,以免会阴撕裂。

第二节　催眠分娩镇痛法

催眠是以人为诱导(如放松、单调刺激、集中注意、想象等),运用较强的暗示性语言或者动作等,引起的一种特殊的类似睡眠又非睡眠的意识恍惚心理状态。其特点是被催眠者自主判断、自主意愿行动减弱或丧失,感觉、知觉发生歪曲或丧失。

催眠术的应用已有几百年的历史了,在国外较为盛行。应用于分娩镇痛的目的就是想要培训和帮助产妇应用放松技术让自己处于类似睡眠的状态,使她们精神上放松,增强愉快的感觉,对外界的疼痛刺激感觉减弱。催眠术对某些待产与分娩的产妇,可能起到止痛和记忆缺失的作用。

所有的放松技术基于对分娩和疼痛的正确认知并消除恐惧,再结合呼吸技术、语言暗示、轻抚触按摩等身心技术使孕产妇能够自我放松与专注,对内外环境做出适度反应。它可以使不愉快的感觉被克服,或者转变成为比较能够忍受的感觉,例如宫缩时可以不感到疼痛和能够忍受胎儿下降引起的下坠不适感,从而促进宫口开放、减轻疼痛、稳定胎心,使整个产程顺利和相对舒适。

一、催眠分娩镇痛实施方法

(一)直接暗示　进行分娩前预备教育与相关培训,运用心理学技术改变产妇及家属对分娩过程及分娩疼痛的认知,利用松弛治疗渐进放松、体验催眠与自我催眠。用于缓解产痛的催眠方法有很多种,其中一种是直接暗示,这种方法可以很简单,如暗示疼痛部位逐渐变得麻木起来,不会再感到疼痛,反复安慰、劝解、开导、暗示产妇,使产妇真正感到疼痛减轻。另一种直接暗示方法是暗示产妇正在接受局部麻醉,因此她们感到疼痛正逐渐消失。这种催眠镇痛的方法往往无法单独起到分娩无痛的目的,所以经常与其他分娩镇痛方法结合在一起应用。

(二)分心技术　在自然分娩的过程中,产妇处于自由的舒适体位,在催眠音乐与语言的引导中,通过呼吸调节实现自我放松和催眠。另一种方法是将产妇的注意力从痛处引开,这通常被称为分心技术,它暗示产妇将注意力集中到一种愉快的体验上去,而这种愉快体验可由催眠师暗示和描述,或者完全由产妇自己去想象。比如可以让产妇想象即将分娩婴儿可爱的样子以及以后和孩子相处的幸福时光,分散产妇的注意力。有时可暗示产妇正在欣赏电视节目或聆听美妙动人的音乐,有时产妇除了能感受阵痛以外,不能想象任何其他事情,可以给产妇放一些音乐,音乐治疗具有消除紧张、焦虑、抑郁等不良情绪的作用,可以刺激内啡肽的分泌和降低儿茶酚胺的水平而减轻疼痛或增加疼痛耐受。

(三)转移法　还有一种方法在某些情况下能有效地控制产痛,这就是将疼痛从身体的一个部位转移到另一个部位。其优点是所选择的新部位敏感性较差,因而疼痛也较轻。例如通过暗示,要产妇在宫缩出现时即即握紧拳头,并逐渐集中精力将感觉从腹部移向拳头,目的是使产妇将注意力集中到拳头,从而减轻对宫缩疼痛注意,但这种方法往往在疼痛特别剧烈时效果不理想。

产科应用催眠术镇痛时,必须注意并不是所有的疼痛感觉都被抑制。痛觉对产妇和助产人员常常有重要意义,因为它能指示分娩阶段及产程进展情况,最好的做法是将疼痛减缓到能忍受的程度。

二、放松训练

在国外,大多数产妇都有机会参加产妇学校学习。在国内,现在产妇学校也已经十分普遍,在产妇学校可以学习放松训练,这有助于分娩。放松训练是指使机体从紧张状态松弛下来的一种练习过程,放松有两层意思,一是说肌肉松弛,二是说消除紧张。

放松训练类似于催眠诱导、而且所引起的主观感觉也很相似。对那些为分娩而感到焦虑的产妇,通过放松训练及催眠术可减轻其焦虑。训练心身松弛的方法很多,如东方的气功、坐禅、瑜伽和超觉静坐,西方的自动训练和进行性肌肉放松训练等。

三、催眠分娩镇痛法的优点和缺点

（一）优点

1. 催眠术是非药物分娩镇痛中一种能够减轻疼痛的有效方法。

2. 对胎儿没有危害,与其他接受区域麻醉下分娩的新生儿比较,在 Apgar 评分和脐带血气分析结果方面,均没有明显差异。

3. 实施过程中心血管功能和呼吸道反射保持完整,对母体和胎儿基本没有影响,也没有反流和误吸的风险。

4. 催眠术能减少产妇在临产时的紧张与恐惧,阻断恐惧 - 疼痛的恶性循环,减少其他辅助药的需要量。

5. 有可能缩短待产时间。

6. 产妇能很好合作与耐受,可以降低剖宫产率。

（二）缺点

1. 催眠术不是每个人都能成功,只有 20% 的产妇能够达到催眠的“麻醉”水平,其余大约 50% 的产妇在催眠配合局部麻醉下完成分娩。

2. 催眠分娩镇痛非常耗费时间。患者与催眠师和医师之间需要长时间建立关系,在妊娠期要参加几次训练课,只有建立了相互了解和信任的关系才能够被催眠。加上临产时的诱导期,这样就要花费许多时间,可能有的时候并没有这样充足的时间来实施。

3. 为了使催眠成功,催眠过程最好由催眠师亲自管理。实施催眠者必须经过专门训练和具有产科方面的知识,这样的人才很少,因此应用受到限制。

第三节　针刺分娩镇痛法

针刺镇痛起源于祖国医学经络学中的针刺疗法,是中国传统医学的重要组成部分。针刺治疗在我国已有 2 000 多年的历史,目前已传播到世界许多国家。在针刺能够止痛的实践基础上,针刺已经应用于分娩镇痛。近二三十年来,西方国家也开始尝试将它用于分娩镇痛,但针刺技术需要专业人员实施,因此临床应用受限。

一、针刺镇痛的机制研究

针刺能够镇痛这是一个客观事实,但其原理还不清楚,国内外的科学家和医务工作者对此进行了大量的研究,概括起来有下列三方面:

(一) 中枢神经系统的镇痛作用   针刺刺激了许多感受器、神经末梢和神经干,这种刺激沿着神经纤维传递进入中枢神经系统,使得传入的粗神经纤维活动增强,传入的细神经纤维活动减弱。在脑和脊髓的各级水平激活了某些镇痛机制,使之对痛觉信号的传递产生抑制效应,从而产生了镇痛作用。针刺信号在上行传导时,一方面通过脊髓内的痛觉神经影响邻近节段所支配的皮肤以及痛觉传入,继续上行传导到达脑干、间脑和前脑等部位,通过激活高位中枢发放下行抑制冲动来实现镇痛作用。

(二) 经络的调整作用   针刺镇痛的作用是通过经络来实现的,在临床实践中,针刺双侧合谷、足三里、三阴等穴位,促进乙酰胆碱的大量分泌,收到很好的临床镇痛效果。

(三) 针刺对中枢神经递质的影响   针刺促进了脑内 5- 羟色胺的合成、释放和利用,激发了 5- 羟色胺神经元的活动,合成超过利用,因此脑内 5- 羟色胺的含量增加,并通过下行途径抑制痛觉信号的传递,产生镇痛作用。针刺除了促进脑内 5- 羟色胺的合成、释放和利用,还促使脑内乙酰胆碱的合成和释放,提高了镇痛效应。近年来的研究还表明,针刺后可引起脑内阿片样物质的含量和代谢发生变化,阿片样物质有很强的镇痛作用,阿片样物质含量和代谢的变化与针刺镇痛效果呈平行关系。

二、针刺镇痛实施方法

选取恰当的穴位刺激,是提高针刺镇痛效果的关键,选取穴位通常取体穴和耳穴,以体穴最常采用。选取的穴位上留针以后,可以应用捻转、提插维持刺激的方法,目前大多数是在留针后用脉冲电针仪维持刺激。

三、针刺镇痛的优点和缺点

(一) 优点

1. 作为阴道分娩镇痛,可不需任何麻醉性药物配合,即能达到镇静和疼痛减轻的目的,减少因使用麻醉药物对母体和胎儿产生的影响。

2. 针刺后产妇清醒,气道反射完整,无反流和误吸的危险。

3. 对母体的心血管系统功能没有影响,对胎儿无影响。

4. 能协调和加强宫缩、缩短产程、加速分娩,产妇满意度高。

(二) 缺点

1. 镇痛不全,只能是一定程度上减轻疼痛而做不到无痛。

2. 针刺是一种创伤性治疗,有些产妇不乐意接受,产妇活动受到了限制。

3. 电针刺激有时可干扰胎儿监护仪的正常工作。

第四节   耳穴电脑分娩镇痛仪分娩镇痛

将耳穴电脑分娩镇痛仪的耳膜固定在产妇的耳蜗口,通过耳膜自动选穴,仪器发放脉冲阻滞传导产生镇痛效果。产妇取仰卧位,先将仪器的输出调节器置于最小级别,接通电源,选用适宜的耳模并涂以导电糊,固定于产妇双侧外耳廓内,与耳廓紧密接触,接通输出电极与耳膜启动开关。根据产妇痛阈的不同而适当调整脉冲输出强度,并随产程的进展不断增加脉冲输出强度,以产妇能够耐受为度。可从进入产程开始,直至产程结束,会阴伤口缝毕后取下耳膜停机。

由镇痛仪的镇痛原理可知,它不是感觉神经的阻断,所以存在镇痛不全的问题,不可能像硬膜外阻滞镇痛那样达到完全无痛,只要疼痛级别降低即为有效,达到产妇能够耐受的程度。

第五节 经皮电神经刺激分娩镇痛法

一、经皮电神经刺激分娩镇痛法的理论依据

疼痛的闸门控制学说,刺激阈值低的大的有髓鞘的 Aβ 神经纤维可以关闭胶质细胞中由 Aδ 和 C 纤维传导痛觉的"闸门"。依据此原理,经皮电神经刺激分娩镇痛法就是刺激了一些 Aβ 神经纤维,阻止了疼痛信号的传导,也可能激发了人体内源性镇痛物质 - 内啡肽的产生,提高机体痛阈从而产生分娩镇痛的效应。

1977 年,瑞典的医师将其应用于分娩镇痛,在分娩的第一产程应用经皮电神经刺激法,对解除背部疼痛收到很好的效果,但在第一产程后期和第二产程,因为疼痛越来越剧烈,常常需要辅助应用其他镇痛方法。

二、经皮电神经刺激分娩镇痛法的常用穴位

用于阴道分娩镇痛,有以下几个常用穴位:①第一产程的镇痛将两个电极放置于产妇的夹脊穴(对应脊柱 T_{10} 与 L_1,旁开 3cm),采用脊柱旁电刺激。②第二产程镇痛将两个电极置于次髎穴(对应脊柱 S_{2-4},旁开 3cm),应用 S_2 脊柱旁电刺激,每小时刺激 1 次,每次 30min,以产妇的最大耐受强度为限。③髂嵴电刺激,可以帮助减轻前下腹骨盆痛,可能刺激了较为浅表的髂腹下神经和髂腹股沟神经。

三、经皮电神经刺激分娩镇痛法的镇痛方法

从产程开始就可以进行电刺激,在第一产程应用连续的低强度刺激,当宫缩强时用高强度刺激(由产妇自己掌握)。在电刺激过程中,当感到电极板附近肌肉的活动明显,浅表组织中有麻木感觉时,镇痛的效果最好。在分娩进展的过程中,如果镇痛效果减弱,就要考虑重新调整刺激强度,一般应适当增加刺激强度。

通过调查研究发现,产妇接受经皮电刺激分娩镇痛法而分娩出的新生儿在 Apgar 评分、神经系统调查和神经行为的评价方面,均未发现有明显的损害,脐静脉血的血气分析结果与对照组比较均无明显差异。

虽然有些产妇体会到经皮电神经刺激法有很好的镇痛效果,但多数只是背痛明显减轻,下腹耻骨联合疼痛没有明显好转。由于下腹部耻骨联合的疼痛是剧烈的,并且将电极板放置在背部效果又差,因此有人推荐在耻骨联合上放置电极板。但由于这些电极板离胎儿较

近,有学者提出关于胎儿安全性问题,摆放电极的恰当位置还有待进一步研究。

四、经皮电神经刺激分娩镇痛法的优点和缺点

(一) 优点

1. 不需要针刺和药物即能比较容易地使疼痛减轻,没有创伤性,易于被产妇接受。

2. 产妇清醒,气道反射完整,无反流和误吸的危险,心血管方面不受影响。

3. 对胎儿无影响。

4. 不需要麻醉医师的参与,助产人员就可以操作,使用方便。

5. 不影响宫缩的强度和频率,不影响产程。

(二) 缺点

1. 镇痛不全,能够使一部分产妇疼痛减轻。

2. 经皮电神经刺激分娩镇痛法的应用可能会干扰胎儿监护仪的正常工作,如果发生干扰,对胎儿健康状况的判断就有困难。当患者安装有按需起搏器时,经皮电神经刺激分娩镇痛法的电流输出有可能干扰起搏器的正常工作。

以上分娩镇痛的方法是在了解分娩过程的生理及心理特点基础上,对产妇进行必要的培训指导,提供一定的心理支持,增强产妇自身对分娩的责任感与参与意识,并提供科学的促进产程的身心调节技术,减轻分娩疼痛和增强疼痛的耐受能力。非药物镇痛旨在提高每一位产妇的围生期安全性和舒适度,在满足产妇镇痛需求的同时,尽量减少医疗干预对分娩生理的影响以及对胎儿的影响。

第十七章

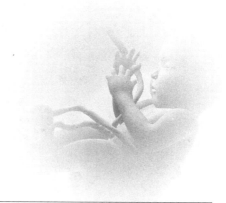

分娩室管理规范

分娩痛是分娩过程中的自然生理反应,长期以来人们把这种剧烈的痛苦过程视为不可避免的正常过程。随着人类社会的进步和现代医学的发展,减少产妇分娩期的疼痛,提高产妇分娩质量,是医务工作者追寻的目标。理想的分娩镇痛应具备以下特点:①能确切完善地解除产妇疼痛;②能满足整个产程镇痛的要求;③不影响宫缩和产妇的行走;④对母婴健康无影响;⑤产妇能清醒配合分娩过程;⑥有异常情况可满足手术麻醉的需要。为确保母婴安全,提高分娩镇痛质量,加强分娩镇痛的临床规范化操作及管理,制定了分娩镇痛分娩室管理规范。

第一节　分娩室的管理

一、分娩镇痛的原则

分娩镇痛的方式有许多种,就分娩镇痛技术本身而言较为简单,但管理、监测及产科配合却十分重要。分娩镇痛的管理包括制定规章制度、产前宣教、人员配备、人员培训及设备和药品的管理,合理的流程等。分娩镇痛是跨学科医疗服务,需要医院管理人员,产科医师、麻醉科医师、助产士及后勤保障人员等多方面的配合努力,并在工作中不断磨合完善,本着"以患者为中心,牢固树立为人民服务的宗旨,把社会效益放在首位,积极主动地缓解患者的痛苦"的原则不断提高服务质量,同时保证母婴安全。

从事这项工作的医师和护士应严格执行各项操作常规,减少或控制医疗风险的发生,保证母婴的安全,获得完善的镇痛、顺利的分娩和良好的新生儿评分。遵循产妇自愿、安全及镇痛确切的原则,以达到最大限度地降低产妇产痛,最小程度地影响母婴结局。

1. 自愿原则:实施分娩镇痛必须征得产妇及家属同意,并在实施前签署书面同意书。

2. 安全原则:保障产妇和胎儿的安全为实施分娩镇痛技术最根本的要求,尽量选择对产妇和胎儿影响小的分娩镇痛方式。

3. 镇痛原则:优先选择镇痛效果最佳、麻醉医师最熟悉的方法。

二、分娩镇痛前产妇的评估

分娩镇痛前对产妇系统的评估是保证镇痛安全及顺利实施的基础,应在分娩镇痛前系统评估、全面了解产妇情况。当产妇分娩时,特别是紧急情况下,不论是剖宫产还是阴式分娩,麻醉科医师应及时了解产妇的情况。评估内容包括:病史、体格检查、相关实验室检查等。

1. 病史　产妇基本情况、既往病史、麻醉手术史、药物过敏史、是否服用抗凝药物、并发症、合并症。

2. 体格检查　基本生命体征(BP、HR、RR、SpO_2、T)、全身情况、确认是否存在困难气道、脊椎间隙异常、穿刺部位感染灶或占位性病变等禁忌证。

3. 相关实验室检查　常规检查血常规、凝血功能。存在并发症或异常情况者,进行相应的特殊实验室检查。

三、分娩镇痛禁忌证

1. 产妇拒绝。

2. 经产科医师评估不可进行阴道分娩者。产科异常情况(如脐带脱垂、持续性宫缩乏力或宫缩异常、前置胎盘、头盆不称及骨盆异常等)。

3. 椎管内阻滞禁忌:如颅内高压、凝血功能异常、穿刺部位及全身性感染等,产妇在穿刺时不能配合、影响穿刺操作的情况。严重低血容量、神经系统疾病。

四、分娩镇痛前准备

合理的产房布局是设在麻醉科、新生儿科、介入科、血库等部门相互之间最近处。产妇在分娩过程中随时可能发生危及母婴生命安全的紧急情况,产房要有手术间(备好手术包、液体加温器、吸引器、麻醉机,多功能监测仪,气管插管等急救物品、急救药品等)。每天的设备、物品及药品均同手术室的准备,提高产房救治的安全性。在产房应有以下准备:

(一) 设备及物品

1. 麻醉机。

2. 多功能心电监护仪,可以监测心电、血压及血氧。

3. 气道管理用品(喉镜、气管导管、口咽通气管、喉罩、困难气道器具等)。

4. 吸痰器、吸痰管、负压吸引器。

5. 供氧设备(中心供氧、氧气瓶、面罩)。

6. 椎管内镇痛穿刺包、镇痛泵。

7. 胎心监护仪、新生儿抢救复苏设备。

8. 加压加热输血设备、加热毯。

9. 抢救车(包括抢救物品及药品)。

(二) 药品　局麻类药物(利多卡因、罗哌卡因、布比卡因、氯普鲁卡因等)、阿片类药物(芬太尼、舒芬太尼等)、配置药品的生理盐水、急救类药品(肾上腺素、脂肪乳剂等)、消毒液。抢救设备及麻醉药品由专人负责维护补充、定期检查并做登记。

(三) 场地　在产房建立一个无菌房间专为分娩镇痛操作使用,或产房单间能够达到无菌要求的场所,麻醉科医师或麻醉科护士进入分娩操作室必须更换衣裤、鞋帽,严格遵守无菌操作规范要求。穿刺部位按要求范围消毒,各操作环节严格按无菌要求操作。穿刺包及镇痛泵药盒为一次性,其他物品应定期清洁、消毒,房间定时消毒并定期做细菌培养,检测房间无菌达标情况。

(四) 产妇准备

1. 产妇进入产房后避免摄入固体食物,可饮用高能量无渣饮料,以免在紧急情况实施全麻手术中发生反流误吸。

2. 开放静脉通路,保障出现异常情况能及时快速用药处理。

3. 签署分娩镇痛同意书(产妇本人或委托人)。在进行分娩镇痛操作之前,首先要告知产妇所采取的镇痛方式以及可能出现的并发症或医疗风险,在镇痛过程中怎样配合及注意事项,医师有告知义务,产妇有知情同意权,取得产妇及家人的同意后并在知情同意书上签名。

五、分娩镇痛的人员管理

分娩镇痛是由麻醉科医师、产科医师、助产士协作共同完成的工作,是三者缺一不可的医疗服务项目,特别是助产士和麻醉科医师的配合尤为重要,是一个紧密合作的团队,但又必须是分工明确、责任到人、有各自的工作范畴和职责。

(一) 产科医师

1. 门诊期间的孕前检查、孕期产检、孕期筛查、分娩镇痛宣教。

2. 入院期间对待产妇分娩方式评估,评估产妇是否能自然阴式分娩,有无相关并发症及异常情况等。

3. 分娩镇痛期间产程的管理及产科异常情况的处理,严密观察产程情况,发生宫缩和胎儿心率改变及时处理。当产妇发生突发紧急情况(如子宫破裂、脐带脱垂、严重胎儿宫内窘迫等情况),立即决定启动"即刻剖宫产"。

(二) 麻醉科医师

1. 进行分娩镇痛前的评估工作(可在麻醉门诊或产房进行)。

2. 向产妇及家属告知分娩镇痛的相关情况及风险,签署知情同意书。

3. 麻醉科医师专人负责操作及镇痛管理。

4. 神经阻滞及疼痛评分,根据产妇疼痛情况调整镇痛药的剂量及浓度。

5. 分娩镇痛期间产妇发生危急情况实施剖宫产手术的麻醉。

6. 参与产妇异常情况的处理及抢救。

7. 完成分娩镇痛的记录,包括产妇的一般情况、镇痛方式、镇痛药的浓度和剂量、穿刺的间隙、记录生命体征(BP、HR、RR、SpO₂)、阻滞平面、疼痛评分、运动神经阻滞评分、镇痛的时间、胎心及宫缩情况、分娩方式、缩宫素应用情况、新生儿 Apgar 评分、分娩时间及其他相关信息等。

(三) 麻醉科护士　有麻醉科护士的医院需配备一名麻醉科护士协助麻醉科医师完成分娩镇痛工作。

1. 了解分娩镇痛的流程及工作范畴,每天准备好分娩镇痛的物品、药品(如穿刺包、药品、镇痛泵、抢救设备及药品)。检查设备(麻醉机、监测仪、吸引器、气管插管物品等)的完好性。

2. 做好麻醉科医师的助手,分娩镇痛操作前,监测产妇的生命体征,协助麻醉科医师摆好产妇体位,配合麻醉科医师完成分娩镇痛操作工作。严格执行药品查对制度,配置镇痛泵。

3. 巡视观察产妇生命体征及镇痛情况,协助麻醉科医师分娩镇痛期间的管理等。

4. 协助麻醉科医师完成危急情况的处理以及"即刻剖宫产手术"麻醉的配合。

5. 登记、收费、统计工作量。

6. 镇痛药物及毒麻药物管理、登记、发放;物品、药品的补充。

7. 设备的清洁保养与维护,检查麻醉机、多功能监测仪等设备的工作状态。

8. 分娩镇痛后对产妇的随访,了解产妇满意度及并发症等情况汇报麻醉科医师。

(四) 助产士

1. 分娩镇痛宣教,开放静脉输液通道。

2. 分娩镇痛期间调整产妇体位为侧卧或半坐位、吸氧、监测产妇 BP、SpO$_2$、ECG 等生命体征、宫缩、胎心等。

3. 观察产程及胎心情况,调整宫缩。

4. 异常情况报告麻醉科医师或产科医师。

5. 条件容许时可增加导乐陪伴分娩。

分娩镇痛是否完善、产程进展及分娩是否顺利、新生儿评分高低均取决于麻醉科医师、产科医师、助产士以及麻醉科护士的密切配合。从事这项工作的医师和护士应严格执行各项操作常规,保证母婴的安全。

六、分娩镇痛开始时机

传统观念认为宫口开至 3cm 时,疼痛逐渐剧烈,此时开始分娩镇痛,对宫缩不会产生明显影响。然而,近年来国内外诸多研究为潜伏期分娩镇痛的应用提供了充分的依据,即在宫口扩张到 1~3cm 时实施分娩镇痛并不延长产程,也不增加剖宫产率。此外,目前将第二产程延长的概念从第二产程初产妇超过 2h 更新为 3h。最新的美国产科麻醉指南提出只要规律宫缩开始并且产妇要求镇痛即可给予分娩镇痛。目前,已有大量临床研究及荟萃分析表明潜伏期开始椎管内镇痛并不增加剖宫产率,也不延长第一产程,所以不再以产妇宫口大小作为分娩镇痛开始的时机,产妇进入产房后只要有镇痛需求即可实施。值得注意的是产妇进入产房开始分娩镇痛,便于镇痛期间的管理,并提高安全性。

七、分娩镇痛实施方法

分娩镇痛的方法很多,如椎管内神经阻滞分娩镇痛、静脉分娩镇痛、吸入氧化亚氮分娩镇痛、阴部神经阻滞分娩镇痛、水中分娩、导乐陪伴分娩、镇痛仪分娩镇痛等。其中椎管内神经阻滞的效果最切实可靠,能提供最佳的镇痛效果,因而是目前循证依据最安全、效果最确切可靠的镇痛方法。

第二节　分娩室中常见问题的处理

在实施分娩镇痛过程中有时会出现一些问题,需要认真观察并及时处理,下面介绍椎管内阻滞分娩镇痛常见问题及处理方法。

1. 仰卧位低血压综合征　发生低血压、心率减慢，首先调整产妇体位为侧卧或半坐位，根据产妇的心率选择升压药物，如低血压同时心率缓慢应选择麻黄碱；如果产妇低血压同时心率增快可选择去氧肾上腺素，合并妊娠高血压者慎用。

2. 宫缩乏力　由产科医师使用缩宫素调整，加强宫缩、积极进行产程管理，由麻醉科医师调整好局麻药的剂量及浓度。

3. 胎儿心率减速　产程进展有复杂性和多变性，胎儿心率减速及宫缩乏力有多种原因导致，按产科常规处理。可立即吸氧，调整产妇体位，排除镇痛平面过高、全脊麻等引起的低血压，即使产妇血压正常，也要加快静脉输液，暂停缩宫素使用。

4. 镇痛不全　①排除其他因素导致的疼痛（如膀胱膨胀、宫缩过强、子宫破裂等）。②导管因素：检查导管位置情况，如硬膜外导管脱出，应重新穿刺置管；如导管打折或受压，调整硬膜外导管位置或应用抗压性硬膜外导管，避免导管受压影响镇痛药的进入。③神经阻滞范围不足或者仅有单侧神经阻滞，调整镇痛药物容量或导管位置；若处理无效，重新穿刺置管。④调整镇痛药物浓度或剂量。

5. 分娩镇痛后发热　根据文献和临床观察，硬膜外镇痛可能使分娩期发热率上升，产科医师或助产士根据母婴监测情况处理（如物理降温、抗感染、药物降温等），必须有降温措施，在无胎心及产妇其他异常情况下可以继续镇痛阴道分娩。如发生胎心变化及产妇情况异常应立即实施剖宫产手术。

6. 硬脊膜意外穿破　按蛛网膜下腔注药方案注药镇痛或重新选择上一间隙穿刺行硬膜外镇痛，首次剂量分次注药，严密观察生命体征变化，备好急救物品、药品，加强镇痛期间管理。特别在产妇改剖宫产情况下，做好交接班，最好有明显的标记，以免注入高浓度剂量局麻药时，发生全脊麻危险。

7. 尿潴留、瘙痒　一般是阿片类药物的不良反应，鼓励产妇下床小便或导尿，掌握阿片类药适合剂量，一般情况下为一过性，不需要处理。对于中度以上的瘙痒，持续时间长不能忍耐者，静脉推注纳洛酮 40~80μg（生理盐水稀释 0.4mg 纳洛酮为 10ml 溶液，静脉推注 1~2ml），必要时 5min 后重复。

8. 紧急危急情况的处理　分娩镇痛期间，产妇发生危急情况者，由产科医师决定立即启动"即刻剖宫产"流程。

第三节　分娩镇痛工作的各种制度

分娩镇痛成为日常工作中的一个基本组成部分，在进行这些工作时，麻醉医师应遵守科室相关的基本制度，比如麻醉药品及处方管理制度、三级查房及会诊制度、知情同意制度、请示报告制度等，只有将这一工作标准化，才能最大限度地降低工作风险，提高工作效率。由于分娩镇痛是一项新业务，需要对一些已有制度进行一定的改革或升级。这些制度包括：

1. 交接班制度

（1）分娩镇痛所涉及的相关科室均应依次进行交接班工作。下级助产士应就镇痛工作中的特殊病例向上级医师进行汇报，重点患者进行文字记录。

（2）一旦产妇进行了硬膜外阻滞分娩镇痛，要求值班助产士坚守岗位，不得随意脱岗。

（3）接班医师应对已实施了分娩镇痛的产妇进行访视，了解镇痛效果和产妇用药情况，完成各种未完成的病历书写工作。

（4）对于违反规定的工作人员，相关科室应有明确的惩罚措施。

2. 登记访视制度

（1）在行分娩镇痛之前麻醉医师需对产妇进行访视，了解产妇基本个人情况、既往病史、并发症、分娩时产力、产道及胎儿情况，与产科医师进行沟通，对分娩进程有基本预判。

（2）访视后应将分娩镇痛的相关风险及镇痛情况告知产妇及家属，并结合产妇情况做有重点地说明，取得产妇及家属的同意及主动配合，同时对产妇及家属进行分娩镇痛的理念宣传。

（3）应对所有进行硬膜外分娩镇痛的产妇进行记录，包括分娩镇痛的时间、围镇痛期产妇生理状态、产妇既往病史、穿刺情况、用药情况、镇痛泵的设置、镇痛评估及产妇满意度等，将上述情况记入病历，保持病历完整，便于随访追踪和医疗保护。

（4）麻醉医师应对行分娩镇痛后的产妇进行随访，包括产房内随访及病房内随访。应了解镇痛后全产程产妇镇痛情况，进行镇痛评估，完成镇痛观察表的填写，以便完善工作。产妇回到病房后应在产后 1d 对产妇进行回访，了解产后出血情况、母婴产后状态、穿刺后不良反应、对分娩镇痛的满意度及对镇痛工作的建议等。

（5）此工作为分娩镇痛的常规工作，在交接班后接班医师应继续完成未完工作，不得推诿懈怠。

3. 抢救制度

（1）开展分娩镇痛工作的相关科室应成立统一的医疗急救应急小组，开展医疗急救的跨学科学习，在抢救时指导抢救工作的开展。

（2）抢救设备及药品平时由专人负责维护补充，定期检查，并做登记。

（3）对各种分娩镇痛相关的急重症制定出抢救预案，包括抢救程序、技术措施、所需设备及组织安排等。

（4）对发生的急重症，当班助产士应首先通知产科医师及麻醉科医师，并逐级上报急救应急小组成员，由其担任统一指挥调度工作。

（5）参加抢救人员应按岗定位，争分夺秒，及时准确，对患者的病情变化、抢救经过、效果，主持抢救工作的医师应及时向家属交代。

（6）在抢救时应有专人进行记录、交代工作，保证病历的及时准确。抢救结束后，应进行小结，填写抢救记录并交医院行政机关登记备案。

4. 药品管理制度

（1）各种抢救药品应由指定专人负责管理，固定基数，定期检查快过期药品，并做更新。

（2）药品使用后由专人负责补齐，记录，以保证工作顺利进行。

（3）药品应分类并集中放置于药品车内，做到随时可用。

（4）麻醉药品应严格执行《麻醉药品管理办法》，使用专用红色处方，做好交接班登记，每班清点数目。

第十八章

分娩镇痛中助产士与麻醉医师的配合

减少产妇在分娩过程中不必要的体能消耗,使产妇在整个分娩过程中没有痛苦,始终保持愉悦的心情,并能把分娩这一过程视为一种享受,作为日后的一种美好回忆,是人类一直追求的高品质生活的一个目标。要完成这一目标,离不开产科医师、麻醉科医师和分娩室护士的相互配合。虽然分娩镇痛是麻醉科医师进入产房完成的一项工作,但助产士在分娩镇痛下促进自然分娩中扮演着极其重要的角色,对产程观察发挥着极其重要的作用。麻醉医师和助产士在分娩镇痛中的良好配合对分娩的结局产生非常重要的影响。

第一节 助产士在分娩镇痛实施中的工作与配合

一、认知准备

(一)大部分产妇因为担心疼痛、难产,担心分娩过程中出现问题而产生焦虑。在孕期,产妇学校或助产士门诊,助产士向产妇及家属讲解有关分娩镇痛的相关知识对分娩镇痛的普及就显得尤为重要。

让产妇及家属了解分娩镇痛的基本适应证、禁忌证、分娩镇痛的介入时机,还可以向产妇及家属简单的介绍分娩镇痛良好的效果及对胎儿无不良反应等优点,让产妇及家属对分娩镇痛有足够的了解,消除产妇及家属的紧张恐惧及对麻醉药物影响胎儿产生的焦虑情绪,打消其顾虑,摆脱对剖宫产的传统依赖思想。积极宣传自然分娩的好处,分娩镇痛的优势,使产妇及家属权衡利弊自愿选择。

(二)提供信息利于产妇的选择及分娩镇痛的实施 产妇入院待产后,助产士要详细了解产妇产前检查及本次检查的情况,包括:身高、体重、正常孕产史、异常孕产史、骨盆内测量、骨盆外测量、胎儿大小、软产道情况以及有无手术史、药物过敏史、有无妊娠并发症等。协助麻醉医师了解产妇有无血液疾病、神经系统疾病,脊柱情况。

在产妇入院后,会产生焦虑情绪,担心新生儿会不健康,分娩过程会不会很长,疼痛是否难以忍受。产妇的焦虑情绪会对分娩产生不利的影响,所以要减轻产妇的焦虑感,要让产妇及家属都能够了解分娩过程。介绍产房的环境,包括对麻醉医师和助产士的介绍,介绍宫缩痛时应对的方法,分娩镇痛的流程,消除产妇的紧张感。对产妇进行情感支持及精神鼓励,从而消除产妇的恐惧情绪,使产妇能够有良好的心理状态面对分娩。

二、分娩镇痛中麻醉配合

(一)术前谈话　当产妇提出分娩镇痛意愿时,助产士通知产科医师。产科医师进产房和助产士一同对产妇进行常规检查,包括胎心情况、宫口扩张情况、胎头下降的程度,了解产妇的现病史、既往史、麻醉手术史、是否服用抗凝药物。并由产科医师和助产士再次向产妇及家属讲解分娩镇痛的相关知识,并确定产妇的镇痛意愿,通知麻醉医师进产房评估产妇。

(二)医学准备　分娩镇痛麻醉前助产士为产妇测量生命体征,包括产妇的体温、血压、脉搏及血氧,记录到待产记录上。同时建立两条静脉通路,一般采用 20G 留置针,既能保证产妇活动时静脉通路不被中断,又能达到所要求的输液速度。为产妇留置导尿管。

(三)术中配合　麻醉医师接到通知入产房评估产妇后,进行术前签字。助产士为产妇提供适合麻醉操作的环境,协助麻醉医师为产妇摆好体位,一般均采用侧卧位或坐位。麻醉医师消毒铺巾的同时,助产士安抚产妇,帮助产妇在宫缩时保持好体位,有利于麻醉医师一次穿刺成功并顺利置入硬膜外导管。

(四)麻醉术后护理　穿刺置管成功后,帮助产妇恢复平卧位,并检查静脉通路是否通畅,继续输入液体维持循环系统的稳定,同时也利于静脉给药。观察麻药效果,观察产妇有无恶心、呕吐、寒战、低血压等反应。监测胎心的变化、体温的变化、产程的进展、疼痛减轻的程度、是否存在运动神经阻滞等。

第二节　助产士在分娩镇痛中产程的观察处理与配合

实施分娩镇痛后应协助麻醉医师对产妇的疼痛指数按照 VAS 标准再次评估,0~10cm 标尺,0 为无痛,10 为最剧烈疼痛。0~3 分为满意,4~5 分为基本满意,6~10 分为不满意,椎管内阻滞镇痛后效果一般为 0~3 分。当产妇松弛又心情愉快时,应鼓励她休息,要认真解答产妇对硬膜外阻滞,分娩以及产程中、产后的种种疑问,良好的祝愿和精神情感方面的支持很有作用。要随时注意膀胱的充盈状况,硬膜外阻滞下膀胱膨胀的感觉欠佳,尿意不明显,所以要鼓励产妇排尿,若排尿有困难,应插导尿管持续导尿。要经常冲洗会阴,保持清洁。

经阴道分娩或剖宫产之前,麻醉医师应对每例产妇的麻醉效果进行重新评估,以保证分娩顺利进行,同时助产士在待产记录上记录首次麻醉给药时间。

一、第一产程的观察与护理

(一)分娩镇痛给药后要协助麻醉医师对产妇的入量进行管理。

1. 落实 WHO 的倡议,对低风险产妇提倡产程中的自由进食。产房护理应有出入量记录,包括口入量。产程中尽量吃容易消化的食物,在活跃期建议进流质食物,确保产妇有足够的水分,但不能过量。

2. 分娩过程中可以口服各种果汁、运动型饮料、茶和水。

3. 改变 5% 葡萄糖 + 缩宫素静脉滴注的引产方法,主张使用氯化钠注射液或林格液 + 缩宫素静脉滴注。

(二)监护胎儿宫内情况　低危产妇一般采用间断胎心听诊技术评估胎心,不主张对低危产妇常规应用持续监测,一般认为正常基线变异范围为 6~25 次 /min。在连续胎心监护时,连续 1min 中,基线变化超过 5 次 /min,显示为火花状的闪烁图形为正常。变异低于 5 次 /min,基线低平,提示可能胎儿宫内缺氧,但是要认识到,当胎儿睡眠或给与镇静麻醉剂时,有时会出现胎心基线变异消失。产妇采取分娩镇痛后,低危产妇也将采取持续胎心监护,对于有条件的医院,采用可移动的持续监护设备、无线移动监护设备,尽可能不限制产妇活动。

(三)产程进展的主要标志 第一产程的主要临床表现为规律宫缩、宫口扩张、胎头下降。此期时间长,产妇易产生紧张情绪和失去信心,心理护理最为重要,要以聊天、音乐等营造轻松气氛,鼓励产妇少量多次进水,可以指导产妇下床活动,破水而未入盆者应卧床休息。

1. 宫缩 观察宫缩强度、持续时间、间歇时间,镇痛后产妇一般感觉不到宫缩痛。助产士常用的观察子宫收缩的方法有两种,手感及仪器监测。助产士将手掌放在产妇腹壁上,宫缩时可感到宫体隆起变硬、间歇时松弛变软。定时观察宫缩持续时间、强度、规律性以及间歇时间,并及时记录。用分娩监测仪描记宫缩曲线,可以看出宫缩强度、频率和每次宫缩持续时间,是较全面反映宫缩的客观指标。

2. 宫口扩张和胎头下降 宫口扩张变化将第一产程分为潜伏期和活跃期。第一产程潜伏期,自临产后规律宫缩开始,直到宫口扩张至 3cm,新产程规定为 6cm。此期宫颈扩张速度缓慢,平均 2、3 个小时扩张 1cm,约需 8h,最长时限为 16h。胎头在潜伏期下降不明显。

第一产程活跃期,指从宫颈口扩张 3cm 直至宫口全开,新产程规定从宫颈口扩张 6cm 直至宫口全开。此期宫颈扩张速度显著加快,约需 4h,最长时限为 8h。胎头于活跃期下降明显,平均每小时下降 0.86cm。通过肛门检查或阴道检查可了解宫口扩张以及胎头下降情况。肛门检查应适时在宫缩时进行,能了解宫颈软硬度、厚薄、宫口扩张程度、是否破膜、骨盆腔大小,确定胎位以及胎头下降程度。阴道检查在严密消毒后进行,能直接触清矢状缝及囟门确定胎位,宫口扩张程度。适用于肛门检查不清,宫口扩张胎头下降不明显,疑有脐带先露或脐带脱垂、轻度头盆不称,产程进展缓慢者。

3. 产程中使用缩宫素 产妇接受分娩镇痛后,有一部分产妇可能会影响子宫收缩,从而影响宫口扩张和胎头的下降。可以根据宫缩情况和产程进展情况,适当的给予静脉滴注缩宫素促进宫缩使宫口扩张,胎头下降。

缩宫素引产前需明确产妇适合进行缩宫素滴注引产,明确适应证。配制方法:实施分娩镇痛的产妇应用 0.9% 氯化钠注射液 500ml+ 缩宫素 2.5U,或乳酸林格溶液 500ml+ 缩宫素注射液 2.5U,连接输液器,有条件者最好使用输液泵。一般进入产程实施分娩镇痛后采用留置针,按每分钟 8 滴调好滴速,然后再向输液瓶中加入 2.5U 缩宫素,将其摇匀后继续滴入。切忌先将 2.5U 缩宫素溶于氯化钠溶液中直接穿刺行静脉滴注,此法初调时不易掌握滴速,可能在短时间内进入体内过多的缩宫素。

因缩宫素个体敏感度差异大,静脉滴注缩宫素应从小剂量开始循序增量,起始剂量为 2.5U 缩宫素溶于 0.9% 氯化钠溶液静脉滴注,即浓度为 0.5% 的缩宫素,以每毫升 15 滴计算相当每滴溶液中含缩宫素 0.33mIU。从每分钟 8 滴(即 2.5mIU)开始,根据宫缩及胎心情况调整滴速,一般每隔 15~20min 调节一次,直至出现有效宫缩。有效宫缩的判定为 10min 内出现 3 次宫缩,每次宫缩持续 30~60s,子宫收缩压力达 6.67~8.00kPa(1mmHg=0.133kPa),伴有宫口扩张。

在调整滴速时,每次滴速增加 2mIU(即 6 滴),最大滴速不得超过每分钟 30 滴(即

10mIU),如达到最大滴速仍不出现有效宫缩时可增加缩宫素浓度。增加浓度的方法是以0.9% 氯化钠中剩余毫升数计算,一般 100ml 氯化钠溶液中再加 0.5U 缩宫素,变成 1% 缩宫素浓度,先将滴速减半,再按情况进行调整,增加浓度后,如增加至每分钟 20mIU 仍无有效宫缩,原则上不再增加滴数和浓度,一般以此为剂量上限,因为高浓度、高滴速缩宫素滴注,有可能引起子宫过强收缩而诱发胎儿窘迫、羊水栓塞甚至子宫破裂。

分娩镇痛过程中,应用缩宫素的注意事项:①在缩宫素催产过程中应有专人监护,每15~30min 记录一次血压、脉搏、呼吸、宫缩的频率、强度及持续时间,胎心的频率、节律,羊水的色、质、量等监护结果,由于实施了分娩镇痛,大多数产妇感受不到宫缩疼痛,助产士可以用手触摸产妇宫底或使用分娩监护仪,测得宫腔压力,随时调节缩宫素的用量。宫缩一般以 10min 有 3 次为适度,宫缩强度以持续 45~60s 为强,30~45s 为中,<30s 为弱。潜伏期为3~4min 有一次宫缩,活跃期为 2~3min 一次宫缩,宫口近开全或进入第二产程以 1~2min 一次宫缩为宜,一定要防止宫缩过强或过频。大剂量缩宫素用以催产可造成子宫破裂、子宫强直、胎儿窘迫及羊水栓塞等,易导致母婴预后不良。为控制产后出血,往往在产后无限制地加大缩宫素用量,这亦存在潜在的危险,因大剂量缩宫素(80~100mIU/min)用于产后出血可产生加压作用,使冠状血管及其平滑肌收缩。因此,建议在控制产后出血时,缩宫素最大用量不超过 40U,如产后出血仍不能控制时,应改用前列腺素 1mg 行子宫肌壁注射,效果良好,或用其他止血方法。如单纯加大缩宫素用量,只能增加其不良反应并不能增加子宫收缩的效果。②警惕过敏反应,即使是常用量,甚至小剂量缩宫素也可能发生过敏反应。当出现血压下降、全身水肿、荨麻疹的过敏反应时给予对症处理。

二、产程中的体位管理

硬膜外阻滞后,运动功能可有不同程度的影响。出现下肢麻痹或活动障碍时,应以枕头或毛毯垫于下肢的凹陷部位,以分担各着力处的压力。当给产妇翻身或移运过程中,要仔细放好肢体的位置以防损伤,尤其要提防坠床。

在头位分娩中,枕横位及枕后位是导致难产的重要因素之一,很多研究表明,及时发现并且进行正确的体位矫正,是避免难产的有效方法。有研究认为,实施分娩镇痛使产妇盆底肌肉放松,影响了分娩时胎头旋转,发生枕横位、枕后位的概率增加,有些产妇虽然"无痛"了,但给分娩增加了难度,所以应鼓励产妇"动"起来。

产妇频繁变换体位,使胎头与母体骨盆的适应性达到最优,应鼓励产妇运动,试着采用多种体位。自由体位可以使骨盆关节调整,使骨盆塑形和容量增加,增加宫缩频率、持续时间和强度,调整胎轴与骨盆轴角度,有利于胎儿下降。借助重力作用,有利于胎头下降,改善胎儿供氧量,利用体位纠正异常胎方位。

自由体位不限制产妇待产和分娩时的体位,产妇比较舒适,产妇在产程过程中有控制感,能够缩短产程,减少会阴切开概率。在产程过程中采取卧、走、立、坐、跪、蹲等各种姿势,选择自己感到舒适的体位,而不是一直躺在床上。第一产程中产妇采取各种舒适的自由体位,如自由走动、站立、趴着、坐或蹲,这些体位相对孕产妇来讲都是纵体位,与胎儿纵轴相一致,可以有效增加胎头对宫颈的压迫,加速宫口扩张和胎先露下降,从而缩短产程,促进自然分娩,提高顺产率,降低剖宫产率。分娩镇痛第一产程采取自由体位要评估产妇的肌力情况,同时一定要有助产士或导乐陪伴左右,避免由于麻醉使肌力降低导致产妇摔倒。

（一）跪式体位：跪式体位产妇用双手抱住丈夫的脖子或腰部，并靠在他身上，可以分散产妇注意力、增加舒适感、减轻产痛。

1. 优点：①可借助重力作用。②可以帮助胎儿转换胎位，对长期臀位的胎儿顺利分娩很有帮助。③可以减低阴道撕裂或者会阴切开术的概率。④有助于骨盆摆动（由于胎儿生长和腹部增长引起背痛，这种背痛可通过骨盆摆动锻炼而缓解）。⑤手腕和手臂不必过度用力。

2. 缺点：产妇膝盖压力较大，可能会比较累，可放些枕头等在膝盖和手下面垫着。

（二）坐式体位：坐式产床可调整椅背，用力时与产轴一致，有利于分娩的顺利进行，由仰卧位改为坐位可使坐骨棘间径平均增加 0.76cm，骨盆出口前后径增加 1~2cm，出口面积平均增加 28%。

1. 优点：①可以借助重力优势，使子宫收缩强而有力，有效地缩短第二产程。②有利于分娩的顺利进行，胎儿重力与产道方向一致，宫缩能使胎头在产道中旋转得顺利。③增大骨盆的出口间径，减少骨盆的倾斜度，促使内脏蠕动加快，血液循环加快，减少胎儿宫内窘迫率和新生儿窒息率。④由于人体脊椎有一段自然向前弯曲，称为脊椎凸部，而坐式分娩则利用了这个凸部，使产妇背部、腰肌得到运动，胎儿对宫缩的压力增加。⑤产妇在生产时可以环视周围一切，方便产妇与其他陪产的人员交流，减少紧张、恐惧与不安的情绪。

2. 缺点：①产妇久坐可能导致会阴部发生水肿。②如果产妇子宫收缩较强、有急产倾向，胎儿较小者，由于产程进展较快，容易因过速分娩导致产道损伤，这类产妇不宜采取坐式分娩。

（三）侧卧位：侧卧位时产妇可以自己选择坡度进行侧卧，调整床头，使其高度适应产妇的身体坡度，尽量地突出臀部，在保持脊背不弯曲的情况下，尽量将膝关节弯曲。侧卧位时腰骶部胀痛感可以减轻，会阴得以放松从而撕裂发生率减低。

1. 优点：①能使会阴放松，降低会阴撕裂及外阴切开的概率。减少静脉受压，防止仰卧位可能引发的胎儿窘迫和产后出血增多。②胎儿的供氧充足。③使子宫收缩更有力，加速分娩的进程。④在第二产程中，在两次阵痛之间可以让产妇好好休息。⑤能够缓解急产。

2. 缺点：①无法借助重力的作用。②如果产妇躺的方向和胎儿背朝的方向一致，则无法进行胎心检测。③如果膝盖以下没有人帮助产妇支撑腿部，产妇必须自己努力支撑。④若采用此方式生产，对医护接生者而言，操作较为不便。

（四）蹲位：产妇可以采用半蹲的姿势，并由陪产者搀扶，也可完全蹲下。这种方式需要陪产者良好的协助。

1. 优点：①可以将力量集中，提高分娩的速度。②可以借助重力的作用。③可以加速胎头的旋转。④可以自由地变换重心，产妇感觉舒适。⑤不用向下使太大的力气。⑥产妇以蹲式骨产道宽度最大，当产妇从平卧位改为蹲式时，骨产道横断面的面积可增加 30%，蹲位时出口前后径可增大 0.5~2.0cm，有利于顺产。

2. 缺点：①产妇久蹲容易疲劳。②有时很难听到胎心。

（五）站立位：立式分娩包括走路，站立或者前倾等多种姿势。产妇可以直立站着，用双手抱住丈夫的脖子或腰部，并靠在他身上或者步行，也可以抓握栏杆等支撑物。

1. 优点：①立式分娩是一种更合乎自然分娩的体位，地球重力的吸引可以减轻产妇的阵痛，使剖宫产和使用产钳的概率相应减少，能有效地使产妇用力。②胎儿出生后对外界的适应能力更强。③方便产妇调整能减轻疼痛的各种体位,有利于胎儿娩出,减少难产。④立式娩出的婴儿,患细菌感染及急性呼吸道感染的概率明显少于仰卧位分娩出生的婴儿。⑤胎儿重力与产道方向一致,能使胎儿在产道中旋转的顺利。

2. 缺点:立式分娩的局限性在于对整个产程无法好好控制,较之卧式分娩助产士不便于观察分娩的进展,待产产妇久站会比较劳累。有急产倾向的产妇不应采取站立式分娩。

分娩镇痛中自由体位注意事项:足月产妇,无头盆不称,无原发性基础疾病及妊娠并发症,胎儿情况良好者适用。采用分娩镇痛产妇产程中采取自由体位时身旁必须有助产士在场,给予专业的指导及保护。

三、第二产程的观察与护理

第二产程为胎儿娩出期,未使用硬膜外阻滞分娩镇痛的初产妇第二产程最大时限为3h,使用硬膜外阻滞分娩镇痛的产妇第二产程的最大时限为4h。证据显示,产妇延迟用力2h以上,直到胎头位于枕前位或在阴道口见到胎头(当阴唇分开时)时再用力可减少产钳助产,位置异常的胎头会及时旋转而在骨盆中定位良好。

第二产程宫口开全,进行持续胎心监护,仍需持续监测母体血压、脉搏、血氧,指导产妇使用腹压。如果需要将产妇从病床上移运到产床或手术台上,可连同床垫一起搬运。搬运人员行动要协调,产妇双手交叉置于胸前,并有专人负责护理产妇的头、躯体、下肢,包括静脉输液管道、导尿管以及硬膜外导管等,以防脱落或出现其他意外。

进行分娩镇痛的产妇第二产程早期,产妇由于盆底肌肉松弛,产妇主动用力意愿时间也明显延后,产妇如果没有向下用力的欲望,助产士应避免让产妇向下用力。

(一)被动期 胎头到达盆底前(坐骨棘下3~4cm)仅依赖子宫的收缩力将胎儿推向盆底。胸腔内压力增加,降低静脉回流和心脏输出量,可能会减少子宫胎盘循环血量。宫腔内压力增加,减少静脉间血流,导致胎儿心率异常,导致手术干预。产妇处于第二产程被动期加之镇痛药物的作用,宫缩可能比较差,产妇屏气用力的时间短,甚至感觉不到宫缩,体会不到肛门坠胀的感觉。此时可以结合产妇的具体情况,对产妇VAS进行评分,同时评估胎儿在宫内的情况。可以适当的减少镇痛药物的剂量或暂时停止给药,使产妇达到有效的宫缩。

(二)主动期 产妇努力加入其中(本能反应),完成下降,娩出胎头。第二产程给予初产妇额外的缩宫素在一定程度上抵消硬膜外阻滞后阴道手术产率的增加。在初产妇,宫口开全后1h先露无明显下降应进一步加强产力。

正确使用腹压用力是缩短第二产程的关键,在宫缩时深吸气屏气,然后如排便样向下屏气增加腹压。宫缩间歇产妇呼气使自己放松,恢复体力,如此反复屏气用力,能够加快产程进展。在分娩过程中密切地配合助产士指示是十分重要的,要按照助产士要求反复地进行深呼吸、屏气、用力,助产士提示休息一下的时候应当全身进行放松,尽量进行深呼吸,能够快速恢复自身体力,特别需要注意的是当胎头着冠的时候,助产士会提醒产妇停止屏气用力,这个时候产妇需要全身放松,采用拉玛泽呼吸法中的哈气法或吹气法进行呼吸,否则可能导致会阴严重的撕裂。

助产士在初产妇宫颈口开全,经产妇宫口开大4cm,且宫缩规律时做好接产准备。产妇上产台,两腿屈曲分开消毒外阴,消毒顺序是大阴唇,小阴唇,阴阜,大腿上1/3,会阴及肛门周围。当初产妇胎头拨露3~4cm,经产妇宫口开大6cm且有规律宫缩即准备刷手,穿手术衣和戴无菌手套。指导产妇在宫缩间歇用力,控制胎头娩出速度,以最小径线通过会阴,防止胎头娩出速度过快造成严重的会阴裂伤,对有诱发会阴裂伤因素存在的产妇,应给予会阴切开术。

会阴切开原则:①充分评估产妇和胎儿情况。②严格把握会阴切开的指征,除非存在明确的指征,不主张常规应用会阴切开。③切开的目的只能是减少产妇组织损伤和避免胎儿损伤,不得以方便操作或其他理由手术。④正确选择会阴切开方式,程度和时机。

会阴切开的麻醉包括①阴部神经阻滞麻醉:将麻醉药注入阴部神经周围,阻断其冲动向中枢传导,达到镇痛效果。②会阴局部浸润麻醉:将麻醉药注入欲行会阴切开部位的皮肤及皮下组织,阻断神经末梢冲动向中枢传导,达到镇痛效果。③硬膜外麻醉:仅针对已实施硬膜外分娩镇痛的产妇。采取分娩镇痛的产妇,如镇痛效果不理想通知麻醉医师适量追加麻药剂量,或给予阴部神经阻滞麻醉加局部浸润麻醉以减轻产妇痛苦。

同时助手检查新生儿急救与复苏的装置是否处于完好状态,及时正确有效地完成接生工作。随时关心产妇及时给予心理支持,进行新生儿 Apgar 评分和护理,预防新生儿意外的发生。

四、第三产程的观察与护理

当胎儿娩出后宜及时正确使用缩宫素(可肌内注射缩宫素 10U),当确认胎盘已经完全剥离时,协助胎盘娩出,检查胎盘胎膜有无缺损,初产妇 30min,经产妇 15min 胎盘不剥离,则手取胎盘。如需手取胎盘可再次评估产妇的 VSA 评分,必要时请麻醉医师增加麻醉药剂量,确保产妇感受不到疼痛,或在能忍受范围之内再进行操作。

胎盘娩出之后即检查软产道有无损伤,如有损伤应及时给予缝合。分娩后 15min、30min、1h、2h 观察记录产妇血压、脉搏、子宫收缩、宫底、阴道流血量。观察产妇子宫收缩情况,指导并协助产妇定时按摩子宫,促进子宫收缩。观察阴道流血,阴道流血量多,应及时检查宫缩情况,检查宫底高度以及膀胱的充盈程度。膀胱过度充盈或出现尿潴留现象可给予一次性导尿或留置导尿。出现异常情况及时发现处理。及时为产妇更换卫生床垫,填写各种表格。为产妇讲解产后注意事项,同时注意观察针眼有无渗血、渗液等,尤其要重视预防局部污染等情况。

硬膜外阻滞实施过程中若意外地刺破了蛛网膜,术后可能发生头痛,出现这类主诉时,助产士要及时通知麻醉医师进行适当的镇痛,增加静脉输液量或口服饮料等处理,同时给产妇以精神安慰,使其保持平卧,暂勿站立。若上述对症处理无效,麻醉医师应制定系统的综合治疗方案,包括硬膜外注液填充治疗等。无异常情况送产妇回病房休息观察。

第十九章 •••

助产士在分娩镇痛中的作用

随着人民生活水平日益提高及舒适化医疗的提出，减少患者疼痛，提高服务质量是重中之重。对于产科工作者来说，分娩疼痛给大部分产妇造成了不同程度的困扰，是其产生恐惧、焦虑等情绪的原因，也是延长产程进展的精神因素之一。为了缓解产妇分娩过程中的疼痛问题，医学工作者们采取了各种各样的镇痛方法，包括非药物性镇痛方法及药物性镇痛方法，其中硬膜外阻滞分娩镇痛效果较好，并能保持产妇清醒状态，对胎儿不易产生呼吸抑制作用，在临床中应用越来越多。

疼痛有多重影响因素的特点决定了不同产妇对于分娩疼痛的耐受性是有一定差异的。疼痛是机体对内外环境改变产生的监测信号也可以说是暗号，有助于机体产生诸多相对应的反应，包括逃避伤害的行为以及产生内源性镇痛物质等。而分娩是一个正常的生理过程，分娩疼痛则是母体对分娩的启动与进展的监测。

分娩疼痛的解剖生理机制是子宫收缩导致局部缺血缺氧而产生了刺激和敏化内脏神经的低氧代谢产物，其严重程度直接受到调节内脏血供氧供的自主神经影响，而自主神经又受到内分泌、免疫、心理甚至时间和空间等多重因素的影响。分娩疼痛让产妇敏锐地监测产程并寻求安全感，也释放具有镇痛、促进产程、促进母婴身心健康等生理作用的内源性物质，如 β 内啡肽。从生物 - 心理 - 社会 - 时空 - 医学角度正确认识分娩疼痛的生理特征及生理意义，可促进非药物镇痛技术的合理使用，包括抑制交感过度兴奋和促进副交感兴奋的方法等，可极大提高分娩生理过程中母婴的安全性，并改善产妇对自然分娩的参与度与愉悦感受。非药物镇痛技术包括自由体位、穴位按摩、针刺镇痛、经皮电神经刺激、皮内水注射法、水中分娩、热疗冷疗、导乐分娩球等，助产士在非药物镇痛中起到非常重要的作用。

在施行药物性分娩镇痛过程中助产士也起到举足轻重的作用，助产士扎实掌握有关疼痛的心理、助产专业理论、技能操作、急救方法以及分娩镇痛方法等相关方面的知识，能够宣传分娩镇痛的好处、选择分娩镇痛的方法及时机、配合麻醉医师管理好镇痛中的产程。而助产士通过对分娩镇痛知识的宣教及学习，让产妇及家属愿意主动接受分娩镇痛，这是计划分娩镇痛的关键步骤之一。

第一节　助产士在非药物镇痛技术中的作用

一、自由体位

自由体位可以让产妇骨盆与胎位处于相对变化的过程中,一方面产妇主动关注自己的感觉,另一方面避免长时间压迫缺血。越来越多的产科工作者主张产妇产程中仅间断性的接受胎儿监测,并根据产妇的意愿选择自由体位。卧位、仰卧位、左右侧卧位、半卧位等,避免强制性的要求产妇左侧卧位,应鼓励产妇选择舒服的体位并时常变换。根据产妇主观能动性,下床在室内或小范围内走动,以床栏杆为支撑点,双手把扶弯腰站在床边或床尾,或者双手扶在导乐车上,臀部左右摇摆。体位还包括肩背部靠墙站立;也可以正向或反向坐在椅子上;双脚放松分开跪在瑜伽垫上,臀部翘起或臀部左右摆动;双手抱适当大小的棉质物趴在瑜伽垫上;蹲在地上,双手扶在床沿或扶矮椅,两脚稍微分开。据相关研究表明,待产过程中产妇体位和运动的改变能产生积极的作用,包括改变产妇的呼吸模式、减轻疼痛、促进胎头下降、缩短产程、改善产妇和胎儿的循环、减轻会阴损伤和减少侧切等。

二、穴位按摩

常用的镇痛按摩穴位有子宫穴、交感穴、内分泌穴及神门穴,助产士可在产妇出现过度紧张、焦虑、烦躁的情形时加以使用。除了以上穴位还可按摩三阴穴、合谷穴、太冲穴和阿是穴等也可以缓解疼痛。

三、皮内注射法

皮内注射法又称水针,是在产痛所涉及的神经传导部位注射无菌注射用水,形成皮丘,在局部引起机械性强刺激,可能减少由外周神经纤维传入中枢的神经冲动,起控制闸门的作用,也可能是内啡肽水平升高,达到分娩镇痛的效果。

四、水中分娩

根据水有温和、柔软及流体流动的特点,将水与分娩相结合,从而在水中分娩。助产士可协助产妇在第一产程以及第二产程的前期坐于装有热水的浴盆内,靠水的温度和水的浮力来缓解产痛,也可以通过水的浮力和静水压使产妇有失重感,从而肌肉不需要支撑身体而放松,有助于消除产妇的紧张情绪、疲劳以及放松盆底肌肉,有利于胎头以最小径线通过产道,使得分娩更为自然顺畅。

此外,合适的水温还能使产妇体内的儿茶酚胺释放量减少,促进子宫收缩的节律性,增加会阴的弹性,有利于降低子宫收缩期时的疼痛,有利于缩短产程总时长。同时也会减少麻醉和产科对产妇分娩时期的干预,可以作为产妇缓解分娩疼痛时的选择之一。

五、热疗及冷疗

热疗是指助产士协助产妇用热水袋、电热毯、热湿毛巾、暖宝宝热敷腰背部、下腹、腹股沟以及会阴部,可改善盆底的血液循环状态、减轻分娩疼痛、缓解肌肉痉挛的症状。而冷疗或者冰疗通常是助产士协助妊娠妇女用冰袋、瓶装冰、冷毛巾等放在胸部、面部以及背部,以舒适及不感觉寒战为宜。冷疗也可以用于消除炎症、水肿和缓解肌肉痉挛。必要时助产士可使用冷热交替法治疗,刺激局部的血液循环和内源性镇痛物质的生成。

六、导乐分娩球的运用

导乐分娩球是一个柔软而具有弹性的球体。产妇可间断骑坐在分娩球上休息,可由助产士指导并协助产妇在分娩球上缓慢弹坐,或者缓慢旋转对盆底肌肉进行摩擦,缓解会阴部和腰骶部的疼痛,也可坐在球上配合深慢的呼吸、规律性的活动髋部,或者跪伏在分娩球上改变体位和呼吸方式,并依靠球体对皮肤的弹性接触缓解疼痛。

分娩疼痛的非药物疗法是根据产妇在分娩过程中所产生的生理和心理变化,助产士对产妇进行必要的培训指导,提供一定的心理支持,增强产妇自身对分娩的责任与参与意识,并提供科学促进产程的身心调节技术,减轻分娩疼痛和增强疼痛的耐受力。非药物镇痛旨在提高每一位产妇的围生期安全性。

第二节　助产士在心理支持疗法中的作用

心理支持疗法是改变产妇心理状态、改变影响分娩的神经 - 内分泌 - 免疫调控系统,从而达到控制产妇的焦灼情绪,缓解子宫收缩疼痛的一种非药物疗法。通常需要在孕期让产妇掌握特殊的呼吸方法、采取适当的方式转移产妇的注意力、给予产妇心理暗示、让产妇主动去冥想,放松全身的肌肉,消除烦躁紧张的情绪、放松身心的技术。通过呼吸调节自主神经的平衡状态,从而改善内脏器官的血供与氧供,同时减少大脑皮质层对疼痛的敏感性,以达到缓解疼痛的目的。心理支持疗法能调动产妇主动参与分娩的积极性,让产妇的产力出现只增不减的状态,也可避免不必要的临床干预,下面介绍几种常用的心理支持疗法。

1. 催眠分娩　催眠分娩与温柔分娩或宁静分娩具有相似的生育健康观点与放松技术,都强调培训和帮助产妇应用放松技术让自己处于类似睡眠的状态,从而促进宫口开放、减轻疼痛、稳定胎心。所有的放松技术基于对分娩和疼痛的正确认知并消除恐惧,再结合呼吸技术、语言暗示、轻抚触按摩等身心技术使产妇能够自我放松与专注,对内外环境做出适应反应。

具体步骤为:第一步,进行分娩前的继续教育与相关技能培训,运用心理学技巧来改变产妇及家属对分娩过程及分娩疼痛的认知与了解,利用松弛治疗逐渐放松、体验催眠技术与自我催眠的方法。第二步,在自然分娩的过程中,产妇处于自由的舒适体位,在催眠轻音乐与语言沟通的引导中,通过呼吸调节以实现自我放松和催眠。已有相关研究表明催眠可减轻分娩带来的疼痛、增加产妇满意度及愉悦感。

2. 导乐分娩　又称陪伴式分娩,是由一个具有助产经验和产科专业基础理论与实践能力的助产士,在待产前、分娩过程中及分娩后给予产妇相对应的、持续性的、生理和精神上的支持与鼓励,使产妇能在安全、舒适、温馨的环境下顺利分娩。这是现今心理疗法的重要模式,据相关研究表明,陪伴式分娩可以减少镇痛药物的使用,减轻分娩期间的宫缩痛。

3. 芳香疗法　是指助产士可通过芳香类的植物所提取出的精油,用沐浴、抚摸、按摩等方式吸收进入产妇体内,刺激嗅觉中枢和身体不同部位神经以达到舒缓情绪和促进身体放松的一种自然疗法,茉莉和薰衣草是产程中最常用的精油。临产时,精油香薰可以减轻分娩痛苦,给产妇留下愉快的生产体验。阵痛期间,在腹部或背部涂抹精油并进行圆圈状的按摩运动使产妇放松,可刺激皮肤中枢反射,促进内啡肽的释放。

4. 家庭式分娩　是指集待产、分娩过程及产后康复为一体的病房,与家庭环境相似的产科病房提供给产妇,在良好的、温暖舒适的待产和分娩环境下使产妇不必过于焦虑、紧张、恐惧,更容易融入其中,而且丈夫或其他家属都可陪伴产妇,人数不宜过多(≤3人),鼓励产妇及家人参与和选择分娩方式,分散产妇待产时的注意力,有效提高了产科质量,前提是一定要有一对一的助产士在场解决突发事件。

5. 音乐疗法　音乐具有消除紧张、沮丧、烦躁等不良情绪的作用。有证据表明,音乐可能以不同的语言或其他刺激方式来激活大脑系统,并增强这些系统的协同工作能力。在分娩中,音乐疗法可以刺激产妇体内内啡肽的分泌和降低儿茶酚胺的水平,因而减轻子宫收缩的疼痛。

在音乐的选择上,助产士可以帮助控制音乐的类型和曲目,也可根据产妇自己的喜好选择相应的曲目。将音乐应用于整个产程,如果遇到产妇休息和睡眠时助产士应暂停音乐的播放。在待产过程中按照日常的进食规律,助产士可协助产妇摄入清淡易消化的饮食,可避免饥饿的应激反应和大量饮食而引起的胃肠道负荷过重。

第三节　助产士在药物镇痛分娩中的作用

随着现代医学科技的发展,药物镇痛在产科专科中脱颖而出,也逐渐被人们所认可。随着麻醉医师进入产房,与产科医师及助产士密切合作,腰部椎管内阻滞分娩镇痛在世界范围内广泛开展。进入现代医学服务体系的产妇获得足够的培训以及身心呵护后,可能仅需要少量全身镇静镇痛药物缓解焦虑,而部分产妇可能需要更确切的椎管内镇痛。药物镇痛期间助产士需要密切观察并协助麻醉医师,防治药物镇痛的副作用,确保母婴安全。

椎管内分娩镇痛被广泛认为是专业麻醉医师实施的、最安全有效的镇痛方法,其中硬膜外分娩镇痛的使用最为普遍,助产士在此过程中也起到了非常重要的作用。

一、助产士在硬膜外腔阻滞分娩镇痛安全管理中的作用

(一)安全性　在实施椎管内阻滞镇痛之前,助产士需要通过有效的信息来严格评估产妇和胎儿的大致情况,做到知根知底,以排除分娩镇痛的禁忌证,并协助麻醉科医师对硬膜外分娩镇痛方案进行计划和实施。在此助产士必须完全了解产程中椎管内镇痛的禁忌证,对于产程中出现的突发状况能临危不惧,从容面对。

(二)预见性　需要对生命体征进行连续性监护,包括心率、无创血压、无创血氧饱和度监测。同时还应监测胎心率和宫缩情况,体温需要进行定期间断性监测并做好相应的记录。在实施硬膜外穿刺操作之前助产士应建立静脉通路,测量初始生命体征,为镇痛期间的副作用防治提供给药途径和参照水平。

二、助产士在产程中的作用

在分娩镇痛中助产士需要配合麻醉科医师,当产妇临产时,助产士可对其进行简要的

评估,评估产妇是否具备分娩镇痛的条件,当产妇及家属有意向使用分娩镇痛时,助产士可请示主管医师进行再次评估,如若评估结果一致并符合条件,可通知麻醉科医师进行评估操作。麻醉科医师根据相关数据及检查后评估产妇是否符合分娩镇痛的条件,判断有无分娩镇痛的禁忌证,若无禁忌证,则可与产妇及家属签署硬膜外阻滞分娩镇痛同意书。

配合麻醉科医师做分娩镇痛前的准备,镇痛操作开始前助产士需要负责再次评估静脉通路是否通畅、生命体征是否正常、胎心、宫缩情况、宫口扩张情况以及先露情况,并且协助麻醉科医师实施镇痛穿刺操作。镇痛操作完成后需要给产妇留置尿管观察产程中尿量、尿色情况,给予鼻导管低流量持续吸氧,根据产妇的个人情况可采取不同的体位。

每30min监测妊娠妇女的生命体征,实时进行分娩监护,监测胎心率以及子宫收缩情况,可根据产程进展对宫口和先露进行评估。在此期间助产士应注意观察硬膜外镇痛是否有效、有无出现分娩镇痛的不良反应、产程进展的情况、有无导管脱落的情况。严密观察有无硬膜外麻醉的并发症,注意观察药物的不良反应,一旦发现异常情况要立即通知麻醉科医师和产科医师进行处理,协助对症治疗,必要时需立即停止药物镇痛。

(一) 助产士在第一产程中的观察以及护理要点　第一产程又被称为宫颈扩张期,是整个产程的开始。在规律性子宫收缩的作用下,宫口的扩张、先露的下降都会自然而又缓慢的进行。但第一产程时间较长,可能会发生各种各样的异常状况,助产士则需要严密观察并监测胎心率、子宫收缩的情况及胎先露下降的程度。助产士还需要定期通过阴道检查来判断宫口扩张与胎先露下降、胎方位及产道等有无异常。在第一产程中助产士的观察及护理要点如下:

1. 饮食　施行分娩镇痛30min后,助产士可根据产妇的需要,给予产妇少量饮水。

2. 休息　助产士督促产妇休息、睡觉,以保证充足的睡眠为分娩储备体力和良好的精神面貌。

3. 胎心音　分娩镇痛期间,助产士需要电子监护仪连续监测产妇的胎心音情况。在产时助产士需要观察胎心曲线的变化及变异情况,同时观察胎心率与胎动、宫缩的关系。如果出现异常的状况,需要协助产妇变换体位,如左侧卧位,保证持续低流量吸氧,亦可变换其他体位,观察有无好转,如果异常状况未见改善,则需要立即通知产科医师并向家属及产妇交代病情,说明现在的产程进展和情况。

4. 宫缩　助产士要实时关注产妇的宫缩情况,记录子宫收缩的规律性、持续时间、间歇时间及强度,总结子宫收缩情况对产程进展的影响,并做出准确判断,在宫缩不抑制的情况下,宫颈扩张增快,宫缩抑制时产程进展减慢,甚至可能会造成产程停滞的情况。

5. 宫口扩张及胎先露下降　助产士要定期判断宫口扩张与胎先露下降的情况,保证产程的顺利进行。

6. 产程进展　助产士严格掌握潜伏期延长、活跃期延长、活跃期停滞的指征。

7. 导尿　助产士可以在分娩镇痛开始后给予留置导尿管,以免发生尿潴留。期间需观察每小时的尿量及尿色变化。

(二) 助产士在第二产程中的观察及护理要点　在第二产程中产妇宫缩强度达到最高峰,与此同时宫缩间歇期时间最短,开始有屏气用力的现象,慢慢地随着胎头的下降、拨露、着冠、最终胎儿从产妇体内娩出。在第二产程中助产士的观察及护理要点如下:

1. 产力与宫缩　产妇用力不佳或宫缩明显抑制时,助产士应通知麻醉科医师关闭镇痛泵,如果不影响产妇用力或无宫缩抑制时,可不用停镇痛泵。

2. 产程进展　分娩镇痛后第一产程宫颈扩张快,进入第二产程时间短,产妇正处于镇痛效果较好的阶段,产妇无痛感和便意感,可能会造成用力效果不理想容易出现第二产程停滞或者延长,如果出现宫缩乏力或者抑制要及时进行处理,以免造成第二产程延长或停滞。

3. 胎心音　电子监护仪连续监测下,如若出现胎儿窘迫时,根据情况及时缩短第二产程或剖宫产结束分娩。

4. 照顾与支持　助产士应随时陪伴在产妇左右,待产过程中随时向产科医师汇报产程进展的情况,通过语言的暗示给予产妇心理上的支持,以此来缓解产妇紧张、焦虑的情绪。由于用力的过程中,产妇出汗会较多,助产士应用柔软纸巾或棉毛巾及时擦干产妇手、额头、颈部及前胸的汗液,当产妇处于宫缩间歇期时,可提供产妇少量的温开水或含电解质的能量型饮料,注意要提醒产妇不要一次性喝过多液体,应当少量多次,定时检查产妇腰背部的硬膜外分娩镇痛管有无脱落迹象,若有脱落迹象要通知麻醉科医师进行固定处理。

5. 产房环境及物品准备　要求产房是符合无菌原则的环境,其配备的设施要与手术室大致相似。分娩前助产士需要提前准备新生儿辐射保暖台,设置好辐射台温度并进行预热,与此同时还要备好无菌生理盐水,连接好吸痰器、将婴儿体重秤归零、备好测量尺等。备好母婴抢救设备和药品,要求在场人员至少有一个经过新生儿复苏培训的助产士或医务人员,以防止异常状况的发生。

6. 助产士协助产妇准备　协助产妇取合适体位,在第一产程末期或第二产程初期,助产士应协助产妇排尿,避免膀胱过度充盈影响胎头下降和子宫的收缩,建议鼓励产妇自行下床排尿,若产妇行动不便或排尿困难,可施行一次性导尿术,也可留置尿管。在临床中助产士要通过经验所得并参考宫缩的强弱和产程进展的速度,在预计分娩前的 15~30min 内要做好外阴清洁和消毒等工作,过早或过晚进行操作都会对分娩接产的过程有所影响,所以助产士对时间的掌握非常重要。

7. 助产士的准备　助产士应该能够根据分娩过程的进展来控制外科手消毒的时机。太早会增加二次污染的风险,太晚则会导致急产或突然的分娩,这样极易造成会阴不同程度的裂伤,所以手消毒的时机尤为重要。助产士需要严格遵守无菌操作原则,双手消毒后穿无菌手术服,戴好无菌手套,打开一次性产包的内层,铺好无菌孔巾,清点纱布和器械,整理操作台用物,必要时可提前抽取麻醉药稀释液给予麻醉,助产士可随时准备接产。

8. 助产士接产　助产士应协助产妇建立正确的分娩姿势。目前,我国绝大多数产妇仍然会采用屈膝半卧位,即将床头抬高 50° 左右。这种体位有助于观察分娩过程的进展情况,监测子宫收缩和胎心的变化,能充分暴露会阴、保护会阴,减少会阴撕裂程度,可有效控制产妇使用腹压的强度,通过阴道分娩手术操作术野广,新生儿娩出后处理时较为方便。在母婴安全良好的情况下,产妇不受硬膜外分娩镇痛影响的前提下,产妇易于移动且行动方便时,可鼓励和协助产妇以自由体位分娩。

9. 助产士指导产妇用力　第二产程能否顺利进行与产妇的产力密切相关,若用力不当,不仅消耗产妇的体力,而且还会影响产程的顺利进行。宫口开全后产妇可自发性向下用力,也可以在助产士的指导下用力。自发性的向下用力就是跟随产妇自己的意愿,怎么用力都可以。助产士指导用力为协助产妇取半坐卧位，双腿屈曲外展，双脚蹬在产床的脚蹬上作为支点，双手握住产床上的把手，在每次宫缩时，产妇先吐气然后重新深吸满气后再屏气，然后紧闭双唇和声门如排大便样向下用力，时间尽可能长久，最好在5s以上，也可中间换气，每次宫缩屏气2~3次较为适宜。宫缩间歇期可告知产妇自由呼吸并放松全身肌肉去休息，等待下次宫缩时再做上述同样动作，以加速产程进展。

10. 助产士保护会阴并协助胎儿娩出　助产士要评估产妇的会阴条件，根据会阴的长度、弹性、有无炎症、胎儿大小等实际情况考虑是否进行会阴切开术。目前临床产科助产中最推崇的操作方法是单手控制胎头速度保护法，当胎儿头部处于拨露时，助产士用左手抚摸触碰胎头，宫缩时左手控制胎头娩出速度，使会阴慢慢扩张，以便胎儿自然娩出，减少会阴撕裂的程度。当胎儿头部处于着冠时，宫缩期应告知产妇张口哈气，让产妇在宫缩间歇期适当向下用力，注意力气不宜过大，随即左手协助胎头仰伸使胎头缓慢娩出。

胎头娩出后，等待娩肩的过程中，若胎儿口鼻分泌物流出，助产士可用右手协助轻轻挤压出胎儿鼻咽部的分泌物并用无菌纱布轻轻擦拭。胎儿头部娩出后，切勿着急，需等待下一次宫缩来临时，即胎儿头部自然复位后，协助胎头外旋转，之后助产士的左手将胎儿颈部向下压，协助胎儿前肩先娩出，如果胎肩娩出过快，应该控制其速度，使其缓慢娩出以避免造成不必要的会阴裂伤。双肩娩出后，双手可协助胎儿身体及双下肢相继娩出，需即刻告知产妇胎儿出生时间并记录在产程图中，擦干胎儿全身的羊水及血水，避免温度过低，胎儿无特殊情况可提倡晚断脐，母婴接触，测量出血量。

（三）助产士在第三产程中的观察及护理要点　第三产程的时间大约需要5~15min，不超过30min。在第三产程中助产士的观察及护理要点如下：

1. 身体状况　助产士应实时观察产妇有无面色苍白、冷汗、寒战等异常表现，并及时询问产妇的感受，有无恶心、呕吐等不适症状，助产士要警惕产后异常状况的发生，避免血压升高、休克或阴道壁血肿等并发症的发生。

2. 生命体征　助产士应在胎盘娩出后立即给予产妇无创血压、血氧饱和度、脉搏、呼吸、体温等的监测。如正常可每隔1h测量观察，如有异常应适当增加测量次数并立即告知上级医师看产妇，警惕产后2h内休克等并发症的发生。每15min估计一次出血量，有妊娠期高血压疾病的产妇，助产士还需要密切注意产妇的意识、尿量、尿色，记录出入量，提前备好抢救用物，以备不时之需。

3. 观察宫缩及阴道流血情况　可持续按摩子宫底部，促进子宫收缩，准确评估产后的出血量，并注意观察阴道流血的颜色变化。对可能发生产后出血的高危产妇，保持静脉通路通畅，面对不同的产后异常情况，做好输血和急救准备，必要时应建立另一静脉通路。发现阴道出血增多应及时汇报医师，并及时寻找造成出血的原因，立即进行对应的急救措施。

4. 观察会阴伤口情况　注意观察伤口有无渗血、水肿等，缝合时助产士可请示麻醉医师后重新打开镇痛泵，如果镇痛泵一直在持续给药，评估疼痛评分，满意后进行缝合。产妇有痛感时，可通知麻醉医师及时给药，减轻其疼痛，缝合时还要注意无菌操作，防止会阴伤口不必要的感染。

5. 注意观察膀胱充盈情况　接产前应排空膀胱，以免产后尿潴留处理不及时引起子宫收缩乏力，导致产后出血，产后酌情可给予一次导尿，观察尿色来判断有无损伤尿道或膀胱。

6. 尽早进行母婴肌肤接触　新生儿出生后30min内可裸露在产妇胸前进行早接触，期间注意新生儿保暖、防止新生儿坠床、帮助吸吮产妇的乳头。

7. 做好生活护理　助产士应协助产妇更换干净、柔软、透气的衣物，垫好产褥垫，协助其取舒适的卧位，并注意保暖，保暖的同时保证被子不宜过沉，不会使产妇产生不适感，助产士可协助产妇饮用适量温水。告知家属不需要担心，可适当准备少许富含营养且易消化的清淡半流质食物，鼓励产妇摄入适当的水分及热量。

8. 检查胎盘胎膜及软产道情况　将胎盘平铺，用无菌纱布清除胎盘母体面上的凝血块，检查母体面的形状、色泽、质地，有无胎盘小叶缺损及钙化等，测量胎盘的最大直径、最小直径和厚度，再检查胎儿面，查看胎膜是否完整，测量脐带长度。仔细检查宫颈、阴道、会阴及周围有无裂伤和出血。

9. 产后 2h 观察　产后 2h 是产后出血及母体循环障碍发生的高风险期，常规是在产房内观察，产妇在分娩后 15min、30min、1h、2h 记录生命体征、出血量及宫缩情况。离开产房前再测一次血压、脉搏，并做好记录。若无特殊情况，出产房前通知麻醉科医师拔除导管，最后与产科医师及病房护士交接，将产妇送回病房继续观察。

10. 健康教育　俗话说"三分治疗，七分护理"。助产士对产妇产后的宣教更是密不可缺的，指导产妇产后进食一些易消化、有营养的带汤类食物，如鱼、牛奶、蛋汤等以增加乳汁分泌。少食多餐，适当吃一些水果、蔬菜，以增加维生素和纤维素的摄入，防止便秘。

孕产妇不可盆浴，防止细菌上行感染。产后 1 周内会大量的出汗，所以每天要擦洗全身，每次便后要清洗会阴部，防止血块聚积在伤口，影响愈合。产后 15 天左右，因切口已愈合，可根据自己的身体状况，用温水淋浴，但要防止受凉感冒。产后两个月内禁止性生活。产后按照自己身体状况，每天要适当起床活动，可促进子宫收缩和恶露有效的排出，日常室内活动不限制。卧床休息时尽量侧卧。

随着临床医学技术的不断发展和进步，对于分娩质量的要求也在日渐提高，在确保母婴安全的基础上还需进一步减轻分娩疼痛，这就需要麻醉科医师、助产士及产科医师通力合作，为我国助产事业献上一份微薄之力，本着"产妇至上"的原则，将我们助产人的爱心、细心、耐心和责任心展现的淋漓尽致，让更多的产妇能享受到分娩镇痛带来的安全、舒适和温馨。

参考文献 ● ● ●

［1］ BAN LEONG SNG. Automated Mandatory Bolus Versus Basal Infusion for Maintenance of Epidural Analgesia in Labour［J］. Cochrane Database Syst Rev, 2018, 17:5.

［2］ LIM G. A Review of the Impact of Obstetric Anesthesia on Maternal and Neonatal Outcomes［J］. Anesthesiology, 2018, 29 (1): 192-215.

［3］ BLOCK L. Ultralow concentrations of bupivacaine exert anti-inflammatory effects on inflammation-reactive astrocytes［J］. Eur J Neurosci, 2013, 38 (11): 3669-3678.

［4］ SHEN XL. Epidural Analgesia During the Second Stage of Labor: A Randomized Controlled Trial［J］. Obstet Gynecol, 2017, 130 (5): 1097-1103.

［5］ ANIM-SOMUAH.M1 Epidural versus non-epidural or no analgesia for pain management in labour［J］. Cochrane Database Syst Rev, 2018, 21:5.

［6］ WASSEN MM. Early versus late epidural analgesia and risk of instrumental delivery in nulliparous women: a systematic review［J］. BJOG, 2011, 118 (6): 655-661.

［7］ BRENDAN CARVALHO.Implementation of Programmed Intermittent Epidural Bolus for the Maintenance of Labor Analgesia［J］. Anesth Analg, 2016, 123 (4): 965-971.